U0188560

HIV 相关肿瘤诊疗进展和实践

主 编

汪 进

副主编

沈银忠

上海科学技术出版社

图书在版编目（CIP）数据

HIV相关肿瘤诊疗进展和实践 / 汪进主编. -- 上海：
上海科学技术出版社，2023.10
ISBN 978-7-5478-6326-8

Ⅰ. ①H… Ⅱ. ①汪… Ⅲ. ①获得性免疫缺陷综合征
－关系－肿瘤－诊疗 Ⅳ. ①R73

中国国家版本馆CIP数据核字(2023)第177884号

HIV 相关肿瘤诊疗进展和实践

主编　汪　进

上海世纪出版（集团）有限公司
上 海 科 学 技 术 出 版 社　出版、发行
（上海市闵行区号景路 159 弄 A 座 9F－10F）
邮政编码 201101　　www.sstp.cn
上海光扬印务有限公司印刷
开本 787×1092　1/16　印张 10.5
字数：221 千字
2023 年 10 月第 1 版　2023 年 10 月第 1 次印刷
ISBN 978－7－5478－6326－8/R·2837
定价：98.00 元

内容提要

　　本书是关于 HIV 感染者相关肿瘤规范诊治的专著,作者是来自上海市(复旦大学附属)公共卫生临床中心临床和基础研究领域的专家,他们在总结临床实践经验的基础上,参考国内外艾滋病及 HIV 相关肿瘤最新研究进展和成果共同编撰完成。

　　全书共分五章,在概括介绍 HIV 相关肿瘤的基础上,对艾滋病定义性肿瘤(卡波西肉瘤、HIV 相关淋巴瘤和 HIV 相关宫颈癌)和非艾滋病定义肿瘤(肺癌、肾癌、肝癌、甲状腺癌和乳腺癌等)的流行病学、发病机制、诊断与治疗等内容作了重点介绍。此外,书中还对抗 HIV、抗肿瘤常用药物,HIV 相关肿瘤的新兴临床实验诊断技术等内容做了扼要介绍。

　　本书可供国内各定点医院艾滋病临床医护人员和感染病合并肿瘤防治领域相关科研工作者,以及国内医学院校相关专业师生阅读参考。

编委会

主　编

汪　进

副主编

沈银忠

编　委

（以姓氏笔画为序）

马　俊　　王　琳　　王珍燕　　邓　力　　白智慧　　包　娟　　冯艳玲

朱同玉　　刘　敏　　刘杉杉　　刘耀丹　　许晶晶　　纪永佳　　李文阳

李泽环　　李海聪　　李蕾蕾　　吴　茜　　何小梦　　宋　曙　　宋凤祥

宋言峥　　张　欣　　张　莉　　张仁芳　　张占卿　　练士贤　　胡振夏

施楠楠　　柴冉冉　　徐建青　　董　平　　程晓博　　詹其林　　谭　月

秘　书

何小梦　　李文阳

序

艾滋病,即获得性免疫缺陷综合征(acquired immunodeficiency syndrome, AIDS),是由人类免疫缺陷病毒(human immunodeficiency virus, HIV)感染导致的以免疫系统受损为主要表现,并累及多器官的慢性传染病。目前,艾滋病仍是全球重大公共卫生事件之一。HIV感染后,会导致机体免疫功能严重低下进而发生各种机会性感染;随着感染时间的延长,机体免疫监视功能出现缺陷因而导致恶性肿瘤和其他并发症的高发。抗逆转录病毒治疗显著改善了HIV感染者的预后,降低了HIV相关卡波西肉瘤、淋巴瘤和宫颈癌的发病率。但是HIV感染相关的其他肿瘤,如肺癌、肾癌、肝癌、甲乳肿瘤及霍奇金病等,呈逐年升高的趋势,已成为1/3以上HIV感染者的死亡病因。因此,及早发现HIV相关肿瘤的患者并实施切实可行的诊治方案,从而最大限度延长HIV感染者的预期寿命就显得极为迫切。由于恶性肿瘤本身具有难治性,尤其是难以早期发现,这使得HIV相关肿瘤的治疗变得更加困难。在这一背景下,本书正逢其时,首次系统介绍HIV相关肿瘤临床诊治进展实践经验,是一本不可多得的专门针对HIV感染后并发肿瘤疾病诊治领域的著作。

作者团队汇集国内多位艾滋病和相关肿瘤疾病诊疗临床一线的专家,他们参考国家电子病历、艾滋病和肿瘤学领域的研究成果,详细总结各自多年来的诊治经验,从HIV相关肿瘤概述开始,既介绍HIV相关肿瘤的实验诊断,也介绍临床具体用药和最新免疫治疗手段,内容涵盖了艾滋病定义性肿瘤(HIV相关淋巴瘤、卡波西肉瘤和宫颈癌)和非艾滋病定义肿瘤(肺癌、肾癌、肝癌、甲状腺癌和乳腺癌等)的流行病学与发病机制、临床诊断与治疗进展等,实用性强,可作为HIV相关肿瘤诊疗的参考书。

本书可供国内艾滋病和相关肿瘤领域的临床医护人员、相关科研工作者,以及国内医学院校相关专业师生阅读参考。书中大部分插图为典型的影像学和病理学插图,是广大读者了解HIV相关肿瘤诊治、增强对该疾病认知的窗口。因此,无论是对从事HIV相关肿瘤基础研究、临床实践的工作者，还是对希望进一步了解和学习相关知识的读者而言，都具有相当的参考价值。

中国科学院院士

解放军总医院第五医学中心

感染病医学部

2023 年 8 月

前　言

　　1981 年美国临床医生首次发现并报道了艾滋病（AIDS），我国也于 1985 年发现了首例艾滋病病例，40 年来 HIV 几乎传播到世界各地，其主要攻击人类免疫系统，累及机体多系统、多脏器，临床上主要表现为易发生多重机会性感染和引发肿瘤疾病。近 20 年来，随着高效抗逆转录病毒疗法（highly active antiretroviral therapy, HAART）的广泛开展，艾滋病定义性肿瘤（卡波西肉瘤、HIV 相关淋巴瘤和官颈癌）的发病率急剧下降，但艾滋病合并肺癌、肾癌、肝癌、甲状腺癌和乳腺癌等发病数量增加较为明显，较普通人群而言，这些肿瘤在 HIV 感染患者中发病率要高几倍乃至几十倍，已经成为影响 HIV 感染患者生存质量和预后的主要原因，越来越受到艾滋病诊疗领域专家学者重视。

　　全书共分五章，各章节由上海市（复旦大学附属）公共卫生临床中心临床各科的主任们牵头，对艾滋病定义性肿瘤（卡波西肉瘤、HIV 相关淋巴瘤和 HIV 相关官颈癌）和非艾滋病定义肿瘤（肺癌、肾癌、肝癌、甲状腺癌和乳腺癌）的流行病学与发病机制、临床诊断与治疗进展等内容进行详细介绍，我们还特别邀请了药剂科、检验科、放射科和病理科的资深医师，用经典图片和汇总表格的形式详细呈现 HIV 相关肿瘤的疾病特点和临床诊治方面的具体操作，便于对 HIV 相关肿瘤患者的早发现和早干预策略的实施。

　　上海市（复旦大学附属）公共卫生临床中心是上海市唯一定点收治艾滋病患者的医院，具有极其标准的可开展 HIV 相关肿瘤手术的外科大楼和特需手术室，目前该院在 HIV 相关肿瘤治疗方面已进行了几千例手术，科研人员在该研究领域也进行了多项前沿研究，积累了丰富的临床和科研经验。相信这本书的出版，将有助于临床医师全面掌握 HIV 相关肿瘤的诊治，从而早发现、早治疗，改善艾滋病患者的预后和生存质量，为我国艾滋病防控事业做出贡献！衷心希望本书对我国感染病合并肿瘤的临床诊治及基础研究领域有一定的推动作用。

　　在本书编写完成之际，首先感谢远在美国的家人八年来一直在背后的默默鼓励和支持，同时感谢复旦大学生物医学研究院徐建青教授和张晓燕教授在本书编写和课题组建设方面的指导！感谢上海市（复旦大学附属）公共卫生临床中心领导和各临床科室的大力支持，感谢张仁芳主任在疫情特殊时期还组织大家编写，感谢张占卿主任亲自撰写书稿，感谢药剂科董平主任、病理科许晶晶医师、放射科宋凤祥医师和检验科李海聪医师提供的图片和诊治方面的汇总表格，感谢大家鼎力支持！

　　因学识和时间关系，加上 HIV 相关肿瘤研究领域是全新领域，书中难免有不足及不当之处，恳请广大同道给予批评指正！

汪　进

2023 年 8 月

目　录

第一章　**概述**

　　一、HIV 相关肿瘤流行病学 ……………………………………………… 1

　　二、艾滋病定义性肿瘤（AIDS-defining cancers） …………………… 1

　　三、非艾滋病定义肿瘤（non-AIDS-defining cancers） ……………… 2

　　四、HIV 相关肿瘤诊断与生物标志物检测 …………………………… 3

　　五、HIV 相关肿瘤治疗 ………………………………………………… 4

第二章　**艾滋病定义性肿瘤**

　　第一节　卡波西肉瘤 …………………………………………………… 6

　　　　一、流行病学 ……………………………………………………… 6

　　　　二、病因学与发病机制 …………………………………………… 6

　　　　三、病理学特征 …………………………………………………… 8

　　　　四、临床特征 ……………………………………………………… 10

　　　　五、诊断与预后 …………………………………………………… 11

　　　　六、治疗 …………………………………………………………… 12

　　第二节　HIV 相关淋巴瘤 …………………………………………… 18

　　　　一、流行病学 ……………………………………………………… 18

　　　　二、病因学与发病机制 …………………………………………… 19

　　　　三、病理学特征 …………………………………………………… 20

　　　　四、临床特征 ……………………………………………………… 24

　　　　五、诊断与预后 …………………………………………………… 25

　　　　六、治疗 …………………………………………………………… 26

第三节　HIV 相关宫颈癌 ·· 34
　　一、流行病学与发病机制 ·· 34
　　二、临床特征与诊断 ·· 37
　　三、治疗 ·· 41
　　四、筛查与预防 ·· 46
　　五、现状与展望 ·· 47

第三章　**非艾滋病定义肿瘤**

第一节　艾滋病合并肺癌 ·· 50
　　一、流行病学与发病机制 ·· 50
　　二、临床特征 ·· 51
　　三、临床诊断 ·· 51
　　四、治疗 ·· 55
　　五、问题及展望 ·· 58

第二节　艾滋病合并肾癌 ·· 60
　　一、流行病学 ·· 60
　　二、组织病理分型 ·· 61
　　三、高危因素 ·· 63
　　四、临床诊断 ·· 64
　　五、治疗 ·· 65

第三节　艾滋病合并肝癌 ·· 69
　　一、流行病学与发病机制 ·· 70
　　二、临床特征与诊断 ·· 71
　　三、组织学和免疫组化特征 ····································· 75
　　四、治疗 ·· 77

　　　　五、问题和展望 ···························· 79
　第四节　艾滋病合并甲状腺癌 ················ 81
　　　　一、流行病学与发病机制 ················ 81
　　　　二、临床表现和诊断 ···················· 82
　　　　三、病理分型 ·························· 83
　　　　四、治疗 ······························ 85
　　　　五、展望 ······························ 87
　第五节　艾滋病合并乳腺癌 ·················· 90
　　　　一、流行病学与发病机制 ················ 90
　　　　二、临床表现和诊断 ···················· 91
　　　　三、病理分类、组织分级和分子分型 ········ 92
　　　　四、治疗 ······························ 94
　　　　五、问题及展望 ························ 96

第四章　**抗 HIV 药物和抗肿瘤药物**

　　一、常用抗 HIV 药物 ······················ 100
　　二、常用抗肿瘤药物分类 ···················· 112
　　三、细胞毒类抗肿瘤药 ······················ 113
　　四、免疫治疗及非细胞毒类抗肿瘤药 ············ 117
　　五、HAART 与抗肿瘤药物的相互作用及 HIV 相关肿瘤常用抗肿瘤药物方案
　　　　·· 125

第五章　**HIV 相关肿瘤的临床检验诊断学**

　　一、HIV 的临床检测 ······················ 136

二、肿瘤生物标志物及其预后分析 ⋯⋯⋯⋯⋯⋯⋯⋯⋯⋯⋯ 140

三、艾滋病合并肿瘤分子病理学研究及其生物标志物 ⋯⋯⋯⋯⋯⋯ 145

缩略语 ⋯⋯⋯⋯⋯⋯⋯⋯⋯⋯⋯⋯⋯⋯⋯⋯⋯⋯⋯⋯⋯⋯⋯ 151

一、HIV 相关肿瘤流行病学

据 WHO 2023 年 7 月发布的报告，截至 2022 年底，全球估计存活的 HIV 感染/AIDS 患者高达 3 900 万人，2022 年新发 HIV 感染者达 130 万人，2022 年有 63 万人死于 HIV 相关疾病。作为 AIDS 的病原体，HIV 感染导致的严重免疫功能缺陷可引起各种机会性感染或肿瘤。人们发现，在 HIV 感染/AIDS 疫情的早期阶段，HIV 相关肿瘤如非霍奇金淋巴瘤（non-Hodgkin lymphoma, NHL）、卡波西肉瘤（Kaposi sarcoma, KS）等风险逐年增加，但自从引入高效抗逆转录病毒疗法（highly active antiretroviral therapy, HAART）以来，西方国家的 KS、NHL 和宫颈癌的发病率急剧下降。然而无论 HAART 是否成功，HIV 感染者（people living with HIV, PLWH）患癌症的风险都会增加，因为与 HIV 相关的致癌作用可由持续性免疫炎症、B 细胞、T 细胞、先天免疫系统细胞成分及树突状细胞（DC）功能障碍所驱动。其中，慢性炎症是 HIV-1 感染的一个特征，会诱导强烈的氧化微环境。当患者周围上皮细胞发生恶性转化时，HIV 相关蛋白如 gp120、负因子 Nef、基质蛋白 p17、转录反式激活因子 Tat 和逆转录酶等，可从感染细胞中释放，通过诱导氧化应激及在多细胞信号级联中获得致癌突变，从而促进肿瘤发生，或与其他病毒（如 HCV、HBV 和 HPV）的致癌基因一起作用而致瘤。

随着 HAART 治疗时间的推移，HIV 感染者的病死率下降、寿命延长，每年 HIV 感染者确诊为非艾滋病定义肿瘤数量也增加，其中以霍奇金淋巴瘤（Hodgkin's lymphoma, HL）发病率增加较为明显，其相对危险度为一般人群患病率的 5～25 倍。Martis 等分析了法国 668 例新发 HIV 相关恶性肿瘤，最常见的是 NHL（21.5%）和 KS（16.0%），其次为肺癌（9.4%）、肛门癌（8.2%）、HL（7.6%）、黑素瘤（6.8%）和肝癌（5.6%）等，已经成为 HIV 感染患者死亡的主要因素，可见 HIV 相关肿瘤的早期发现、早期治疗对于 HIV 感染患者的预后有着极其重要的影响。

二、艾滋病定义性肿瘤（AIDS-defining cancers）

1981 年出现的第一例男男性行为 HIV 感染者发生 KS 的事件直接导致了 KS 成为第一

个纳入的艾滋病定义性肿瘤。1987 年,美国疾病预防控制中心(Center for Disease Control and Prevention, CDC)确定了 NHL 和 KS 为艾滋病定义性疾病。NHL 包括伯吉特淋巴瘤(Burkitt lymphoma, BL)、弥漫大 B 细胞淋巴瘤(diffuse large B cell lymphoma, DLBCL)、原发渗出性淋巴瘤(primary effusion lymphoma, PEL)和浆母细胞淋巴瘤(plasmablastic lymphoma, PBL),其中 BL 占 40%,DLBCL 占 50%。1993 年艾滋病的修改定义中,浸润性宫颈癌(uterine cervical carcinoma)被加入艾滋病定义性肿瘤。有研究表明,KS、恶性淋巴瘤和子宫颈癌约占欧美国家 HIV 相关恶性肿瘤的 50%。人体感染 HIV 后,CD4$^+$T 细胞的破坏导致细胞免疫功能下降是 HIV 相关恶性肿瘤发生的重要因素之一。据统计,美国在 1991—1995 年,与一般人群相比,HIV 感染者患 KS、NHL 和宫颈癌的风险分别升高了 2 800 倍、10 倍和 3 倍。其中 HIV 感染患者患 KS 风险最高,在前 HAART 时代,美国大多数 KS 病例都是 HIV 感染者。

已知上述三种艾滋病定义性肿瘤(KS、NHL 和浸润性宫颈癌)都是由病毒引起的,KS 和 NHL 的高风险性也与其引起的免疫抑制密切相关,如患者血液中 CD4$^+$T 细胞计数下降。女性感染 HIV 后患宫颈癌的风险增加,部分原因是 HPV 感染所致。因为与未感染女性相比,HIV 感染女性患者更不易清除 HPV,随着 CD4$^+$T 细胞计数的减少而出现患宫颈癌的风险增加。流行病学也间接证实了艾滋病定义肿瘤是通过病毒感染而丧失免疫监视而导致肿瘤产生的。

病毒通常是在器官移植、干细胞移植或 HIV‐1 感染后引起免疫抑制的患者中直接或间接地引发癌变,已知 EB 病毒(Epstein-Barr virus, EBV)、人乳头瘤状病毒(human papilloma virus, HPV)、卡波西肉瘤疱疹病毒(Kaposi sarcoma herpes virus, KSHV)、人类嗜 T 细胞病毒‐1(human T-cell lymphotropic virus type 1, HTLV‐1)和 Merkel 细胞多瘤病毒(Merkel cell polyoma virus, MCV),可能与获得性免疫缺陷引起肿瘤的产生存在着关联,且 HIV‐1 除了作为免疫缺陷的主要病因外,同时也具有直接致癌作用。已知 KSHV 感染可引起 KS,EBV 可引起 HIV 相关淋巴瘤,HPV 则引起宫颈癌。在 HIV 感染者中已明确 KSHV 共感染引起 KS 的高风险发病率,特别是在男男性行为(men who have sex with men, MSM)中。而 HPV 共感染则是男女性行为引起 HIV 相关宫颈癌高发病率的关键致病因素。Chang 等人于 1994 年首先发现 KSHV,即 γ 疱疹病毒(γ‐herpes virus),也称为人疱疹病毒‐8(human herpes virus 8, HHV‐8),它导致了几种肿瘤和相关疾病,被认为是 KS 和其他几种疾病的病原体,如多中心型卡斯尔曼病(multicentric Castleman disease, MCD)、PEL 和 KSHV 炎性细胞因子综合征(KSHV inflammatory cytokine syndrome, KICS),且这些疾病最常见于感染 HIV 的患者。其中,KICS 是一种新发现的、高致死性的综合征,具有炎性症状。人们已经探明 KSHV 相关疾病通常与失调的人白细胞介素‐6 和 KSHV 编码病毒白介素‐6 相关,且两者都促进疾病发生,这对 HIV 感染者的治疗很重要。

三、非艾滋病定义肿瘤(non-AIDS-defining cancers)

近年来,HIV 感染对非艾滋病定义肿瘤如肺癌、头颈癌、肝癌、肛门癌及霍奇金淋巴瘤等也有升高的风险。其中一些非艾滋病定义肿瘤可能也是由病毒感染引起,如肛门癌可能是由 HPV 引起，MSM HIV 感染者可能通过肛门性交获得 HPV 感染；HIV 感染患者感染 EBV 后患霍奇金淋巴瘤的风险也出现升高；免疫抑制剂的广泛应用也加重了 HIV 感染者患肛门癌和霍奇金淋巴瘤的风险，尽管这些关系看起来似乎比 KS 和 NHL 更为复杂。值得我们警惕的是 HIV 感染者患肝癌的风险也有升高，其患病率与乙型、丙型肝炎病毒（HBV 和 HCV）的共感染呈高度相关性，并且与经性、血液传播 HBV 和 HCV 有关。

近年 HIV 感染者患肺癌风险急剧增加，在发达国家，HAART 前期，与一般人群相比，HIV 感染者的肺癌风险提高 3～5 倍。这种增加可能与吸烟因素相关，也可能是反复肺部感染、慢性肺部炎症和/或免疫抑制与吸烟因素协同作用促进肺癌进展。HIV 感染者患其他常见的恶性肿瘤（如结直肠癌、前列腺癌和乳腺癌）的风险并未增加，相反，与一般人群相比，前列腺癌和乳腺癌在 HIV 感染者中的发病率显著降低。

四、HIV 相关肿瘤诊断与生物标志物检测

目前，恶性肿瘤占 HIV 感染者死亡病因的 1/3 以上，有效 HAART 使人类感染 HIV 后的存活率大大提高。根据普通人群肿瘤筛查经验，进行 PLWH 癌症筛查可以降低发病率和死亡率。常规体检也可以及早发现淋巴瘤、皮肤癌、肛门癌和口腔癌。常用的肿瘤生物标志物也为 HIV 相关肿瘤的早期检测、诊断和治疗提供巨大的机会。每种肿瘤细胞都有其独特的分子特征，其中可用于识别肿瘤特征的分子即为肿瘤生物标志物，包括特定的基因、蛋白质或其他生物分子，能提供有关肿瘤进展的信息，并能预测肿瘤对化学治疗的反应。

常见的肿瘤生物标志物包括：癌胚抗原（carcinoembryonic antigen，CEA）、CA125（糖类抗原 125）、CA199、AFP（甲胎蛋白）、proGRP（胃泌素释放肽前体）、SCC（鳞状上皮细胞癌抗原）和 NSE（神经特异性烯醇化酶）等，其中 CEA 在成人血清含量一般 $<5\,mg/L$，在各种恶性肿瘤患者血清中都出现明显升高，是一种广谱的肿瘤标志物。

病理活检可用于 HIV 相关肿瘤的诊断，其取决于切除的肿瘤组织或其他病变组织，在疾病部位难以切除的情况下，穿刺活检也是可以接受的。虽然细针吸取细胞学检查（fine needle aspiration，FNA）在某些情况下可识别肿瘤如淋巴瘤的存在，但通常不能提供足够的信息来评估淋巴瘤的亚型。另外，FNA 可能会发生抽样错误从而误导诊断。因此，目前 FNA 不推荐用于定义诊断。

病理评估应包括分析免疫表型的流式细胞术或免疫组织化学染色。对于恶性淋巴瘤，通过 Ki67 或 MIB-1 染色，其可作为恶性肿瘤侵袭力的评估。

HIV 相关肿瘤标志物分析检测方法除了上面提到的传统肿瘤标志物的临床生化检测和化学发光免疫分析（CLIA）、酶联免疫测定（ELISA）、放射免疫分析（RIA）、免疫荧光检测（FIA）、免疫组化（IHC）等经典的免疫学检测外，也包括有现代分子生物学技术及多种组学分析如 PCR、核酸分子杂交、基因测序、分子重排检测、基因突变位点分析和蛋白质组学等，还有细胞生物学如肿瘤脱落细胞检测、流式细胞仪分析、循环肿瘤细胞（circulating tumor cell，CTC）、循环肿瘤 DNA（circulating tumor DNA，ctDNA）和外泌体（exosome）分析等液体活检等。

五、HIV 相关肿瘤治疗

目前 HIV 相关肿瘤的治疗方式有多种,包括化疗、放疗、手术切除、电化学疗法、冷冻疗法和免疫治疗等。所有 HIV 相关肿瘤患者首先均需进行 HAART,帮助患者恢复 CD4$^+$ T 细胞水平。HAART 后免疫功能重建对轻度肿瘤起到抑制作用,对于初次接受 HAART 的患者,如其体内瘤不再增大,可观察一段时间而不必立即开展抗肿瘤治疗。特别是在肿瘤化疗期间牢记应避免中断抗逆转录病毒治疗,防止患者免疫功能受损。在贯彻预防机会性感染等治疗原则时,可优先使用基于整合酶链转移抑制剂的方案。另外,常见 HAART 药物由于其药物代谢途径和本身不良反应等特点,应考虑其与很多其他种类的药物存在药物相互作用。最后需要强调的是,肿瘤免疫治疗也可作为 HIV 相关肿瘤的辅助治疗手段和晚期治疗手段。

(汪进、何小梦、李文阳、宋凤祥撰写,沈银忠、徐建青审阅)

参考文献

[1] Bao J, Ye J, Xu J, et al. Comprehensive RNA-seq reveals molecular changes in kidney malignancy among people living with HIV [J]. Mol Ther Nucleic Acids, 2022,29(1):91 − 101.

[2] Zheng J, Wang L, Cheng Z, et al. Molecular changes of lung malignancy in HIV infection [J]. Sci Rep, 2018,8(1):13128. doi:10.1038/s41598 − 018 − 31572 − 6.

[3] Jones JL, Hanson DL, Dworkin MS, et al. Incidence and trends in Kaposi's sarcoma in the era of effective antiretroviral therapy [J]. J Acquir Immune Defic Syndr, 2000, 24(3):270 − 274.

[4] Engels EA, Pfeiffer RM, Goedert JJ, et al. HIV/AIDS cancer match study. Trends in cancer risk among people with AIDS in the United States 1980 − 2002[J]. AIDS, 2006,20(12):1645 − 1654.

[5] Martis N, Mounier N. Hodgkin lymphoma in patients with HIV infection: a review [J]. Curr Hematol Malig Rep, 2012,7(3):228 − 234.

[6] Shiels MS, Engels EA. Evolving epidemiology of HIV − associated malignancies [J]. Curr Opin HIV AIDS, 2017,12(1):6 − 11.

[7] Centers for Disease Control (CDC). Kaposi's sarcoma and Pneumocystis pneumonia among homosexual men: New York City and California [J]. MMWR Morb Mortal Wkly Rep, 1981,30:305 − 308.

[8] Schneider E, Whitmore S, Glynn KM, et al. Centers for Disease Control and Prevention (CDC). Revised surveillance case definitions for HIV infection among adults, adolescents, and children aged <18 months and for HIV infection and AIDS among children aged 18 months to <13 years — United States, 2008[J]. MMWR Recomm Rep, 2008,57(RR − 10):1 − 12.

[9] Pilcher CD, Eron JJ, Galvin S, et al. Acute HIV revisited: new opportunities for

treatment and prevention［J］. J Clin Invest, 2004,113(7):937－945.

［10］ Zetola NM, Pilcher CD. Diagnosis and management of acute HIV infection［J］. Infect Dis Clin North Am, 2007,21:19－48.

［11］ Pierangeli A, Antonelli G, Gentile G. Immunodeficiency-associated viral oncogenesis ［J］. Clin Microbiol Infect, 2015,21(11):975－983.

［12］ Goncalves PH, Ziegelbauer J, Uldrick TS, et al. Kaposi sarcoma herpesvirus-associated cancers and related diseases［J］. Curr Opin HIV AIDS, 2017,12(1):47－56.

［13］ Pantanowitz L, Dezube BJ. Evolving spectrum and incidence of non-AIDS-defining malignancies［J］. Curr Opin HIV AIDS, 2009,4:27－34.

［14］ Chaturvedi AK, Madeleine MM, Biggar RJ, et al. Risk of human papillomavirus-associated cancers among persons with AIDS［J］. J Natl Cancer Inst, 2009,101(16): 1120－1130.

［15］ Goedert JJ, Bower M. Impact of highly effective antiretroviral therapy on the risk for Hodgkin lymphoma among people with human immune deficiency virus infection［J］. Curt Opin Onco, 2012,24(5):531－536.

［16］ Sahasrabuddhe VV, Shiels MS, McGlynn KA, et al. The risk of hepatocellular carcinoma among individuals with acquired immunodeficiency syndrome in the United States［J］. Cancer, 2012,118(24):6226－6233.

［17］ Chaturvedi AK, Pfeiffer RM, Chang L, et al. Elevated risk of lung cancer among people with AIDS［J］. AIDS, 2007,21(2):207－213.

［18］ Goedert JJ, Hosgood HD, Biggar RJ, et al. Screening for cancer in persons living with HIV infection［J］. Trends Cancer, 2016,2(8):416－428.

［19］ Flepisi BT, Bouic P, Sissolak G, et al. Biomarkers of HIV－associated cancer［J］. Biomark Cancer, 2014,6(6):11－20.

第二章

艾滋病定义性肿瘤

第一节　卡波西肉瘤

一、流行病学

卡波西肉瘤(KS)约见于 1/3 的艾滋病患者,其中约 15% 为艾滋病首发表现,尤其在男同性恋者中,是艾滋病患者最常见的早期临床表现之一,且多见于中青年,它作为 HIV 感染者的常见并发症,与 HIV 感染直接相关。目前普通人群 KS 发病率为 1/10 万人年,而艾滋病患者中 KS 患病率高达 20%~30%,这提示 HIV 感染可能是 KS 发病的一个重要协同因子。在美国白人男性中,KS 发病率由艾滋病流行前的每 10 万人年 0.3 例急剧增加到 1989 年的 8.1 例和 1991 年的 7.8 例,美国黑人男性的发病率高峰比白人男性迟 2~3 年,1992 年为每 10 万人年 8.6 例,1994 年为每 10 万人年 8.0 例。KS 病例数在 1988—1992 年持续增加,在达到稳定水平后于 1994 年下降。

流行病学调查发现,HIV 和 HHV-8 双重感染后发病的风险性明显升高,其双重感染人群有 30%~50% 在 10 年内发生 KS,故 HIV 感染可能使患者易于被 HHV-8 感染,并使潜伏感染的 HHV-8 被激活而致病。虽然 KS 疾病的严重程度与 $CD4^+$ T 细胞计数无明显相关性,免疫抑制也不是 KS 患者损害加重的最主要或唯一影响因素,但 HIV 相关 KS 进展快,治疗困难,病死率高,患者如得不到及时治疗,半数以上将在 2 年内死亡,但经过有效 HAART,84% 的患者可存活 2 年以上。Bohlius 等分析了南非三个 HAART 项目的数据,结果发现在 37 488 人次随访期间,162 名患者出现了 KS。接受 HAART 的患者和未接受治疗的患者 KS 发病率分别为 138/10 万人年和 1 682/10 万人年。证实了低 $CD4^+$ T 细胞计数与 KS 相关,男同性恋者更易发病,且 KS 发病率接受 HAART 者明显低于未接受 HAART 的患者。

二、病因学与发病机制

KS 是一种罕见的软组织多发性色素性血管肉瘤,又称多发性特发性出血性肉瘤。1994

年 WHO 将 KS 归于恶性肿瘤,2002 年 WHO 将其划分到中间型血管内皮瘤,属局部侵袭、罕见转移性肿瘤,少数也可转化为恶性肿瘤,目前 KS 病因未明,可能主要与病毒感染、免疫抑制/免疫损伤、遗传与基因表达调控、种族差异与环境等因素有关。

1. 病毒感染　病毒常在器官移植后、干细胞移植或 HIV 感染后在免疫抑制受试者中直接和间接地引起癌变,已知 EB、HPV、HHV-8、HTLV-1 和 MCV 都可能与获得性免疫缺陷引起癌症存在相互关联,已证实 HHV-8、巨细胞病毒(cytomegalovirus,CMV)和 HPV 可能与 KS 的发生有关。

(1) KSHV:又称 HHV-8,是 KS 可能的启动因子。人们已经在几乎所有 KS 病灶组织中检测到了 HHV-8,HHV-8 DNA 检出率达到 95% 左右,且 80% 的 KS 患者血清中也检出 HHV-8 抗体。流行病学研究也证实 KS 的发生与 HHV-8 关系密切,在 KS 发病率高的地区,HHV-8 感染率也呈现高发状态。研究发现在 HIV 相关 KS 患者肿瘤组织中 HHV-8 载量明显高于其他部位,且在伴有淋巴细胞增生的 HHV-8 感染的艾滋病患者,血清 HHV-8 载量的高低与疾病的严重程度呈正相关,可见 HHV-8 载量可以用于评估疾病的严重程度,已初步证实此病毒主要感染 B 细胞,尤其是在病灶的免疫母细胞中。在病毒致病机制方面,人们已发现 HHV-8 可编码调节细胞生长的蛋白质或因子,干扰细胞信号传导,并逃避免疫攻击和促进细胞繁殖,抑制细胞凋亡和刺激血管生成。

(2) CMV:尽管分子生物学技术已经证明 KS 与 HHV-8 感染直接相关,但病毒的特异性超微结构显示 KS 还被其他病毒特别是 CMV 所侵犯。Nagata 等采用抗 CMV 抗体的免疫组化已经证实了 CMV 感染可存在于胃肠道 KS 中。Vieira 等人还认为 CMV 在促使 HHV-8 从潜伏感染转为显性感染中发挥着重要的作用。

(3) HPV:Murahwa 等提出了 HHV-8 可能不是引起 KS 发生的唯一病毒,他们在 HIV 相关 KS 皮肤病变中还证实 HPV DNA 存在,其中 18 例 KS 病例中,有 16 例(89%)检测到 HPV DNA。最常见的 β-HPV 类型为 HPV-14、HPV-12 和 HPV-24,且在 HPV DNA 阳性病变中有 62.5% 患者中检测到多种 β-HPV 类型。

2. 遗传与基因表达调控

(1) 遗传因素:KS 在儿童中发病比较罕见,它可能与 HIV 感染者 CD4+T 细胞功能缺失有关,从而导致对 HHV-8 免疫功能受损,也可能是由于单基因如 IFNGR1、WAS、STIM1 和 OX40 等遗传突变所致。裴园丽对新疆 7 例 HIV 相关 KS 患者统计发现,7 例均为维吾尔族,可见 KS 与遗传因素和某些基因的调控存在密切关系。普雄明等研究发现,原癌基因 BCL-2 表达产物在 KS 组织中高表达。在 KS 患者中,由病变组织产生的 Th1 型细胞因子加剧了 HHV-8 的感染,而 HHV-8 的产物反过来又进一步促进了 KS 病变的发展,使其逐渐由反应性增生性疾病发展成为真正的肿瘤。

(2) HHV-8 对 KS 基因表达调控的影响:尽管 HHV-8 在肿瘤转化中的作用机制尚不明确,但已知其 165 kb 的基因组中含有促使细胞转化的序列,这些区域编码的蛋白有周期素 D 和 BCL2 等,所有这些编码蛋白均能干扰细胞增殖的调控,促使细胞转化,从而启动恶性变过程。HHV-8 还编码 IL-6 及三种功能性化学因子,它们由感染细胞分泌并影响未感染细胞的复制和迁移,IL-6 则诱导 B 细胞增殖;HHV-8 还编码一种主要潜伏期相关核抗原(Latency-associated nuclear antigen,LANA),它能抑制抑癌基因 p53 的调节作用。

HHV-8 虽带有参与肿瘤发生的基因,但也必须有其他合并因素共同参与,所有这些因素都因急性感染的发生及激素变化而受到调节,导致 KS 生长的改变。据报道 HIV 编码的反式激活转录蛋白 Tat 可促进 HHV-8 传播到靶细胞,激活内皮细胞表达血管上皮细胞生长因子受体及 HHV-8 裂解性周期复制,能使 HHV-8 ORF-K12 诱导肿瘤形成时间提前,Tat 蛋白还有可能促进 K12 诱导肿瘤血管生成。另一方面 HIV-1 及其感染细胞释放的细胞因子及可溶性蛋白,刺激 HHV-8 由潜伏状态演变为增殖性感染,大量成熟病毒颗粒得以释放使得感染细胞及组织中病毒载量急剧增加,从而为 KS 细胞的形成创造了条件。

(3) 非编码 RNAs 参与 KS 基因表达调控:HHV-8 能表达多种 miRNAs。Liu 等证实 GADD45B 蛋白的表达由 $p53$ 激活因子 Nutlin-3 诱导,且 HHV-8 miRNA-K9 抑制该诱导作用。在 HHV-8 潜伏感染的 B 细胞中,HHV-8 miR-K9 的特异性抑制剂导致 GADD45B 表达和凋亡增加,结果证明了 HHV-8 miRNA 对于保护受感染细胞免受 DNA 损伤反应非常重要。Viollet 等发现 HHV-8 感染和缺氧的基因表达特征具有 34% 的重叠,且缺氧和缺氧诱导因子(hypoxia-inducible factor,HIF)能激活潜伏和裂解 HHV-8 基因。其中 miR-210 作为 HIF-靶标,已知具有促血管生成和抗凋亡特性,在 HHV-8 感染和缺氧时显著上调,进一步证实了 KSHV 是利用部分缺氧细胞反应,通过 HHV-8 感染而诱导了缺氧所致的细胞基因表达和非编码 RNA 表达的变化。

3. 免疫抑制/免疫损伤 KS 多发生于免疫损伤或免疫缺陷的患者,且大多数病灶在停用免疫抑制剂或免疫功能重建后可减轻或消退,故免疫状态异常被认为是 KS 发病的一个重要因素,即无论是经典型 KS 还是 HIV 相关 KS 患者,均存在一定程度的免疫激活,谭晓华等揭示 KS 患者存在细胞免疫激活状态,其中 KS 组血清 γ 干扰素(Interferon γ,IFN-γ)水平增加,新蝶呤和 β_2-MG 显著高于对照组。HHV-8 感染导致 KS 的其中一个重要问题是特异性细胞免疫反应,尤其是 CD8 杀伤性 T 细胞(cytotoxic T cell,CTL)。任何能引起这类细胞缺乏或失去活性的情况都能加速 KS 的生长。接受免疫抑制剂的老年病患者及艾滋病患者是这种特殊情况的代表,绝大部分早期 HHV-8 感染都不表现症状。临床和流行病学研究显示,健康成人对 HHV-8 感染有免疫控制力,HIV 阳性者 CTL 对 HHV-8 的反应能力丧失,通过蛋白酶抑制剂来恢复抗 HHV-8 克隆可以控制病情的发展。

4. 种族差异与环境因素 在美国、北欧等地,HHV-8 感染主要发生在男同性恋和艾滋病患者中,且具有明显的种族差异性,白种人比黑种人感染概率高,特别是在 HIV 相关 KS 患者中。

三、病理学特征

KS 发病部位以皮肤最多,出现四肢多发性皮肤病变,起初蓝红色结节或斑点,麦粒至豌豆大小及结节斑块,肿瘤晚期可扩散到躯干和内脏及淋巴结,内脏多为肠、肠系膜淋巴结、肝、肺、胃等。其治疗包括 HAART、系统性化疗、放射治疗、外科治疗等。在未经治疗的严重免疫缺陷的艾滋病患者中,KS 进展迅速,其在诊断后平均存活期<1 年。

KS 组织学形态在镜下分三期。①扁平斑期:真皮见到不规则、分枝呈网状的血管,由增生的小血管围绕扩张的大血管组成,血管周围可见外渗的红细胞,病变周围淋巴细胞、浆细胞浸润。艾滋病患者常可见到此期。②斑块期:病变皮肤略隆起,增生的血管累及真皮的大部分,并向皮下伸展,血管周围开始出现梭形细胞,含铁血黄素沉着明显。③结节期:梭形细胞相互融合形成经典结节,梭形细胞相互交织,似纤维肉瘤样排列,但细胞异型较轻,核分裂少见,梭形细胞之间出现裂隙和血管腔,腔内外有红细胞,梭形细胞具有诊断价值,病灶周围可见炎细胞及色素细胞,另一特征为细胞内外出现透明小体,PAS 染色(+),可能是衰竭变性的红细胞。以上三期可以同时出现。少数病例瘤细胞分化较差,异型性明显,可见较多的核分裂象,这在非洲病例中较多见。

艾滋病患者的 KS 内可含有较大的扩张性腔隙,类似淋巴管瘤,也称淋巴管样 KS。淋巴结受累时在早期,病变多发生在淋巴结的被膜,并向纤维间隔内延伸,使其增厚,内见不规则增生小血管,间质内见伴有较多的浆细胞和含铁血黄素细胞沉着,有时可见比较原始的梭形细胞成分,呈条索状,交织排列(图 2-1-1A)。进展期病变,淋巴结被单个多灶的肿瘤结节占据。免疫组化显示瘤细胞表达 CD34、CD31、VEGFR-3、D2-40 和 HHV-8 阳性,*P53* 和 *BCL-2* 也可阳性表达。典型 KS 梭形肿瘤细胞呈现 CD34 细胞膜/细胞质阳性表达(图 2-1-1B)、HHV-8 核阳性表达(图 2-1-1C)和 CD31 细胞膜/细胞质阳性表达(图 2-1-1D)。分子遗传学研究发现,定位于 11q24.1-q24.3 基因 *Fli* 在卡波西肉瘤中表达,其在促进内皮细胞的增殖中起作用。

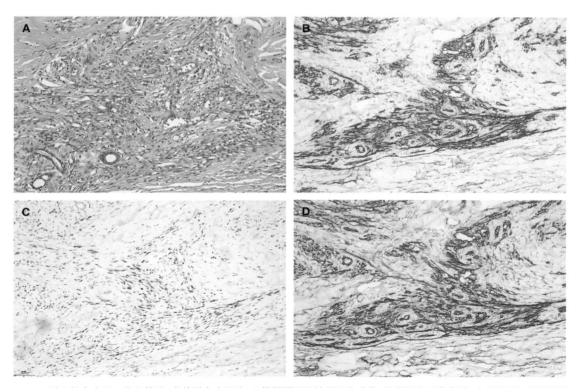

A. 增生的大小不一的血管腔,多单层内皮细胞,血管周围可见梭形细胞成分,梭形细胞呈条索状,交织排列,无明显异型性,可见含有红细胞的裂隙样血管腔隙,伴含铁血黄素沉着(HE×200);B. CD34;C. HHV8;D. CD31(IHC×200)

图 2-1-1 卡波西肉瘤

四、临床特征

KS 在临床上分为以下四种类型。

（1）慢性地方型或经典型：主要发生在东欧的波兰、俄罗斯、地中海的意大利，90％为老年男性（50～70 岁），下肢远端多发性结节伴水肿，并融合成斑块或息肉状，偶有溃疡、坏疽。半数患者可合并白血病、淋巴瘤、多发性骨髓瘤等。本型病程较长，死亡率仅为 10％～20％，平均存活 9 年。

（2）淋巴结相关型或非洲地方型：主要发生于非洲儿童。表现全身或局部淋巴结肿大，主要累及颈部、腹股沟及肺门淋巴结，偶见眼眶和腮腺组织。病程进展迅速，可呈爆发性，多由内脏受累所致。少数病例也可发生于非洲地区以外的成年人。

（3）移植相关型或医源性：系器官移植特别是肾移植后数月或数年内，平均 16 个月，主要为长期应用免疫抑制剂、大量激素治疗，与机体细胞免疫功能下降有关。临床广泛分布于皮肤和黏膜、淋巴结，内脏受累或不受累。病程进展快，但停止免疫抑制剂治疗后，皮损可自愈。

（4）HIV 相关型（流行型）：多见于男性同性恋、静脉吸毒、接受 F8 因子治疗的血友病患者。病变常累及皮肤和口腔黏膜。皮损一般表现为高出皮肤的单个或多个红色或紫红色斑块（图 2-1-2A），不伴有疼痛，可发生在任何部位，皮疹无特征性，结节颜色逐渐加深、变暗、增大，呈黑色或紫棕色斑块。口腔累及者常见于硬腭，有时发生在牙龈边缘（图 2-1-2B）。病变也可累及淋巴结、肺、肝脏或消化道黏膜，继发肠梗阻、出血、腹部不适、呼吸困难等。内脏累及率约 10％，可通过 CT、气管镜和内窥镜发现，下页图 2-1-3 可见肺卡波西肉瘤呈现两肺多发结节，沿支气管血管束分布，病变分叶状，呈"火焰状"或"蟹足状"，纵隔见肿大淋巴结。

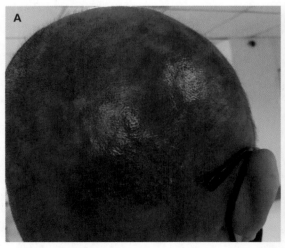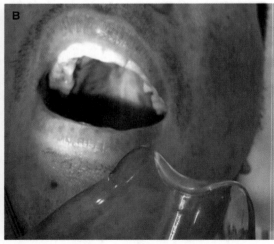

A. 皮肤卡波西肉瘤，头皮可见多发斑片状紫黑色皮疹；B. 口腔上颚卡波西肉瘤，口腔上颚可见紫色斑片结节状增生病灶

图 2-1-2　卡波西肉瘤

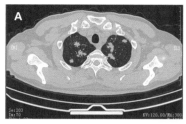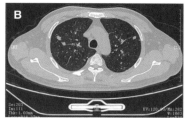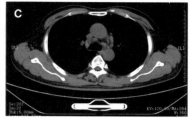

A+B.两肺多发结节,沿支气管血管束分布,病变分叶状,呈"火焰状"或"蟹足状";C.纵隔见肿大淋巴结

图 2-1-3 肺卡波西肉瘤影像学表现

五、诊断与预后

HIV 相关卡波西肉瘤主要表现为皮肤黏膜、内脏或淋巴组织的单一或多发病变,其疾病的发生发展和机体免疫力密切相关,即患者 CD4$^+$ T 细胞水平越低,患者发病率越高,临床上除了常规的实验室检查和 T 细胞亚群检查外,HIV 相关卡波西肉瘤确诊以病理组织活检为主,并结合临床表现和皮肤病变。其病理特征比较明显表现为慢性炎症或肉芽肿性炎症、血管形成及可见的血管裂隙。可累及内脏比如胃肠道和肺部,可辅以消化道内镜和支气管镜检查,及免疫组化来明确诊断。免疫组化检查应纳入 KSHV(HHV-8)和潜在核抗原-1(Latency-associated nuclear antigen, LANA-1)检测。如果不清楚肿瘤是否血管来源,可加做 CD31 和 CD34 检测。

KS 的鉴别诊断可能包括皮肤血管肉瘤、分化好的纤维肉瘤、梭形细胞血管瘤、卡波西型血管内皮瘤、淋巴结血管转换、血管平滑肌瘤、淤滞性皮炎、脓性肉芽肿和螺旋状黑素瘤等。KS 是早期进展较快的恶性病变,其疾病进展与 HHV-8 诱导的某些基因表达有关,包括 LANA-1、K12、K13/病毒 FADD 样干扰素转化酶抑制蛋白(vFLIP)、Cyclin D1 和 BCL-2 等。LANA-1 是由病毒基因组的开放阅读框架-73(ORF73)编码的蛋白质,其主要在病毒潜伏期中表达,并且在病毒整合入宿主基因组中起着重要的作用,可与 p53 基因相互作用来起到干扰细胞凋亡的作用,而且可通过降解 p53 和失活 pRb 而引起细胞周期调节检查点的功能障碍。LANA-1 的免疫染色显示出其高敏感性和特异性,是诊断 KS 的可靠且经济有效的方法。针对 CD31 和 CD34 的单克隆抗体是靶向大多数血管肿瘤表达的内皮分化的敏感、特异性标志物,已有报道采用免疫组化染色探针检查 D2-40、CD31(血小板/内皮细胞黏附分子 PECAM1)、CD34(造血祖细胞表面蛋白)和 FLI1(Friend 白血病病毒整合素 1)可用于区分皮肤 KS 与其他疾病,且显示它们在 HIV 相关、非 HIV 相关 KS 中以及在肿瘤进展中敏感性高。

HIV 相关 KS 细胞能产生血管生成生长因子和细胞因子如 FGF、VEGF、TNF-α、IL-1、IL-6、Tat 和 Oncostatin M,并能表达几种细胞因子的高亲和力受体。在 KS 患者可检测到多种细胞因子水平异常,提示这可能是 KS 发病的重要因素之一。但细胞因子水平异常是 KS 发病的原因还是 KS 发病的表现尚无定论。郑军等检测 VEGF 和 CD34 在 13 例口腔颌面部 KS 的表达水平发现,其均高于正常对照组,提示 VEGF、CD34 与口腔颌面部 KS 组织的血管生成及其发展密切相关。谭晓华等对 17 例 KS 患者血清细胞因子水平检测结果也证实 VEGF 的表达明显增加。Oncostatin M 是主要的负责在 HIV 相关 KS 中维持细胞生长的细胞因子，且其与 IL-1 和 TNF-α 通过诱导各种 bFGF 的表达来诱导 KS 细胞生长，与肿瘤进展相关。HIV 相关 KS 预后主要取决于机体的 CD4 水平、疾病所处的不同阶段、有无机会性感染、有无系统症状等因素，多脏器累及者预后较差。采取 HAART 联合免疫疗法或者进展期再联合化疗的患者治疗效果较好，患者 CD4$^+$T 细胞计数升高，可长期存活。

根据肿瘤累及部位和大小、患者 CD4$^+$T 细胞计数水平及有无全身症状，可对 KS 进行临床分期（表 2-1-1）。低危险度 KS 患者生存率高于高危险度患者，尤其是累及肺部的高危险度患者生存率更低，这些均对患者的预后评估具有一定的指导意义。

表 2-1-1 HIV 相关卡波西肉瘤分期标准

	低风险（符合以下所有情况）	高风险（以下任一条）
肿块，T	T0：局限在皮肤和/或淋巴结和/或口腔微小病变（并非局限在上颚的结节样肿块）	T1：肿瘤相关的水肿或溃疡；广泛口腔累及；胃肠道累及；累及除淋巴结外其他器官
免疫状态，I[a]	I0：CD4$^+$T 细胞计数≥150 cells/μL	I1：CD4$^+$T 细胞计数＜150 cells/μL
全身症状，S	S0：无机会性感染或鹅口疮病史；无 B 症状[b]；Karnofsky 评分≥70	S1：有机会性感染和/或鹅口疮病史；有 B 症状；Karnofsky 评分＜70；其他 HIV 相关疾病（如淋巴瘤，神经系统疾病）

注：a. 在接受 HAART 时 I 分期的预后价值不如 T 或 S 分期；b. B 症状指无法用其他原因解释的发热、盗汗、体重下降＞10%，或腹泻持续超过 2 周。

六、治疗

1. 治疗原则和目标 HIV 相关卡波西肉瘤疾病进展因个体而异，可能很稳定不需要任何治疗，也可能进展极快致患者死亡。因此，HIV 相关卡波西肉瘤的治疗取决于病变的位置和疾病严重程度。长期生存是许多患者的治疗目标。

（1）对于局限性皮肤病变的患者，无症状且在外观上可接受，可单独用 HAART。仅通过优化免疫功能和抑制 HIV，疾病就可能得到缓解或稳定。

（2）对于有症状和/或外观上不可接受的局限性皮肤病变的患者，应在接受 HAART 的同时，采用微创和毒性最小的治疗方法，包括有限周期的全身化疗、局部治疗、病灶内化疗、放疗和局部切除。

（3）对于进展期皮肤、口腔、内脏或淋巴结疾病患者，治疗目标是减轻或逆转症状，减轻终末器官损害。首选的初始治疗是 HAART 联合全身化疗或参加临床试验。没有条件或无法接受上述治疗者，可给予放射治疗联合 HAART。进展期患者治疗后很难达到完全应答，治疗通常持续到毒性反应不耐受或达到应答平台期。不建议在达到应答平台期后再给予超过 2 个周期的全身化疗。

2. 治疗方法

(1) 局部治疗：适用于有症状或外观不能接受的局限性皮肤病变。①局部用药：采用0.1%阿利维A酸凝胶涂抹患处，每日3～4次。另外，可选用5%咪喹莫特外敷受累皮肤。咪喹莫特是兼具抗病毒和抗肿瘤活性的免疫调节剂，每周三次，最大可涂抹皮肤面积20 cm²，每次持续8 h。②病灶内注射化疗药物：采用浓度为0.2 mg/mL的长春花碱溶液，用量为0.2 mL/cm²注射病灶。注射部位可有疼痛，采用非甾体类抗炎药有助于缓解局部注射疼痛。③局部手术切除：外科手术切除用于艾滋病相关KS治疗的数据有限。④放疗：艾滋病相关KS对放疗敏感，应答率为68%～92%。除了用于有症状的局限性皮肤病变，在无法进行全身化疗时也可采用放疗进行姑息治疗以减轻疼痛或其他症状。照射剂量：共24 Gy，分12次照射，每次2 Gy。也可以单次照射剂量6～8 Gy或30 Gy分10～15次照射。放疗可能的副作用包括皮炎、继发癌症、淋巴水肿和伤口愈合不佳等。已经存在淋巴水肿的部位应谨慎放疗。

(2) 全身化疗：无论对于局限性皮肤病变还是进展期病变，首选全身治疗方案都是脂质体阿霉素。用药剂量为：每次20 mg/m²，每2～3周一次。脂质体阿霉素具有心脏毒性，在首次和重复服用该药前应进行超声心动图检查，并将总剂量控制为400～450 mg/m²。紫杉醇是一线全身治疗的替代选择。剂量为：每2周一次，每次100 mg/m²，或每3周一次，每次135 mg/m²。为预防药物过敏反应，可在给药前给予10 mg地塞米松。

对于复发/难治性KS（进展期皮肤病变、累及口腔、内脏或淋巴结）：如对一线化疗方案耐受且治疗后持续应答≥5个月，可考虑重复先前的一线化疗方案或采用替代治疗方案；如对一线化疗方案无应答，可采用一线替代方案。如病情持续进展，可采用后续治疗方案。其中，泊马度胺是首选的后续治疗药物，每日口服4 mg或5 mg，连续21 d，每28 d一疗程。其他推荐方案包括：硼替佐米，每次1.6 mg/m²，第1 d、8 d和15 d给药，每28 d一疗程；来那度胺，每天口服25 mg，连续服用21 d，28 d一疗程；吉西他滨，每次1000 mg，每2周一次；白蛋白结合紫杉醇，每次100 mg，第1 d、8 d和15 d给药，每28 d一疗程；长春瑞滨，30 mg/m²，每2周一次。某些情况下，其他药物也具有一定效果，包括：依托泊苷，每天口服50 mg，连续7 d，每14 d一疗程，2个疗程后对于没有达到部分应答或完全应答且不良反应2级以下者，可考虑加量至每日口服100 mg，连续7 d，每14 d一疗程。根据患者的耐受性和对治疗的应答情况，可依次加大剂量至每日口服150 mg，最大200 mg/d；伊马替尼，每日口服400 mg；沙利度胺，每日口服200 mg，根据患者耐受性和治疗应答情况进行剂量调整。

(3) 抗病毒治疗：及时启动HAART重建免疫功能及维持病毒学抑制对于艾滋病相关KS病情控制非常关键。对于有些局限皮肤病变，仅通过HAART改善和重建免疫功能即可缓解或稳定病情。有6%～39%的艾滋病相关KS患者在启动HAART后3～6个月可能出现免疫重建炎症反应综合征（IRIS）。IRIS表现为病灶水肿和周围组织水肿。肺部受累、目前正在使用或近期曾使用糖皮质激素者以及重度免疫缺陷患者有发生IRIS的高风险。除非出现危及生命的IRIS，应避免使用糖皮质激素治疗。

3. 临床病例分享

(1) 病史简介

一般信息：患者，男，35岁，因"咳嗽咳痰伴饮食呛咳2月余，发现HIV抗体阳性1 d"于

2020 年 3 月 25 日入院。

现病史：患者 2020 年 1 月初无明显诱因下开始出现咳嗽、咳痰，饮食后呛咳，无明显发热，无胸痛不适，活动后有气急，当地抗感染治疗，小肠管鼻饲、胃肠减压等对症处理，症状无明显好转。住院期间筛查 HIV 抗体阳性，转来我院进一步诊治。患者自本次发病以来，精神略差，胃纳较差，睡眠可，大便如常，小便如常，体力下降明显，体重下降 11 kg。

查体：体温 36.8 ℃，心率 90 次/min，呼吸 25 次/min，血压 105/75 mmHg。体形消瘦。神志清，精神欠佳。右脚背可见一处紫褐色皮损。两肺呼吸音粗，可闻及散在干湿啰音。两下肢无水肿。

辅助检查：①血常规，白细胞 3.69×10^9/L，血红蛋白 80 g/L，血小板 366×10^9/L。②血生化，丙氨酸氨基转移酶 78 U/L，天门冬氨酸氨基转移酶 104 U/L，白蛋白 27 g/L，胆红素、肾功能及电解质正常。③痰抗酸杆菌涂片 4＋；痰 MTB-xpert，结核分枝杆菌复合群，利福平敏感。痰固体分枝杆菌培养：阳性 3＋，结核分枝杆菌复合群。④人免疫缺陷病毒核酸定量，1.09×10^5 copies/mL；HBV-DNA，5.15×10^5 U/mL。⑤胸部 CT（2020-3-26）：两肺多发感染性病变，右中肺不张，右侧颈根部、两肺门、纵隔内淋巴结肿大，两侧胸腔积液，两下肺部分膨胀不全。两侧颈根部、纵隔内散在气肿（图 2-1-4A 和 B）。

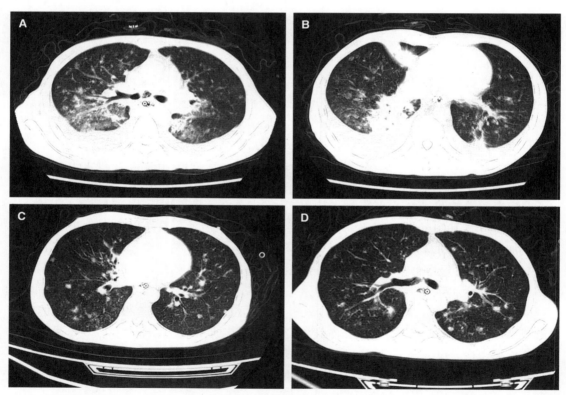

A＋B. 为患者 CT（2020-03-26）：两肺多发感染性病变，右中肺不张，右侧颈根部、两肺门、纵隔内淋巴结肿大，两侧胸腔积液，两下肺部分膨胀不全。两侧颈根部、纵隔内散在气肿；C＋D. 为该患者胸 CT 片（2020-04-24），呈现两肺病变伴右肺中叶少许肺不张，右侧颈根部、两肺门、纵隔内淋巴结肿大

图 2-1-4　临床病例胸部 CT

（2）诊治经过及病情演变

初步诊断：AIDS、粟粒性肺结核、慢性乙型病毒性肝炎、足部皮疹待查（卡波西肉瘤可能）。入院后予以异烟肼＋利福平＋乙胺丁醇＋吡嗪酰胺＋莫西沙星抗结核治疗和营养支持，胃镜检查提示食管气管瘘，继续胃肠减压，小肠营养管肠内营养。抗结核治疗4周复查胸部CT（图2-1-4C和D）：两肺病变伴右肺中叶少许肺不张，右侧颈根部、两肺门、纵隔内淋巴结肿大，较2020年3月26日CT片明显好转；心包积液。

2020年5月8日起开始抗病毒治疗（同时覆盖HIV和HBV），方案为：恩曲他滨替诺福韦＋多替拉韦。

患者足部紫褐色皮疹，胸部提示多发结节改变，考虑卡波西肉瘤可能，足部皮疹活检病理结果提示：Kaposi肉瘤。免疫组化：CD34（＋）、Vimetin（＋）、F8（＋）、HHV-8（＋）、CD31（＋）、Ki-67（10%＋）、P53（少量＋）、Rb（＋）、D2-40（＋）、CK（－）。先后给予多柔比星脂质体化疗6次，每2周一次，每次30 mg（20 mg/m²），足部皮疹逐渐消退，肺部病灶逐渐吸收。2020年9月8日复查，胸部CT提示肺部病灶较前进展，再次采用紫杉醇化疗，每2周一次，每次160 mg（100 mg/m²），随访胸部CT病灶逐渐吸收。

患者气管食管瘘，于2020-11-20在全身麻醉下行主支气管支架置入术。

患者抗结核治疗1年左右停用抗结核治疗，规律抗病毒治疗，门诊随访，目前情况良好，卡波西肉瘤未见复发。

（3）病例总结：该病例为AIDS同时合并粟粒性肺结核和卡波西肉瘤患者。针对卡波西肉瘤，先后给予一线药物（多柔比星脂质体）和二线药物（紫杉醇）化疗，最终获得完全应答，实现临床治愈。

4. HIV相关卡波西肉瘤随访　对于不需要积极治疗且无进展迹象的艾滋病相关卡波西肉瘤患者，应根据HIV载量水平、免疫重建和对治疗的反应情况进行定期随访。随访监测内容包括患者病史和体格检查（包括完整的皮肤和口腔检查、有无水肿和有无其他导致免疫抑制的病史，如器官移植/糖皮质激素使用）、全血细胞计数和分类计数、肝肾功能、心肌标志物等生化指标、T细胞亚群和HIV载量。口腔、皮肤及结膜病变可拍照记录病灶变化。如肿瘤累及肺部或消化道等内脏器官，根据需要可给予粪检、胸部X线或胸部CT、食管胃十二指肠镜/结肠镜和支气管镜等检查。

需要注意，HHV-8并不能通过治疗卡波西肉瘤而从体内根除。即使治疗后达到完全应答，将来仍有卡波西肉瘤复发风险。密切监测HIV载量水平和免疫功能，重建和提高免疫功能对于降低复发风险非常关键。然而，即使在T细胞亚群正常的情况下，卡波西肉瘤也可以持续存在或复发。对于已经获得病毒学抑制、T细胞亚群正常、且卡波西肉瘤稳定≥2年的患者，可每6～12个月随访一次。

（王珍燕、宋曙、许晶晶撰写，冯艳玲、张仁芳审阅）

参考文献

[1] Shiels MS, Engels EA. Evolving epidemiology of HIV-associated malignancies [J]. Curr Opin HIV AIDS, 2017,12(1):6-11.

[2] Ziegler JL, Drew WL, Miner RC, et al. Outbreak of Burkitt's-like lymphoma in

homosexual men [J]. Lancet, 1982,2(8299):631 – 633.

[3] Eltom MA, Jemal A, Mbulaiteye SM, et al. Trends in Kaposi. s sarcoma and non-Hodgkin's lymphoma incidence in the United States from 1973 through 1998[J]. J Natl Cancer Inst, 2002,94(16):1204 – 1210.

[4] Lodi S, Guiguet M, Costagliola D, et al. CASCADE Collaboration. Kaposi sarcoma incidence and survival among HIV – infected homosexual men after HIV seroconversion [J]. J Natl Cancer Inst, 2010,102(11):784 – 792.

[5] Bohlius J, Valeri F, Maskew M, et al. Kaposi's sarcoma in HIV – infected patients in South Africa: Multicohort study in the antiretroviral therapy era [J]. Int J Cancer, 2014,135(11):2644 – 2652.

[6] Pierangeli A, Antonelli G, Gentile G. Immunodeficiency-associated viral oncogenesis [J]. Clin Microbiol Infect, 2015,21(11):975 – 983.

[7] Simonelli C, Tedeschi R, Gloghini A, et al. Plasma HHV – 8 viral load in HHV – 8 – related lymphoproliferative disorders associated with HIV infection [J]. J Med Virol, 2009,81(5):888 – 896.

[8] Murahwa AT, Muchemwa FC, Duri K, et al. Presence of Betapapillomavirus in Kaposi sarcoma lesions [J]. J Med Virol, 2014,86(9):1556 – 1559.

[9] Brigida I, Chiriaco M, Di Cesare S, et al. Large deletion of MAGT1 gene in a patient with classic Kaposi sarcoma, CD4 Lymphopenia, and EBV Infection [J]. J Clin Immunol, 2017,7(1):32 – 35.

[10] 裴园丽. 25 例卡波西肉瘤临床分析[D]. 新疆医科大学,2008.

[11] Pyakurel P, Pak F, Mwakigonja AR, et al. KSHV/HHV – 8 and HIV infection in Kaposi's sarcoma development [J]. Infect Agent Cancer, 2007,2(1):4.

[12] Liu X, Happel C, Ziegelbauer JM. Kaposi's Sarcoma-associated herpesvirus microRNAs target GADD45B to protect infected cells from cell cycle arrest and apoptosis [J]. J Virol, 2017,91(3):JVI.02045 – 16.

[13] Viollet C, Davis DA, Tekeste SS, et al. RNA sequencing reveals that Kaposi sarcoma-associated herpesvirus infection mimics hypoxia gene expression signature [J]. PLo SPathog, 2017,13(1):e1006143.

[14] Shiels MS, Engels EA. Evolving epidemiology of HIV – associated malignancies [J]. Curr Opin HIV AIDS, 2017,12(1):6 – 11.

[15] Dezube BJ. The role of human immunodeficiency virus-I in the pathogenesis of acquired immunodeficiency syndrome-related Kaposi's sarcoma: the importance of an inflammatory and angiogenic milieu [J]. Semin Oncol, 2000,27(4):420 – 423.

[16] 杨彤彤,宋玉霞,许珺,等. HIV 相关卡波西肉瘤的研究进展[J]. 中国艾滋病性病, 2014,20(3):221 – 225.

[17] 王坚,朱雄增. 软组织肿瘤病理学[M]. 北京:人民卫生出版社,2008:331 – 333.

[18] Pulitzer M. Molecular diagnosis of infection-related cancers in dermatopathology [J].

Semin Cutan Med Surg, 2012,31(4):247 - 257.

[19] Cai X, Lu S, Zhang Z, et al. Kaposi's sarcoma-associated herpesvirus expresses an array of viral microRNAs in latently infected cells [J]. Proc Natl Acad Sci USA, 2005,102(15):5570 - 5575.

[20] Friborg J Jr, Kong W, Hottiger MO, et al. p53 inhibition by the LANA protein of KSHV protects against cell death [J]. Nature, 1999,402(6764):889 - 894.

[21] Cheuk W, Wong KO, Wong CS, et al. Immunostaining for human herpesvirus 8 latent nuclear antigen - 1 helps distinguish Kaposi sarcoma from its mimickers [J]. Am J Clin Pathol, 2004,121(3):335 - 342.

[22] Long E, Ilie M, Hofman V, et al. LANA - 1, Bcl - 2, Mcl - 1 and HIF - 1alpha protein expression in HIV - associated Kaposi sarcoma [J]. Virchows Arch, 2009,55 (2):159 - 170.

[23] Nagata N, Igari T, Shimbo T, et al. Diagnostic value of endothelial markers and HHV - 8 staining in gastrointestinal Kaposi sarcoma and its difference in endoscopic tumor staging [J]. World J Gastroenterol, 2013,19(23):3608 - 3614.

[24] 郑军,林兆全. 口腔颌面部卡波西肉瘤 VEGF 及 CD34 的表达及意义[J]. 实用口腔医学杂志,2010,26(5):630 - 632.

[25] 谭晓华,杨磊,李冬妹. 17 例新疆经典型卡波西肉瘤患者血清细胞因子水平和病毒感染相关性分析[J]. 中国艾滋病性病,2008,14(1):15 - 17,20.

[26] Flepisi BT, Bouic P, Sissolak G, et al. Biomarkers of HIV - associated cancer [J]. Biomark Cancer, 2014,6:11 - 20.

[27] Mosam A, Shaik F, Uldrick TS, et al. A randomized controlled trial of highly active antiretroviral therapy versus highly active antiretroviral therapy and chemotherapy in Therapy-Naive patients with HIV - Associated kaposi sarcoma in South Africa [J]. J Acquir Immune Defic Syndr, 2012,60(2):150 - 157.

[28] Uldrick TS, Wang V, O'Mahony D, et al. An interleukin-6 - related systemic inflammatory syndrome in patients co-infected with Kaposi sarcoma-associated herpesvirus and HIV but without multicentric castleman disease [J]. Clin Infect Dis, 2010,51(3):350 - 358.

[29] Klass CM, Offermann MK. Targeting human herpesvirus-8 for treatment of Kaposi's sarcoma and primary effusion lymphoma [J]. Curr Opin Oncol, 2005,17(5):447 - 455.

[30] Lin L, Dharmadhikari D. The effect of ABV regimen chemotherapy on CD4 lymphocyte count in patients with advanced HIV related Kaposi sarcoma [J]. Chinese Clinical Oncology, 2010,10(6):366 - 368.

[31] Leidner RS, Aboulafia DM. Recrudescent Kaposi's sarcoma after initiation of HAART: a manifestation of immune reconstitution syndrome [J]. AIDS Patient Care STDS, 2005,19(10):635 - 644.

第二节　HIV 相关淋巴瘤

　　人类感染 HIV 后非霍奇金淋巴瘤(NHL)发病率急剧升高,并被列为 HIV 相关肿瘤之一。按病理类型来看,艾滋病相关淋巴瘤(AIDS related lymphoma, ARL)以弥漫大 B 细胞淋巴瘤(DLBCL)和伯基特淋巴瘤(BL)最为多见。此外,在 HIV 感染者所发生的非艾滋病相关肿瘤疾病中,又以霍奇金淋巴瘤发病率最高。在当今 HIV 感染者普遍接受高效联合抗逆转录病毒治疗的情况下,HIV 感染者预期寿命得到延长的同时肿瘤疾病已成为导致 HIV 感染者死亡的重要原因。根据西方发达国家流行病学研究结果来看,NHL 已成为导致艾滋病相关死亡的首要病因。

一、流行病学

　　Beral 等对 1981—1989 年近 10 万名艾滋病患者追踪发现,NHL 发生率在艾滋病患者为 3%,高出普通人群 60 倍,随后有学者报道艾滋病患者总体 NHL 发生率为 4%~10%,是总体人群的 23~354 倍。2011 年有研究显示,每年有 1%~6% 的 HIV 感染者发生淋巴瘤,而最近 Yanik 等回顾性分析了 2000—2011 年 3 141 例 HIV 感染者,发现 NHL 发生率为 2.26‰,是发病率最高的艾滋病定义性肿瘤,而居第二位的 KS 总体发生率为 2.13‰。Meredith 等人的研究表明,HAART 能够降低艾滋病患者发生 NHL 的风险,在 1990 年代中期下降幅度较大,近年来的下降趋势却相对平缓,这提示目前 ARL 居高不下的发病率可能是与以往较高的发病基数有关。

　　ARL 的亚型比例也随 HAART 的普及发生了变化,有研究显示 HAART 应用后,高度侵袭性的 B 细胞淋巴瘤类型,免疫母细胞型的 DLBCL 和原发性中枢神经系统淋巴瘤减少;BL 虽不及 DLBCL 下降幅度之大,但其发病率也有所下降,而原发性渗出性淋巴瘤(PEL)和浆母细胞淋巴瘤(plasmablastic lymphoma, PBL)的发生率未改变。此后有研究表明 HIV - BL 和 HIV - DLBCL 的发病有增加趋势,HIV 相关 PEL 和 HIV 相关 PBL 的发生有降低趋势。

　　总之,目前常见的 ARL 各亚型中,DLBCL 占 50%,BL 占 40%,PEL 和 PBL 分别占 5% 和 3%。分析其原因,HAART 的应用使患者的免疫系统功能得到改善,使那些发生在极度免疫缺陷的 PBL、PEL 和中枢神经系统淋巴瘤发病率下降,发生在免疫系统功能相对较好的 BL 发病率上升。流行病学显示,艾滋病患者霍奇金淋巴瘤发生率也较普通人群高 10 倍左右,HAART 引入后 HL 发病率进一步增加。研究显示 CD4$^+$ T 细胞数量为 100~199 cells/μL 的中度免疫抑制患者 HL 发病率最高,且研究发现 HL 发病率在 HAART 应用后不久即上升,6 个月后有所下降。以上提示可能在应用 HAART 过程中,前 6 个月免疫系统功能改善至中度,从而使 HL 发病率升高。

　　此外,艾滋病患者生命的延长,势必增加了淋巴瘤发病概率。同时,人类环境卫生的改善使 HIV 阳性者感染相关疱疹病毒减少,KS 发病率下降比 NHL 下降得快,因此使 NHL 在艾滋病定义性肿瘤中的比例不断攀升。但是 HAART 药物本身是否会引发淋巴瘤尚存争议。NHL 目前是发达国家 HIV 感染者最常见的肿瘤类型。尽管现在 HAART 的应用非常有效，然而，HIV 感染/艾滋病患者发生的经典型霍奇金淋巴瘤（classical Hodgkin's lymphoma，CHL）风险没有降低。

二、病因学与发病机制

ARL 具有高度的异质性，其发生与多种因素有关，包括慢性抗原刺激、细胞因子失调、免疫监视破坏、病毒感染及细胞遗传学异常等作用。

1. HIV 的作用　HIV 进入机体被 T 细胞识别，引起 T 细胞裂解、凋亡，机体免疫功能受损，同时 T 细胞释放多种 B 细胞活化因子（IL-6、IL-10 和 IL-4）、C 反应蛋白、可溶性 sCD23、可溶性 CD27 和可溶性 sCD30 等，引起体内免疫微环境的紊乱，破坏免疫监视功能。HIV 间接参与 B 细胞的恶性转化，众多研究支持以患者血清中 IgG 水平增高为主要表现的、细胞因子介导的 B 细胞活化增殖对 ARL 形成意义重大。Lamers 等发现 HIV 感染的巨噬细胞伸出伪足形成导管，可以专一运输 nef 蛋白到 B 细胞，这会减少 CD40 依赖性的 B 细胞活化，干扰生发中心细胞因子，增加分化性因子和受体表达，提示 HIV 的 nef 蛋白在 B 细胞感染损伤方面发挥关键作用。有学者发现 HIV 相关蛋白 gp120 结合甘露糖 C 型凝集素受体直接活化 B 细胞的同时，还通过单核细胞诱发 B 细胞活化因子的分泌，反过来上调 MCLR 表达，同时还上调 B 细胞表达活化诱导胞苷脱氨酶（activation-induced cytidine deaminase，AID）；AID 是免疫球蛋白基因类别转换重组和体细胞高频突变所必需的，它也会引起肿瘤相关基因的突变。最近还发现 S75X 是 HIV 基质蛋白 P17 的非洲突变型，可以直接促进 B 细胞增殖，由此可能诱发 B 细胞的恶性转化。总之，长期存在免疫缺陷和 B 细胞刺激与 NHL 发生增加相关，越来越多的证据不断质疑过去认为 HIV 间接发挥作用的观点，但关于 HIV 与淋巴瘤的具体系统的联系尚待进一步研究阐明。

2. 致瘤病毒感染　目前研究较多的是 EBV 和 HHV-8。HHV-8 被认为是 PEL 的主要致病因素。50%～80% 的 ARL 与 EBV 感染有关，不同亚型的感染比例不同：HIV-BL 病例感染率为 30%～40%，HIV 相关 DLBCL 病例感染率为 30%～90%，HIV 相关 PBL 病例感染率为 60%～75%，HIV 相关 PEL 中几乎 100% 病例都有 EBV 感染。目前 EBV 的具体致瘤机制尚不清楚，推测可能是由于体内 T 细胞功能破坏殆尽，导致对 EBV 感染的 B 细胞失去控制、杀伤、清除功能。

一方面有研究显示 EBV 还可能直接诱发淋巴瘤发生，首先 EBV 促使 DNA 损伤引发淋巴瘤。EBNA-1 通过产生活性氧致使细胞 DNA 损伤，细胞发生癌变。其次，EBV 自身蛋白有致瘤作用，EBNA-1 作为转录因子调节 EBNA-2 和 LMP1 表达的同时，也是 B 细胞发生转化的必需因子，能诱导宿主细胞基因发生致瘤效应。

另一方面 EBV 可能会促进免疫刺激和炎症反应而间接参与诱发淋巴瘤发生，但对于在 CD4$^+$T 细胞计数较高患者发生的 BL，免疫抑制似乎不是 EBV 引起淋巴瘤发生的主要因素，且仅有 30%～40% 的 EBV 感染，提示 EBV 感染在 ARL 的起病过程中是协同因素，显然 EBV 在一些 ARL 的发生过程中不是必需因素。

HHV-8 作为促发 ARL 的第二大机会性病毒，尤其与 PEL 相关。HHV-8 编码蛋白的表达被认为有助于 PEL 的发生,如 HHV‐8 编码的病毒 FLICE 抑制蛋白(viral FADD-like interleukin‐1 beta-converting enzyme inhibitory protein, FLICEIP)是一种抗凋亡蛋白,可激活 PEL 细胞生存所必需的 NF‐κB 信号通路,在体外抑制与 vFLIP 结合的 Hsp90,会引起 vFLIP 降解、下调抑制 NF‐κB 信号、细胞凋亡和自我吞噬。被潜伏感染 HHV‐8 的宿主细胞分泌 IL‐6,IL‐6 诱导产生血管内皮生长因子,诱发血管生成、血管通透性升高,可能与 PEL 渗出相关。HHV‐8 也编码一种对抗 P53 和 Rb 功能的蛋白 LANA,使 c‐Myc 蛋白 58 位苏氨酸(T58)不能磷酸化而减少 c‐Myc 的降解,最终通过磷酸化活化 c‐Myc 依赖的基因转录。

3. 基因突变　淋巴瘤形成过程中,一些原癌基因和抑癌基因可通过染色体易位、点突变或其他机制发挥重要作用。ARL 有多种特征性的基因异常,常见的有 *BCL‐2* 和 *BCL‐6* 的突变、原癌基因 *c‐Myc* 活化、抑癌基因 *p53* 失活等。*c‐Myc* 基因的活化主要有染色体易位重排及扩增两种形式,前者是最常见的活化方式,最早发现于 BL,其中第 8 号染色与第 14 号染色体的免疫球蛋白重链基因易位最多见,是位于 8 号染色体上的 *c‐Myc* 基因或其邻近区域与 14 号染色体上的免疫球蛋白重链基因融合而被活化,引起转录增加而过度表达,产生的 c‐Myc 蛋白能使 B 细胞不断增生、分化。几乎所有病例的分子病理 FISH 技术都检测出 *c‐Myc/IgH* 基因易位,此项检测可以作为 BL 的诊断依据,但不是唯一依据,因为 *c‐Myc/IgH* 基因易位还可见于 DLBCL 等类型。

事实上,以上各因素在体内构成巨大网络,是一个相互作用的连续过程,包括 HIV 引起的免疫抑制、免疫监视的损伤、细胞因子和生长因子的释放失调、慢性刺激 B 细胞分化和增殖、EBV 和 HHV‐8 的感染。此环境有助于原癌基因和抑癌基因的改变,例如 *c‐Myc* 的激活及 *p53* 的失活,继而选择性克隆这些异常基因的细胞,发生单克隆性的 B 细胞淋巴瘤。此过程是异质性的,不同的起病部位、组织学类型有不同的发病机制。基因损伤的数量和类型与 ARL 的病理组织学亚型、发病部位有关,也提示其可能有多种发病机制。要完全理解 HIV 感染者发生淋巴瘤的病因和发病机制,尚需更多更深的研究。

三、病理学特征

1. 艾滋病相关淋巴瘤

(1) Burkitt 淋巴瘤(BL):HIV 相关 BL 是 NHL 最常见类型之一,约占 ARL 的 40%。该肿瘤来源于滤泡生发中心 B 细胞,有时作为艾滋病患者的首发表现。根据肿瘤的形态学表现,2001 年 WHO 造血与淋巴组织肿瘤分类描述了经典型 BL、伴浆细胞样分化 BL、不典型 BL/BL 样淋巴瘤的三种组织亚型。经典型 Burkitt 淋巴瘤,细胞单一,中等大小铺路石样排列,核圆染色质粗,胞质强嗜碱性,常伴脂质小泡,肿瘤细胞具有高增殖和高凋亡的"星空"现象,这是巨噬细胞吞噬凋亡的肿瘤细胞所致(图 2‐2‐1A、图 2‐2‐1B)。EBV 阳性见于 30% 的 HIV 相关 BL 病例;浆细胞样分化的 BL,细胞核偏位,胞质嗜碱,核多形性,EBV 阳性见于 50%~70% HIV 相关 BL 病例。非典型 BL/BL 样淋巴瘤,该型的核大小和形态上呈现出更明显的多形性,可见多个明显的核仁,并表现大量的细胞凋亡和很高的核增殖指数,几乎接近 100%,EBV 见于 30%~50% 的 HIV 相关 BL 病例。2008 年 WHO 造血与淋巴组织

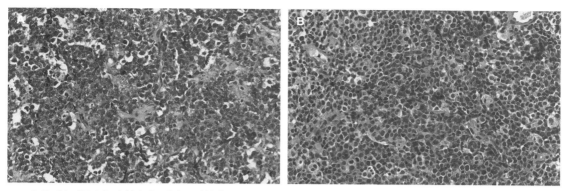

A. Burkitt 淋巴瘤，中等大小、形态一致的淋巴细胞弥漫生长，"砖铺样"排列，核分裂多见，凋亡明显，可见特征性的"星空"现象；B. 弥漫大 B 细胞淋巴瘤-非特指，non-GCB（非生发中心样）大的肿瘤性淋巴细胞弥漫性生长。（HE×400）

图 2-2-1　淋巴瘤细胞形态

肿瘤分类将此亚型归类到介于 BL 和 DLBCL 之间，未能分类的 B 细胞淋巴瘤中的 HIV 相关 BL 免疫表型：瘤细胞表达膜 IgM，B 细胞相关抗原（CD19、CD20、CD79a 和 PAX-5），生发中心标示的 CD10 和 BCL-6，浆样细胞分化的可表达 CD138，Ki-67 阳性指数高达 90％以上，*c-Myc*、*p53*、*LMP-1*、*Ras* 可见部分病例表达。

图 2-2-2 中 Burkitt 淋巴瘤组化结果显示 BCL-2 在肿瘤细胞中阴性表达（图 2-2-2A），CD20 在肿瘤细胞中细胞膜阳性表达强弱一致（图 2-2-2B），*c-Myc* 在肿瘤细胞细胞核中阳性表达（图 2-2-2C），及 Ki67 在肿瘤细胞细胞核中阳性表达近 100％（图 2-2-2D）。几乎在所有病例中采用分子病理 FISH 技术都能检测出 *c-Myc/IgH* 基因易位，此项检测可以作为 BL 的诊断依据，但不是唯一依据，因为 *c-Myc/IgH* 基因易位还可见 DLBCL 等类型。有报道称 BL 少见的易位还有 t（2；8）（2q11）或 t（8；22）（22q11）/Igλ/*c-Myc* 或 *c-Myc/Igκ*。*EBER* 原位杂交占 25％～40％表达。

（2）弥漫大 B 细胞淋巴瘤（DLBCL）：HIV 相关 DLBCL 是 NHL 最常见类型，约占 ARL 的 60％。组织学类型主要表现为相对单一形态、体积较大的瘤细胞弥漫性浸润，瘤细胞核圆形或卵圆形，有单个或多个清晰的核仁。细胞形态学以中心母细胞型最为常见，瘤细胞中包含大量的中心母细胞、混杂一定数量的免疫母细胞（图 2-2-1B）；免疫母细胞型常与 EBV 感染有关，病变中出现大于 90％的免疫母细胞和多数有浆细胞样分化的特征，常发生在 HIV

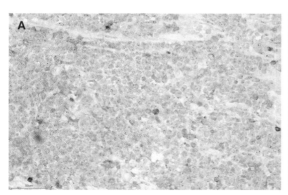

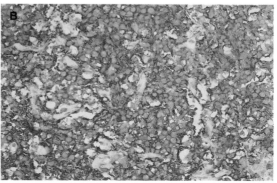

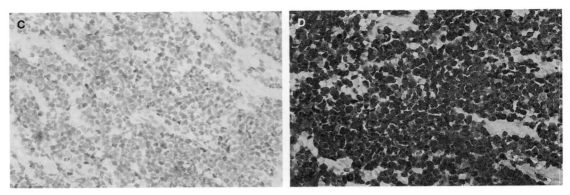

A. BCL－2；B. CD20；C. c-Myc；D. Ki67（IHC×400）

图 2-2-2　Burkitt 淋巴瘤免疫组化分析

感染晚期。HIV 相关 DLBCL 表达多种 B 细胞抗原 CD19、CD20、CD22 和 CD79α，但可缺少其中一项或几项，生发中心来源者表达 CD10 或/和 BCL－6，生发中心后细胞起源的表达 CD138，BCL－2 阳性不一。Ki67 阳性指数＞40%，有的甚至＞90%。图 2-2-3 为弥漫性大 B 细胞淋巴瘤，非特指，其免疫组化分析显示 CD10 在肿瘤细胞中阴性表达（图 2-2-3A），CD20 在肿瘤细胞中细胞膜上强阳性表达（图 2-2-3B），BCL－6 在肿瘤细胞细胞核中阳性表达（图 2-2-3C）及 BCL－2 在肿瘤细胞细胞膜/质中阳性表达（图 2-2-3D）。EBV 感染

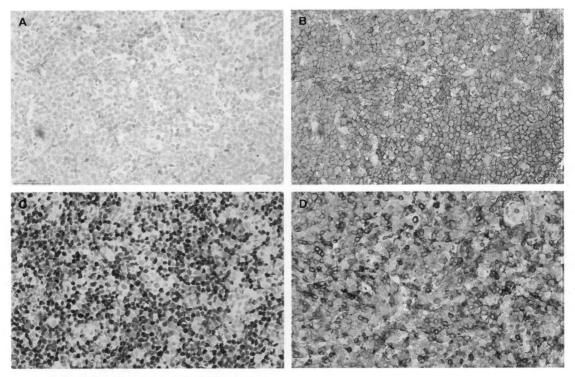

A. CD10；B. CD20；C. BCL6；D. BCL2（IHC×400）

图 2-2-3　弥漫性大 B 细胞淋巴瘤，非特指，免疫组化分析

率可达 80%～90%。分子检测 c-Myc 基因少有重排。结外最易累及中枢神经系统,EBV 感染几乎 100%,但中枢神经系统的淋巴瘤随着 HAART 的应用,发病率明显下降。

(3) 浆母细胞淋巴瘤:HIV 相关 PBL,该亚型较少见,占 ARL 的 3% 左右,最常发生在口腔黏膜或下颌。但也可发于其他部位,常见的如消化道、淋巴结和皮肤等。口腔外少见部位包括中枢神经系统、鼻旁窦、纵隔、肺、肝和睾丸等。口腔外 PBL 在诊断时更常见扩散。HIV 阳性和阴性患者骨髓累及者均占 30%。最近一项 meta 分析显示,在 127 例 HIV 相关 PBL 阳性患者中,57 例原发灶位于口腔,21 例位于消化道,仅有 2 例位于鼻腔。肿瘤弥漫性生长,散在分布着巨噬细胞,瘤细胞大,胞质强嗜碱性,核偏位,核仁常居中、大而明显,有核周小泡。瘤细胞呈现免疫母细胞的形态、浆细胞的免疫表型:不表达 CD45,也不表达 B 细胞标记 CD20,偶尔表达宽泛的 B 细胞标记 CD79a;表达浆细胞标记如 VS38c、CD38、MUM－1 及 CD138。Ki67 阳性指数常高于 90%。60%～75% 的病例 EBER 阳性,其中原发于口腔者几乎均有 EBV 感染,但与 HHV－8 无关。有将近一半的病例有 c-Myc 易位的存在,尤其是 EBV 阳性的 PBL 易发生克隆性的 IgH 链基因以及 c-Myc 基因的重排。

(4) 原发性渗出性淋巴瘤:HIV 相关 PEL 是一种独特的大 B 细胞淋巴瘤,此亚型与 HHV－8/KSHV 感染有关,约占 ARL 的 5%,临床表现为无肿块的浆液性渗出,常在体腔(胸膜、腹膜或心包膜)形成积液。有一型称实体外变异性,为伴有或不伴有积液的实体肿块,通常累及胃肠道或软组织,也可见于淋巴结。常发生在显著的免疫抑制疾病晚期阶段,瘤细胞为大的免疫母细胞或浆母细胞至明显的间变性大样细胞等一系列形态特征:胞质丰富、深嗜碱性,胞核大、圆形或不规则形,核仁明显,偶见由胞质内凹形成的核周小泡。瘤细胞常表达白细胞共同抗原 CD45,但 B 细胞标记 CD19 和 CD20 阴性,CD30、CD138 和 CD38 常呈阳性。Ki67 阳性指数中位数为 90%。几乎所有患者合并 EBV 和 HHV－8 感染,但 LMP1 染色呈阴性,EBER 原位杂交显示阳性。分子检测显示多重异常、Ig 基因重排和超突变,但尚未发现特征性的染色体异常。

2. 非 HIV 相关淋巴瘤 NHL 被认为是艾滋病定义性肿瘤,目前是发达国家 HIV 感染者最常见的肿瘤类型。尽管现在联合抗逆转录病毒疗法(combination Antiretroviral therapy,cART)的应用非常有效,然而,HIV 感染/艾滋病患者发生的经典型霍奇金淋巴瘤风险没有降低。HIV 相关 HL 与没有 HIV 感染人群的 HL 不同,因为 HIV 相关 HL 几乎都与 EBV 感染相关,EB 病毒检测发现,在 50%～80% 的 CHL 患者中有 EB 病毒基因组的整合。EBV 感染可促使 LMP1 在霍奇金里-施(Hodgkin Reed-Sternberg,HRS)细胞中表达,LMP1 具有转化和抗凋亡的潜能。

流行病学显示,CHL 在 HIV 感染人群中发病率较高,2008 年 WHO 造血和淋巴组织肿瘤分类,根据背景成分和 HRS 细胞的形态,将 CHL 分为 4 个亚型。①结节硬化型(NSHL):镜下表现受累的淋巴结由纤维条带围成的结节和陷窝型 HRS 细胞,背景中嗜酸性粒细胞和中性粒细胞较多,多见年轻女性。②混合细胞型(mixed cellularity HL,MCHL):以诊断性 RS 细胞(镜影细胞)及单核变异型 RS 细胞为多见,背景由混合细胞组成,组织细胞可以像上皮样细胞分化并形成肉芽肿。常伴有 EBV 感染,多见于年长男性,后期可转化为淋巴细胞消减型;③富余淋巴细胞型(Lymphocyte-rich HL,LRHL):该型常见单核和诊断性 RS 细胞,但以小淋巴细胞为背景,嗜酸性粒细胞和中性粒细胞通常少见。这一亚型易于与结节性淋巴细胞为主型霍奇金淋巴瘤(NL PHL)混淆。④淋巴细胞消减型(Lymphocytic depletion HL, LDHL)：这一型变化很大,但共同特点是 HRS 细胞多于背景中的淋巴细胞,有的以多形性 HRS 细胞为主,呈肉瘤样表现,与间变性大细胞鉴别较困难。另一类型特点是弥漫性纤维化,消减型有纤维化时要与结节硬化型鉴别。此型多见于 HIV 感染患者。在正常人群中以结节硬化型 CHL 最为常见,但在 HIV 阳性患者,混合细胞型或淋巴细胞减少型构成了 CHL 病例中的绝大部分,约占 68%。诊断型 RS 细胞核型也是诊断的核心所在,如核大,核膜厚,核仁大而嗜酸性(所谓包涵体样核仁),最大者如同切片中的红细胞,双核或双叶核者为诊断型 RS 细胞。

此外,诊断 HL 离不开背景细胞,尤其是背景中的小淋巴细胞及嗜酸性粒细胞。不论 HL 发生于结内或结外,总是伴随着小淋巴细胞的浸润。因为 HL 的扩散与转移仍保持原发灶的组织学特点,而不是 RS 细胞单独转移。背景细胞可能是 RS 细胞发生的土壤,说明 RS 细胞对背景淋巴组织亦存在依赖性,它脱离了特有的背景细胞就成了 RS 样细胞,失去了在 HL 中的诊断价值。CHL 几乎所有的 HRS 细胞 CD30(+),75%~85% CD15(+);CD45、EMA、CD68、ALK 为阴性;约 40%的患者可有 CD20 表达,CD79 少量表达,5%病例 EMA(+)。LMPl 或 EBER(+)。背景细胞可表达 CD20、CD3、CD57、BCL-6、BOB1、OCT2 和 PAX5。而几乎所有 NLPHL 患者中的大细胞都表达 CD20、CD79、BCL-6 和 CD45;约一半的患者表达 EMA,Ig 重链和轻链强阳性,几乎所有患者都不表达 CD30、CD15、BOB1 或 OCT2 表达阳性。

HIV 相关 HL 常有广泛的膈上和结外侵犯,而纵隔肿块较 HIV 阴性患者少见。肝脏和骨髓的受累常见。同样,在无局部和纵隔肿块时,皮肤和肺的侵犯也可出现。总的说来,HIV 阳性的 HL 较 HIV 阴性的 HL 的临床行为更为复杂,散播方式不同,治疗也不同。为此,免疫缺陷的 HIV 感染/艾滋病人群及接受 HAART 治疗的艾滋病患者要警惕 HL 的发生是非常有必要的,接受化疗和 cART 共同治疗是一个重要的预后因子。

四、临床特征

1. 临床表现　HIV 相关淋巴瘤的多数患者表现为临床进展期,淋巴瘤亚型和 HIV 疾病状态呈明显的相关性。①Burkitt 淋巴瘤:则发生在较轻的免疫缺陷患者,CD4$^+$T 细胞>200 cells/μL,且 HIV 血浆阳性之淋巴瘤的平均间期更短,可伴有外周血和骨髓受累,有急性白血病和瘤负荷高的患者常出现高尿酸和高乳酸脱氢酶(LDH)。另外,BL 患者易出现化疗引起的肿瘤溶解综合征,肿瘤细胞坏死后细胞内嘌呤、尿酸、磷酸钾等物质入血可引起严重的肾功能衰竭。②弥漫大 B 细胞淋巴瘤:在诊断淋巴瘤前,已长期处于艾滋病状态,更易发生机会性感染和 CD4$^+$T 细胞计数的降低,平均值<100 cells/μL,典型患者出现结内或结外迅速长大的肿块,随病情发展而扩散。③浆母细胞淋巴瘤:好发于中年男性,HIV 阳性患者以口腔肿块或溃疡而就诊的多见,少数发生于口腔外的患者可有胃肠症状、鼻衄、头疼和皮肤肿块等。CD4$^+$T 细胞计数<200 cells/μL 甚至低于 80 cells/μL。④原发性渗出性淋巴瘤:主要表现为腹腔、胸腔和心包积液及其相关的临床表现,病变在胸腔或心包膜累及表现为呼吸困难,腹膜累及表现为腹胀、腹部膨胀等,不伴肝脾及淋巴结肿大,有的患者可伴卡波西肉

瘤,极少数患者同时伴有多中心型 Castleman 病。上述患者均可出现不同程度的症状,如发热、出汗或盗汗、体重减轻等。

2. 发病部位 Burkitt 淋巴瘤常累及淋巴结、骨髓,也可发生在肠道。弥漫性大 B 细胞淋巴瘤发生在淋巴结,结外可高达 40%,结外常见的部位是胃肠道、中枢神经、乳腺、肺、肝、腮腺、软组织、骨等。浆母细胞淋巴瘤(PBL)以口腔黏膜为典型发病部位,口腔外病变部位最常见的是胃肠道、淋巴结和皮肤。少数病例原发于中枢神经系统(central nervous system, CNS)、鼻旁窦、纵隔、肺和睾丸等。原发性渗出性淋巴瘤最常累及的部位是胸腔、心包腔、腹腔,典型的病理常累及一个体腔。其他受累的罕见部位还可以有胃肠道、软组织等。

五、分类诊断与预后

1. 分类 HIV 相关淋巴瘤的诊断依赖于肿瘤组织病理学检查,根据淋巴瘤组织病理特征不同可将其分为不同类型。根据世界卫生组织最近制定的分类标准,可将艾滋病相关淋巴瘤分为三类:①在免疫健全者和 HIV 感染者中均可发生的淋巴瘤;②更特异发生于 HIV 感染者的淋巴瘤;③可见于 HIV 感染者及其他免疫功能异常患者的淋巴瘤(表 2-2-1)。HIV 感染者被确诊患有淋巴瘤后,通常需进行治疗前评估,具体包括病史询问、体格检查、实验室检查(血常规、肝肾功能、乳酸脱氢酶、C 反应蛋白、球蛋白、血清蛋白电泳、CD4$^+$ T 细胞计数、HIV 载量以及 HBV/HCV 抗体血清学检测等)、全身影像学检查、心电图和骨髓活检等。在特殊情况下,需进行脑脊液或内镜检查。

表 2-2-1 WHO 制定的 HIV 相关淋巴瘤分类

患者人群特征	淋巴瘤分类
可发生于免疫功能健全人群	弥漫大 B 细胞淋巴瘤(中心母细胞型、免疫母细胞型包括原发中枢神经淋巴瘤) 伯基特淋巴瘤 结外黏膜相关淋巴瘤 外周 T 细胞淋巴瘤 经典霍奇金淋巴瘤
较多见于 HIV 感染者	原发渗出性淋巴瘤 口腔浆母细胞瘤
可见于其他免疫功能缺陷者	多形 B 细胞淋巴瘤

基于上述病理检查及治疗前评估结果,HIV 感染者所发生淋巴瘤参照 Ann Arbor 标准进行分期:单个区域淋巴结受侵(Ⅰ)或一个淋巴结外器官受侵(ⅠE);横膈一侧两个或两个以上淋巴结区域受侵(Ⅱ)或者一个淋巴结外器官受侵合并横膈同侧区域淋巴结受侵(ⅡE);横膈两侧的淋巴结区域受侵(Ⅲ),局部结外器官受侵(ⅢE),脾受侵(ⅢS),结外器官和脾同时受侵(ⅢS+E);Ⅳ期:一个或多个结外器官(如骨髓、肝和肺等)广泛受侵,伴有或不伴有淋

巴结肿大。

根据患者发病后是否出现如发热（经常体温 38 ℃以上）、盗汗、体重减轻（就诊前 6 个月内无其他原因体重减轻 10％以上）等全身症状可将其分为 A（无全身症状）和 B（出现全身症状）两组，后者预后较差。

此外，ECOG 体能状态评分也常用于 HIV 感染淋巴瘤患者预后评估。0 分：活动能力完全正常，与起病前活动能力无任何差异。1 分：能自由走动及从事轻体力活动，包括一般家务或办公室工作，但不能从事较重的体力活动。2 分：能自由走动及生活自理，但已丧失工作能力，日间不少于一半时间可以起床活动。3 分：生活仅能部分自理，日间一半以上时间卧床或坐轮椅。4 分：卧床不起，生活不能自理。5 分：死亡。

2. **诊断与预后**　　HIV 相关淋巴瘤的诊断以组织病理学检查为主，对可疑受累部位进行病理活检，其次为穿刺涂片进行细胞形态学、免疫组化、分子生物学和流式细胞学分型分析。流式细胞学免疫分型主要是通过检测细胞表面抗原对细胞进行免疫分型，即通过 $CD19^+$、$CD3^+$、$CD16^+/CD56^+$ 来分析 T 细胞、B 细胞、自然杀伤细胞，通过检测 $CD4^+$ 细胞百分比及 CD4/CD8 比值可以监测 HIV 相关淋巴瘤患者的免疫状态。流式细胞学可通过检测外周血中的异常淋巴细胞亚群，对淋巴瘤作出初步诊断。另外，可溶性白细胞介素 2 受体（soluble interleukin 2 receptor，sIL-2R）可作为恶性淋巴瘤的肿瘤标志物，也可作为 HIV 相关淋巴瘤预后的判断指标，表现为 HIV 相关淋巴瘤患者血清 sIL-2R 明显升高，且与 $CD4^+$ 细胞数呈负相关，血清碱性磷酸酶增高提示有肿瘤细胞浸润。乳酸脱氢酶有不同程度的升高，也可反映肿瘤细胞的生长状态。

六、治疗

艾滋病合并 NHL 的治疗选择主要取决于淋巴瘤的病理类型和疾病分期。

1. **系统性化疗**　　对于艾滋病相关 DLBCL 和 PEL，NCCN 指南推荐治疗方案为 R-EPOCH（利妥昔单抗＋依托泊苷，泼尼松，长春新碱，环磷酰胺，多柔比星，根据 $CD4^+$ T 细胞计数调整环磷酰胺的剂量）和 R-CHOP（利妥昔单抗＋环磷酰胺，长春新碱，泼尼松，多柔比星），其中 R-EPOCH 方案为首选。研究表明，CHOP±R 或 EPOCH±R 方案治疗艾滋病-DLBCL 总生存率无显著差异。对于复发/难治 DLBCL 患者，推荐二线方案同 HIV 阴性 DLBCL 患者。对于有条件或适合行骨髓移植者，首选二线方案为：DHAP（地塞米松、顺铂、阿糖胞苷）±利妥昔单抗，DHAX（地塞米松、阿糖胞苷、奥沙利铂）±利妥昔单抗，GDP（吉西他滨、地塞米松、顺铂或卡铂）±利妥昔单抗，或 ICE（利妥昔单抗和异环磷酰胺、卡铂、依托泊苷）±利妥昔单抗。不适合或没有条件行骨髓移植者，首选二线方案为：GemOx（吉西他滨、奥沙利铂）±利妥昔单抗，或 Polatuzumab vedotin（CD79b 抗体偶联药物）±苯达莫司汀±利妥昔单抗。

对于 HIV 相关 BL，NCCN 指南推荐治疗方案为 R-CODOX-M/IVAC（利妥昔单抗、环磷酰胺、多柔比星、长春新碱、甲氨蝶呤与利妥昔单抗、异环磷酰胺＋阿糖胞苷，交替使用）和 R-DA-EPOCH（剂量调整的 R-EPOCH 方案），其他推荐方案为 R-hyperCVAD（利妥昔单抗、环磷酰胺、长春新碱、多柔比星、地塞米松，交替使用大剂量甲氨蝶呤和阿糖胞苷）。

CNS 预防对于 BL 的治疗非常关键。如果没有给予中枢预防,无论是否存在 HIV 感染,高达 30% 的伯基特淋巴瘤患者将出现软脑膜受累/复发。R-CODOX-M/IVAC 方案由于纳入了中枢通透性药物,较 R-DA-EPOCH 方案治疗患者具有更好的无进展生存(progress free survive, PFS)及总生存期(overall survival, OS)。研究表明,利妥昔单抗的使用能大大改善患者预后,如果肿瘤细胞表达 CD20,均建议加用利妥昔单抗。然而,由于利妥昔单抗有细胞和体液免疫功能抑制副作用,对于 $CD4^+$ T 细胞计数低于 50 cells/μL 的患者,应注意预防机会性感染的发生。

对于艾滋病相关 PBL,标准剂量的 CHOP 方案疗效不佳,推荐首选 EPOCH,其次为 CODOX-M/IVAC 和 hyper-CVAD。难治/复发 BL 患者二线方案推荐 RICE 方案。

对于 HIV 相关原发性中枢神经系统淋巴瘤(primary central nervous system lymphoma, PCNSL)的治疗,目前仍建议 HAART 联合大剂量甲氨蝶呤作为一线方案。MTX 剂量通常给予 3 g/m²,每 2 周 1 次,并根据基线肾功能相应调整。全脑放疗(WBRT)因疗效不持久以及不可逆神经认知功能障碍风险越来越少被采用。然而,在化疗难治性患者中和不能耐受全身性治疗的患者中仍可考虑 WBRT。选择合适的 HAART 方案进行免疫功能重建,对于 PCNSL 患者预后有重要作用。利妥昔单抗用于 PCNSL 的作用尚不确切。对某些患者也可选择局部放疗和免疫调节治疗。目前,来那度胺及伊布替尼等免疫制剂和小分子靶向药物用于 PCNSL 已有报道。自体干细胞移植用于 PCNSL 的治疗效果有待研究进一步确认。在早期时代,PCNSL 患者不论是否采取针对淋巴瘤的治疗(通常为 WBRT),中位生存期都仅为数月,但近年来,HIV 相关 PCNSL 的预后有显著改善。

2. CNS 受累预防 艾滋病合并 NHL 患者在诊断及病程中出现中枢神经系统受累的风险均增加。不同病理亚型淋巴瘤 CNS 累及的发生率不同。一项研究纳入 176 例艾滋病合并 NHL 患者,有 10% 的患者在就诊时有脑膜受累,可能与艾滋病合并 NHL 就诊时分期较晚以及多发结外病灶有关。所有 BL 患者和部分 DLBCL 患者在诊断时应行腰椎穿刺、脑脊液细胞学以及流式细胞检查以排除 CNS 累及可能。对于 DLBCL 患者,尚不确定 HIV 感染是否为 CNS 受累的独立危险因素,通常采用与在非 HIV 人群 DLBCL 患者中相同的 CNS 预防指征,即:CNS IPI 评分高(4~5 分),病变累及高危部位(如鼻旁窦、睾丸、硬膜外隙、肾上腺、肾脏和骨髓),或者属于"双打击"淋巴瘤。常用预防方案为给予 4 次鞘内注射甲氨蝶呤或阿糖胞苷;对于脑实质受累风险高的 DHL 患者,除在全身性化疗早期给予 4 次鞘内注射外,在化疗结束时再给予 2~3 剂大剂量甲氨蝶呤(3.5 g/m²)。无论 HIV 感染状态如何,伯基特淋巴瘤/白血病患者的软脑膜受累/复发风险高达 30%。所有患者均应在诊断时进行腰椎穿刺检查明确有无 CNS 累及,宜采用能够透过血脑屏障药物的化疗方案。

3. 新型治疗方法 除了全身性化疗外,用于艾滋病合并 NHL 的其他治疗方法还包括:免疫治疗、靶向治疗、嵌合抗原受体(chimeric antigen receptor, CAR)-T 细胞疗法、骨髓移植等。这些方法一般用于淋巴瘤的二线及以上疗法。

一项回顾性研究纳入了 10 例复发和/或难治艾滋病-NHL,病理类型包括 PEL、PBL 及 DLBCL,采用帕博利珠单抗和/或泊马度胺治疗,总的应答率为 50%,总生存期为 14.7 个月。硼替佐米属于蛋白酶体抑制剂,在几种淋巴系统恶性肿瘤中具有抗肿瘤活性,能逆转利妥昔单抗耐药性并使耐利妥昔单抗的 HIV 相关 B 细胞 NHL 细胞系对化疗诱导的细胞凋亡敏感。有使用来那度胺和硼替佐米成功治疗复发性 HIV 相关 PBL 的个案报道。小分子药物 BTK 抑制剂,如泽布替尼和伊布替尼,目前主要被批准用于套细胞淋巴瘤。某些情况下可考虑用于 DLBCL,也有报道将其用于 BL 患者。组蛋白去乙酰化酶(histone deacetylase, HDAC)抑制剂对治疗 HIV 相关淋巴瘤可能也有潜在作用。维布妥昔单抗是抗 CD30 抗体-药物偶联物,已获准用于治疗复发性或难治性霍奇金淋巴瘤以及间变性大细胞淋巴瘤(anaplastic large cell lymphoma, ALCL)。有报道将其用于治疗 2 例复发 HIV 相关 ALCL 和霍奇金淋巴瘤,取得完全缓解。对二线化疗敏感的复发性 HIV 相关淋巴瘤患者,可选择进行自体造血干细胞移植(HCT)。

关于 HIV 相关淋巴瘤患者进行异基因 HCT 数据很少。符合以下条件的复发/难治 HIV 相关淋巴瘤可考虑行自体 HCT 治疗:接受 HAART 后 HIV 感染得到控制、无器官功能障碍、淋巴瘤对化疗敏感且无活动性机会性感染。有项研究纳入了 40 例难治性 HIV 相关侵袭性全身性淋巴瘤(包括 DLBCL、PBL、BL 及 cHL)患者,采用 BEAM 方案预处理后进行了自体 HCT,中位随访 25 个月,2 年 OS 和 PFS 分别为 82% 和 80%。关于嵌合抗原受体修饰的 T 细胞(Chimeric antigen receptor-modified T cells, CAR - T)疗法也有用于 HIV 相关淋巴瘤的报道。Axicabtageneciloleucel 是唯一获批的、没有专门排除 HIV 感染者的细胞治疗药物。

对于 HIV - DLBCL,NCCN 指南推荐治疗方案为 R - EPOCH(利妥昔单抗＋依托泊苷,泼尼松,长春新碱,环磷酰胺,多柔比星,根据 CD4$^+$ T 细胞计数调整环磷酰胺的剂量)和 R - CHOP(利妥昔单抗＋环磷酰胺,长春新碱,泼尼松,多柔比星),其中 R - EPOCH 方案为首选。研究表明,CHOP±R 或 EPOCH±R 方案治疗艾滋病- DLBCL 总生存率无显著差异。

4. 抗逆转录病毒治疗　目前国内外 HIV 感染治疗相关指南一致建议,对于合并淋巴瘤的 HIV 感染者,如没有禁忌(如合并结核性脑膜炎或隐球菌脑膜炎)应当尽快接受 HAART 药物治疗,无需考虑 CD4$^+$ T 细胞计数。多个临床研究表明,HAART 对于预防 HIV 感染者淋巴瘤的发生和改善 HIV 感染淋巴瘤患者的预后均有显著作用。在选择 HAART 药物时,应当注意避免选择与化疗药物具有相互作用的药物(表 2 - 2 - 2)。由于整合酶抑制剂具有抑制病毒作用强和较少的药物间相互作用的优点,国外指南常推荐其作为首选药物。而蛋白酶抑制剂如 ritonavir 由于其可抑制 CYP3A4 酶活性而可与多种药物发生相互作用,应当避免用于治疗 HIV 感染合并淋巴瘤患者。也应避免选用含有齐多夫定的 HAART 方案,因齐多夫定与化疗药物有骨髓抑制副作用叠加风险。

表 2 - 2 - 2　常用化疗药物与抗病毒治疗药物间的相互作用

化疗药物	齐多夫定	拉米夫定	恩曲他滨	替诺福韦	依非韦伦	利匹韦林	洛匹那韦/利托那韦	奈韦拉平	阿巴卡韦	拉替拉韦
	AZT	3TC	FTC	TDF	EFV	RPV	LPV/r	NVP	ABC	RAL
利妥昔单抗										
依托泊苷	○				○		○	○		

（续　表）

化疗药物	齐多夫定	拉米夫定	恩曲他滨	替诺福韦	依非韦伦	利匹韦林	洛匹那韦/利托那韦	奈韦拉平	阿巴卡韦	拉替拉韦
	AZT	3TC	FTC	TDF	EFV	RPV	LPV/r	NVP	ABC	RAL
强的松					○		○	○		
长春新碱	○				○		○	○		
环磷酰胺	○				○					
阿霉素	○					○				
泼尼松龙					○		○	○		
地塞米松						×	○			
甲氨蝶呤	○			○	○					
阿糖胞苷	○									
顺铂	○	○	○	○						
吉西他滨	○									
异环磷酰胺	○			○	○		○	○		
美司钠				○						

注:○为有相互作用。

5. 预后及注意事项　　ARL 化疗后疗效评价参照 LUGANO 应答标准（表 2 - 2 - 3）可分为:完全应答、部分应答、无应答或稳定、进展。肿瘤、患者及治疗等相关因素均可影响艾滋病- NHL 的预后,艾滋病- NHL 预后主要与淋巴瘤因素有关,如淋巴瘤病理表型及分期等,而不受 HIV 感染因素的影响。随着研究深入及临床经验的积累,目前艾滋病- NHL 生存预后已接近于非艾滋病人群。BL 与 DLBCL 患者生存率相当,优于 PBL 患者。德国的一项研究表明,艾滋病相关 BL 和 DLBCL 的 2 年 OS 分别为 69% 和 63%,而 PBL 仅 43%。有项大规模队列研究纳入了 9621 例艾滋病患者,其中 111 例明确诊断为艾滋病- NHL,对患者的生存分析发现,HAART 时代艾滋病- NHL 预后大大改善,国际预后指数（IPI）对于 HIV 相关 NHL 的预后评估仍有价值,结合 CD4$^+$ T 细胞计数可进一步进行预后风险分层。与治疗相关的因素,主要涉及药物的可及性,尤其是利妥昔单抗的使用。另外,医生对于艾滋病- NHL 的诊治水平及对不良反应的处理均可影响患者真实世界的预后。PEL 通常预后非常差,不论治疗与否中位生存期都＜6 个月。HIV 相关淋巴瘤的预后与免疫缺陷的程度明显相关。

联合使用利妥昔单抗时需警惕导致病毒激活可能。所有接受利妥昔单抗治疗的患者,治疗开始前需检测 HBV、HCV、JC 病毒和 CMV。如 HBsAg 和抗- HBc 阳性,需检测 HBV DNA 载量,同时给予包括替诺福韦（TDF）TDF＋3TC 或 TDF＋FTC 的 HAART。如合并丙肝病毒感染,丙肝蛋白酶抑制剂的应用可治愈丙肝,但需要注意与化疗药物及 DAA 药物相

表 2 - 2 - 3　2014 Lugano 疗效评价标准

应答	部位	PET - CT	CT 影像应答
完全应答	淋巴结与结外病变	5 - PS 积分 1,2 或 3 分,和/无残留病灶	淋巴结最大横断面直径(LDi)缩减至 1.5 cm 以下;无结外病灶
	不能测量病灶	不适用	无
	器官扩大	不适用	恢复正常
	新病灶	无	无
	骨髓	无	形态正常,如不确定,流式细胞免疫组化阴性
部分应答	淋巴结与结外病变	积分 4 或 5 分,与基线相比,摄入减少,无新和进展病灶;在治疗中期,这些征象提示应答中;在治疗结束后,这些征象可能提示残留	6 个以上明显的可测量淋巴结和结外病灶 SPD(多病灶垂直直径乘积和)和基线相比减少超过 50%
	不能测量病灶	不适用	正常,缩回,但是没有增多
	器官扩大	不适用	脾脏长度超过正常者,缩回 50% 以上
	新病灶	无	无
	骨髓	残留病灶摄入比正常骨髓高,但低于基线。	不适用
无应答或稳定	淋巴结与结外病变	积分 4 或 5 分,在治疗中期和结束时 FDG 摄入无明显变化,无新的和进展病灶	6 个以上明显的,可测量淋巴结和结外病灶 SPD 和基线相比减少小于 50%
	不能测量病灶	不适用	无持续进展
	器官扩大	不适用	无持续进展
	新病灶	无	无
	骨髓	和基线比较无变化	不适用
进展	淋巴结与结外病变	积分 4 或 5 分,在治疗中期和结束时评估,和基线相比摄入明显增加,和/或新 FDG 病灶	至少符合下列一项:独立淋巴结或病灶:LDi>1.5 cm 和 PPD 最低点上升大于 50%;从 LDi 或 SDi 最低点病灶<2 cm 上升 0.5 cm;病灶>2 cm 上升 1.0 cm;脾肿大者,脾脏长度比基线增大 50% 以上。如果没有肿大,比基线增加 2 cm 以上;新出现和再次出现脾肿大
	不能测量病灶	无	新出现和既往有的病灶明显进展
	新病灶	淋巴结新的 FDG 聚集病灶	以前消退的病灶重新生长。新淋巴结任何轴>1.5 cm,新病灶任何轴>1.0 cm
	骨髓	新的或 FDG 高代谢灶复发	新的或再次累及

互作用。JC 病毒阳性,尽早 HAART。CMV 病毒载量阳性,给予更昔洛韦抗病毒治疗,并每 2~3 周复查 CMV 载量。

另外,患者接受化疗或放疗可严重破坏免疫系统,因此即使在治疗开始时 CD4$^+$ T 细胞计数正常范围的患者也应接受预防机会性感染的相关措施。目前推荐在 ARL 治疗过程中使用粒细胞集落刺激因子和抗生素预防机会感染的发生。防止肿瘤溶解综合征的发生,肿瘤溶解综合征(Tumor lysis syndrome, TLS)临床表现为恶心、呕吐、气促、心律失常、尿浑浊、嗜睡和关节不适症状,经实验室检查可发现血钾升高、尿酸增高、血磷升高、血钙降低。TLS 多见于 BL 和浆母细胞淋巴瘤患者,DLBCL 和 CLL 患者发生 TLS 较为少见。TLS 预防及处理包括:化疗前进行预化疗可有效预防肿瘤溶解综合征发生;如患者有高尿酸血症,化疗前 2~3 d 别嘌呤醇治疗,疗程 10~14 d;存在 TLS 高风险因素、肿瘤体积大,不能接受水化治疗及急性肾衰竭患者,需尽早使用拉布立酶。治疗过程中 TLS 一旦发生立即给予严格水化;必要时给予血液透析治疗。

6. 临床病例分享

(1) 病史简介

一般信息:患者女性,31 岁,因"头痛、发热、呕吐,发现 HIV 抗体阳性 1 周"于 2020 年 4 月 19 日入院。

现病史:患者一周前出现头痛,头晕,伴呕吐,发热,发热时伴畏寒,无明显咳嗽咳痰,无胸闷气急,无抽搐,无意识丧失,就诊当地医院,胸部 CT 提示:右肺多发感染性病变,右后胸壁占位,右侧胸腔少量积液。腰穿脑脊液压力大于 40 cmH$_2$O,脑脊液涂片找到新型隐球菌,初筛 HIV 抗体阳性,CD4 计数 16 cells/μL。给予氟康唑静滴抗真菌和甘露醇降颅压治疗,患者为求进一步诊治入住我院。

入院查体:体温 39 ℃;脉搏 92 次/min;呼吸 R20 次/min;血压 105/75 mmHg。精神较萎,颈软无抵抗,余查体无殊。

辅助检查:血常规,白细胞 7.03×10^9/L,血红蛋白 100 g/L,血小板 300×10^9/L,中性粒细胞比例 86.5%,淋巴细胞比例 8.3%。血生化:肝肾功能无明显异常,乳酸脱氢酶 248 U/L,白蛋白 36.77 g/L,钠 130 mmol/L,氯 97 mmol/L。血隐球菌抗原检测:阳性。淋巴细胞亚群:CD4 绝对值 31 cells/μL,CD4/CD8 比值 0.100。HBV - M(−),HCV 抗体阴性,T - SPOT 阴性。脑脊液检查:脑脊液压力 200 mmH$_2$O,白细胞 23×10^6/L,糖 2.38 mmol/L,蛋白 754 mg/L,氯化物 124 mmol/L,隐球菌抗原阳性,隐球菌涂片找到。HIV - RNA 定量:1.01×10^5 copies/mL。血培养(双手):新生隐球菌(两性霉素 B、氟胞嘧啶、氟康唑敏感)。脑脊液培养:新生隐球菌(两性霉素 B、氟胞嘧啶中介、氟康唑敏感)。

胸部 CT(图 2 - 2 - 4,A - H):①右侧脊柱旁软组织密度影。②两肺散在感染伴多发空洞,纵隔及肺门多发肿大淋巴结,右侧胸腔少量积液,建议治疗后复查。③心包少量积液。

胸部增强 CT(图 2 - 2 - 4,I):①右下脊柱旁软组织肿块,右上肺近肺门斑片状实变伴邻近支气管受压,纵隔及肺门多发肿大淋巴结-感染性病变可能大。②两肺散在感染伴多发空洞,右侧胸腔少量积液,考虑隐球菌感染可能大。③心包少量积液。

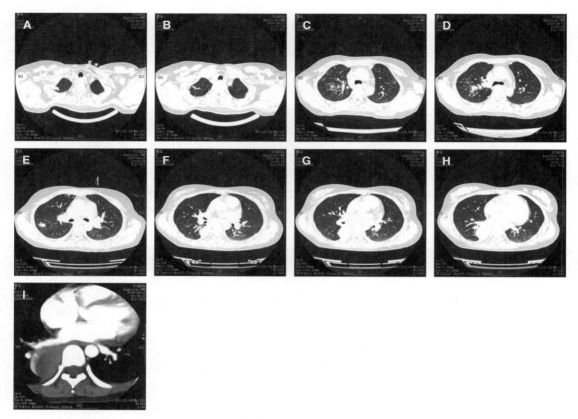

A~H.为患者胸部 CT:呈现右侧脊柱旁软组织密度影;两肺散在感染伴多发空洞,纵隔及肺门多发肿大淋巴结,右侧胸腔少量积液和心包少量积液;I.胸部增强 CT:可见右下脊柱旁软组织肿块,右上肺近肺门斑片状实变伴邻近支气管受压;两肺散在感染伴多发空洞,右侧胸腔少量积液

图 2-2-4　临床病例胸部 CT

（2）诊治经过及病情演变

根据以上资料,患者初步诊断:艾滋病、新型隐球菌脑膜炎、新型隐球菌败血症、肺部感染、右侧脊柱旁占位(感染？肿瘤？)。给予以下治疗:两性霉素 B 联合氟胞嘧啶抗真菌;甘露醇降颅压;复方磺胺甲噁唑预防肺孢子菌肺炎(后出现过敏,改为克林霉素);抗真菌 5 周后开始 HAART(替诺福韦、拉米夫定、多替拉韦)。

右胸椎旁肿块穿刺活检,病理检查提示:弥漫大 B 细胞淋巴瘤,non-GCB 型。免疫组化:S-100（−）、EMA（−）、Ki-67（50% +）、CK（−）、CD68（组织细胞 +）、GFAP（−）、NF（−）、CD34（血管 +）、LCA（+）、Vimentin（+）、Syn（−）、CD20（+）、CD3（T 细胞 +）、CD79α（+）、CD10（−）、MUM-1（+）、Bcl-2（+）、Bcl-6（−）。PET-CT 检查,未提示其他部位累及。淋巴瘤分期为:IE 期。化疗经过:第一周期化疗采用 R-CHOP 方案,第 2~4 周期化疗采用 R-EPOCH 方案。四次化疗后进行增强 CT 中期评效,肿瘤大小从 7.7 cm×5.6 cm 缩小到 4.2 cm×3.0 cm。肿瘤对一线方案应答不佳,随后将化疗方案改为二线化疗:RICE 方案。RICE 方案化疗共 4 次,肿瘤大小从 4.2 cm×3.0 cm 缩小到 2.6 cm×1.9 cm。

化疗中患者出现严重骨髓抑制，先后并发粒缺性发热、肺部感染及巨细胞病毒视网膜炎机会性感染。患者对二线方案耐受性差，于是再次调整方案为 ZR2（泽布替尼＋来那度胺＋利妥昔单抗）方案。ZR2 方案治疗共 5 个疗程，其间并发肺结核和重症肺炎。

生存结局：经上述治疗，患者最终获得临床治愈。截至 2023－04－02，患者仍存活。

（3）病例总结

该病例为艾滋病同时合并机会性感染（隐球菌脑膜炎）和肿瘤（弥漫大 B 细胞淋巴瘤）的患者。此淋巴瘤病例为难治性弥漫大 B 细胞淋巴瘤，治疗上综合多层次系统性治疗策略，包括一线、二线化疗、免疫治疗和靶向治疗。另外，治疗过程中多次出现治疗相关副作用，并发各种机会性感染，包括骨髓抑制、粒缺性发热、肺结核、巨细胞病毒性视网膜炎、重症肺炎等。

（纪永佳，王珍燕，詹其林撰写，张仁芳，沈银忠审阅）

参考文献

［1］ Beral V, Peterman T, Berkelman R, et al. AIDS-associated non-Hodgkin lymphoma ［J］. Lancet, 1991,337(8745):805－809.

［2］ Chuah KL, Ng SB, Poon L, et al. Plasmablastic lymphoma affecting the lung and bone marrow with CD10 expression and t (8;14)(q24; q32) translocation ［J］. Int J Surg Pathol, 2009,17(2):163－166.

［3］ Wiggill TM, Mantina H, Willem P, et al. Changing pattern of lymphoma subgroups at a tertiary academic complex in a high-prevalence HIV setting: a South African perspective ［J］. J Acquir Immune Defic Syndr, 2011,56(5):460－466.

［4］ Yanik EL, Tamburro K, Eron JJ, et al. Recent cancer incidence trends in an observational clinical cohort of HIV－infected patients in the US, 2000 to 2011［J］. Infect Agent Cancer, 2013,8(1):18.

［5］ Aboulafia DM, Pantanowitz L, Dezube BJ. AIDS-related non-Hodgkin lymphoma: still a problem in the era of HAART ［J］. AIDS Read, 2004,14(11):605－617.

［6］ Jacobson CA, Abramson JS. HIV－associated Hodgkin's lymphoma: Prognosis and therapy in the era of cART ［J］. Adv Hematol, 2012,2012:507257－507262.

［7］ Lamers SL, Fogel GB, Huysentruyt LC, et al. HIV－1 nef protein visits B-cells via macrophage nanotubes: a mechanism for AIDS-related lymphoma pathogenesis? ［J］ Curr HIV Res, 2010,8(8):638－640.

［8］ Amu S, Ruffin N, Rethi B, et al. Impairment of B-cell functions during HIV－1 infection ［J］. AIDS, 2013,27(15):2323－2334.

［9］ Imbeault M, Ouellet M, Giguère K, et al. Acquisition of host-derived CD40L by HIV－1 in vivo and its functional consequences in the B-cell compartment ［J］. J Viro, 2011,85(5):2198－2200.

［10］ Bornkamm GW. Epstein-Barr virus and the pathogenesis of Burkitt's lymphoma: more questions than answers ［J］. Int J Cancer, 2009,124(8):1745－1755.

［11］ Chao C, Silverberg MJ, Martinez-Maza O, et al. Epstein-Barr virus infection and expression of B-cell oncogenic markers in HIV – related diffuse large B-cell Lymphoma [J]. Clin Cancer Res, 2012,18(17):4702 – 4712.

[12] Gloghini A, Dolcetti R, Carbone A. Lymphomas occurring specifically in HIV – infected patients: From pathogenesis to pathology [J]. Semin Cancer Biol, 2013, 23 (6):457 – 467.

[13] Canaan A, Haviv I, Urban AE, et al. EBNA1 regulates cellular gene expression by binding cellular promoters [J]. Proc Natl Acad Sci USA, 2009, 106(52):22421 – 22426.

[14] Nayar U, Lu P, Goldstein RL, et al. Targeting the Hsp90-associated viral oncoproteome in gammaherpesvirus-associated malignancies [J]. Blood, 2013,122(16):2837 – 2847.

[15] Valera A, Balague O, Colomo L, et al. IG/MYC rearrangements are the main cytogenetic alteration in plasmablastic lymphomas [J]. Am J Surg Pathol, 2010, 34 (11):1686 – 1694.

[16] Goedert JJ, Bower M. Impact of highly effective antiretroviral therapy on the risk for Hodgkin lymphoma among people with human immune deficiency virus infection [J]. Curt Opin Onco, 2012,24(5):531 – 536.

[17] Brunnberg U, Hentrich M, Hoffmann C, et al. HIV – associated malignant lymphoma [J]. Oncol Res Treat, 2017,40(3):82 – 87.

[18] 刘懿萱,郭林,卢仁泉. 获得性免疫缺陷综合征相关淋巴瘤诊疗的研究进展[J]. 检验医学,2020,35(2):173 – 177.

第三节　HIV 相关宫颈癌

　　HIV 感染者人乳头瘤病毒(HPV)在生殖道内感染率和宫颈病变发病率升高,宫颈癌的发生风险也随之升高。宫颈癌是最常见的女性生殖系统恶性肿瘤,其发病率、死亡率居高不下,并出现了年轻化倾向,全球范围内约 5% 的宫颈癌新发病例可归因于 HIV 感染。全球 HIV 感染者中 51% 为女性,宫颈癌是 HIV 感染女性(women living with HIV, WLWH)中最常见的癌症,被归类为 HIV 相关疾病。相比于 HIV 阴性女性,WLWH 合并宫颈癌患者发病年龄通常提前 10 岁左右,就诊时分期更晚。

一、流行病学与发病机制

　　宫颈癌主要分为两种组织学类型:鳞状细胞癌(squamous cell carcinoma, SCC)和腺癌(adenocarcinoma, AC)。SCC 是最常见的宫颈癌,占所有病例的 70% 以上。宫颈癌的发生可归因于各种危险因素,包括持续性 HPV 感染、多个性伴侣、吸烟、无保护的性行为、长期使用口服避孕药、社会经济地位、宫颈癌家族史、营养状况不良和 HIV 感染等。仅 2020 年全球就有 60 万宫颈癌新发病例和 34.2 万死亡病例,位居女性癌症发病和死亡的第四位,约 6%

的宫颈癌患者感染了 HIV。研究统计，WLWH 罹患宫颈癌的风险比未感染 HIV 的女性高 4～6 倍，病死率高出约 2 倍。

目前对于 WLWH 发生宫颈癌的具体机制暂不明确。许多 HIV 相关癌症是由病毒引起的，例如卡波西肉瘤相关疱疹病毒、爱泼斯坦-巴尔病毒、HPV、HBV、HCV 等。HPV 病毒是引起宫颈上皮内病变（squamous intraepithelial lesion，SIL）和宫颈癌发生发展的高危因素。HPV 是一种小 DNA 病毒，呈双链闭环结构，其基因片段分为上游非编码区、早期编码区和晚期编码区。早期编码区包括 E1～E7，编码产物主要调节病毒 DNA 复制、病毒 RNA 转录、细胞骨架重组和细胞转化。E6、E7 蛋白都在宫颈细胞恶性转化的过程中扮演重要角色，E6 主要通过诱导抑癌基因 *p53* 蛋白降解失活，从而激活端粒酶、抑制细胞凋亡，使正常的宫颈细胞永生化，同时使感染的 HPV 逃逸机体免疫。而 E7 可抑制 *Rb* 基因的抑癌功能，主要通过诱导 pRb - E2F 复合物解离，随后游离的 E2F 经过反馈环的增量调节引起 *p16INK4A* 基因的过度表达，引起宫颈细胞过度增殖。E2 蛋白作为主要的调节蛋白，能对 E6、E7 蛋白起抑制作用。大多数宫颈癌患者的 HPV 基因整合进宿主染色体 DNA，导致病毒 *E2* 基因的破坏。目前已经得到鉴定的 HPV DNA 有百余种，其中低危基因型（包括 HPV6、HPV11、HPV30 等）可引起扁平湿疣、尖锐湿疣等良性病变，高危基因型（HPV16、HPV18、HPV31、HPV58 等）导致恶性病变。流行病学显示，约 99％ 的 SIL 和宫颈癌是由高危型 HPV 持续感染所致，其中 2/3 的患者与 HPV16、HPV18 基因型的持续感染相关。另外，有研究还发现，在宫颈癌发病过程中，HPV 可以使包括 *P53* 和 *Rb* 在内的抑癌功能发生失活和异常、基因突变和染色体变异等分子遗传学改变，继而通过一系列分子事件导致宫颈癌的发生。*C-erbB - 2* 基因是一种细胞来源的原癌基因，与宫颈癌病理学分级密切相关。目前普遍认为 C-erbB - 2 蛋白表达还与肿瘤浸润程度、肿瘤复发相关，可作为判断宫颈癌预后的一个独立指标。此外，c-Myc 基因具有使细胞无限增殖的功能，而且 c-Myc 过表达与高危型 HPV 感染有关；研究显示 SIL 和浸润性宫颈癌中均有 c-Myc 基因的扩增，提示其在宫颈癌早期癌变过程中有重要作用。早期宫颈癌中发现 c-Myc 转录体水平升高强烈提示患者预后差，而在晚期肿瘤中无此意义。

流行病学表明，与 HIV 阴性女性相比，WLWH 中 HPV 感染率和持续感染风险更高。我国 WLWH 的 HPV 感染率比 HIV 阴性女性高 2.1～2.8 倍，HPV 持续感染率为 HIV 阴性女性的 3.4 倍；其他国家或地区的流行病学调查有着相似的结果：在东非，没有宫颈病变的 WLWH 中宫颈 HPV 感染率为 64％，远远高于 HIV 阴性女性 36％ 的 HPV 感染率。值得关注的是，不同地域 HIV 感染者易感 HPV 的基因型有所差异，如我国宫颈癌合并 WLWH 中感染 HPV 的基因型以高危 16 型为主，在东非合并宫颈癌的 WLWH 中 HPV 感染以高危 16、18 和 45 型同时感染为主，而在欧洲，罗马尼亚地区的 WLWH 则以合并 HPV 高危 31 型感染为主。反之亦然，HPV 感染的发生亦会增加艾滋病患者再次感染 HIV 的风险，原因有以下几方面。首先，生殖道内的抗原呈递细胞能内化 HIV 颗粒以阻止进一步感染；而受 HPV 感染后，生殖道内的抗原呈递细胞形态学和密度发生变化，抵御感染能力下降。其次，HPV - 16 的 E6 和 E7 蛋白能下调 cadherin 蛋白，导致生殖道黏膜对 HIV 的通透性增加。然后，宿主对 HPV 的免疫反应由 T 细胞介导，HPV 感染的宫颈组织中 T 细胞数目增多，从而增加了 HIV 与 T 细胞的接触机会，大大增加感染概率。最后，从流行病学方面来说，HPV

和 HIV 均可通过性传播，在有多次性接触的人群中感染这两种病毒的风险同时增加。HIV 和 HPV 感染之间的密切关系已获得国际上认可。

宫颈癌的发生发展有四个关键阶段：HPV 感染、HPV 持续感染、进展为宫颈癌前病变、最终发展为宫颈癌。宫颈在持续 HPV 感染后首先最易在转化区内发生子宫上皮内瘤变（cervical intraepithelial neoplasia, CIN），CIN 1 级时病变细胞仅占据上皮下 1/3，随着病程的不断发展，病变细胞占据上皮下 2/3 的 CIN 2 级，到了 CIN 3 级，病变细胞占据全部上皮层，最终病变细胞突破基底层，导致子宫颈浸润癌的发生。除了年龄、产次、吸烟状况和避孕药使用等因素外，合并 HIV 感染虽然与宫颈癌的发生无直接因果关系，但对 HPV 感染自然史中的关键步骤具有深远影响。

正常情况下，女性感染 HPV 后，在机体免疫的作用下几个月内便能自动清除病毒，只有 HPV 持续性感染的患者才更易罹患宫颈癌。而 HIV 感染会引起免疫抑制，即使是 HIV 阴性的低水平 HPV 携带者也会因免疫抑制为其提供的良好生长环境而大量复制，使 HPV 复制能力更强，最终呈阳性。同样地，HIV 感染后发生肿瘤的机会增加，一度被认为是 HIV 导致 $CD4^+$ 细胞减少或逐渐耗尽导致肿瘤的发生。有研究表明，机体 $CD4^+$ T 细胞数 < 500 cells/μL 时即会使 HPV 感染风险增加，而当 $CD4^+$ T 细胞数 < 200 cells/μL 时，其风险会成倍增加。具有较高 $CD4^+$ T 细胞计数的 WLWH 感染高危 HPV 的风险降低 36%～70%，患 2 级或以上的宫颈上皮内瘤变的风险降低 36%～80%。

HIV 诱导的免疫抑制通过允许宿主持续性 HPV 感染，最终增加了 HPV 相关肿瘤的风险。两个 HPV 编码基因与这一致癌过程密切相关：来自高危 HPV 毒株的 E6 与人类 E6 相关蛋白（E6 associated protein, E6AP）相互作用，形成 E3 泛素复合物，靶向特定蛋白质如 $p53$ 进行蛋白酶体降解。高风险 E7 还调节泛素连接酶活性，导致肿瘤抑制因子 pRb 降解。除了 E6AP，E6 还与其他几种调节蛋白相互作用并调节其功能，从而抑制细胞凋亡、破坏细胞黏附和上皮分化，激活端粒酶逆转录酶（telomerase reverse transcriptase, TERT），并通过调节干扰素反应降低免疫识别。

目前已有几种假说来解释 WLWH 中 HPV 相关癌症风险的增加原因。①在 HIV 感染的情况下，持续的 HPV 感染以及宫颈 HSIL 也高度依赖于宿主的免疫状态，并且与 $CD4^+$ T 细胞计数的减少和 HIV 载量的增加有关，$CD4^+$ T 细胞耗竭也降低了宿主对高危型 HPV 感染的控制。②HIV 编码的蛋白质 tat 和 gp120 会破坏黏膜上皮的完整性，并可能促进 HPV 的渗透。③HPV/HIV 合并感染患者中 $CD8^+$ T 细胞释放穿孔素颗粒的定量缺陷导致宫颈细胞脱颗粒能力下降，促进癌变过程。④编码 E6 和 E7 靶向蛋白或与 IL-2 和 IL-7 信号传导相关蛋白的基因多态性可调节细胞因子影响 HPV 清除率。

既然 HPV 感染与 HIV 携带者免疫功能密切相关，那么抗逆转录病毒疗法（anti-retroviral therapy, ART）可以降低 WLWH 人群中宫颈癌的发生吗？答案是：迄今为止，HAART 对高危 HPV 感染自然史和宫颈病变进展的具体影响尚未确定。自 1996 年以来引入的抗逆转录病毒疗法显著降低了 HIV/AIDS 相关的死亡率，在 2011～2015 年，HIV 感染人群总死亡率下降了 52%。但可归因于癌症的死亡率仅下降了 35%，HIV 感染者的预期寿命几乎提高到与未感染 HIV 者相同的水平。研究者认为 HPV 感染风险与 $CD4^+$ T 细胞计数呈负相关，$CD4^+$ T 细胞计数每增加 100 cells/μL，HPV 的感染风险下降 18%。HAART

和免疫重建也被证实有助于 HPV 病毒的清除。然而,虽然 HAART 增加了 CD4$^+$T 细胞计数并改善了 HIV 阳性患者的整体健康和预期寿命,但在 CD4$^+$T 细胞计数较低时开始 HAART 的人群中,T 细胞的慢性免疫激活和导致免疫缺陷的持续性全身炎症仍然存在,这也可能导致 HR‐HPV 在宫颈中持续存在。与未接受 HAART 的女性相比,接受 HAART 的女性宫颈上皮内病变的发生率和复发率均降低,与 HAART 增加 CD4$^+$T 细胞计数的作用无关,HAART 可能对艾滋病相关肿瘤具有直接保护作用。然而多项研究发现即使接受了 HAART,HIV 感染女性依旧是宫颈 HSIL 和鳞状细胞癌的高危人群。也有观点认为, HAART 可以降低宫颈高级别上皮内病变的发生,但侵袭性宫颈癌的发病率似乎在 HAART 出现后并未减少。更有甚者,有研究报道接受高活性的 HAART 后,浸润性宫颈癌的发生率反而增加。解释这种矛盾的原因可能一方面是 HIV 感染的女性人群寿命变得更长,而宫颈癌前病变转化为宫颈癌间隔时间较长,仅 HAART 并不能阻止老年人群癌症的发生。另一方面,HAART 后循环 CD4$^+$T 细胞计数增加,但黏膜 CD4$^+$T 细胞在 HIV 感染早期即被破坏,其功能并不会通过 HAART 显著恢复,T 细胞功能持续异常,即使接受 HAART 后仍难以建立完整的免疫黏膜屏障,导致 HPV 清除障碍和炎症持续存在。

从另一角度看,尽管 HPV 感染的终身风险超过 75%,但只有部分感染 HPV 的女性发展为癌症,这表明单独存在 HPV 感染可能并不足以引起宫颈上皮细胞的恶性转化,多种其他因子功能和表达水平的改变也参与了宫颈癌的病理过程。比如从 HIV 感染的 T 细胞中分离出的外泌体内包含的 miR‐155‐5p 可通过靶向 ARID2/ERCC5/NF‐κB 通路促进宫颈癌细胞的增殖、迁移和侵袭能力。此外,生殖道微生态群落菌群变化失衡可能是 HIV 感染者宫颈病变发生、发展的协同因子,HIV 感染将破坏生殖道和宫颈微生物稳态,能增加细菌丰富度并降低 β 多样性,引起宫颈上皮微环境变化,在高危 HPV 感染导致宫颈癌的发病过程中有协同作用。也有观点认为 HIV 直接促癌作用、炎症激活以及长期的 HAART 毒性均可能导致肿瘤发生,HIV 感染者营养不良、卫生条件差也可影响疾病的发生。正所谓"单丝不成线,独木不成林",仅局限于免疫抑制或 HPV 感染无法完全解释 HIV 感染者易发生宫颈癌的原因,在未来的研究中,需要积极探寻其他可能的协同致病机制。

二、临床特征与诊断

1. HIV 相关宫颈癌临床特点　WLWH 合并宫颈癌通常有以下临床特征:确诊时多为晚期、转移部位非常规、对治疗的反应差、复发率更高、生存率较低。我国宫颈癌患者中位发病年龄是 51 岁,以 40～50 岁为最多,60～70 岁又有一高峰出现。而在 WLWH 人群中,宫颈癌多发年龄则提前到 35～44 岁,中位发病年龄为 40 岁,近 1/3 的患者<35 岁。WLWH 发生宫颈癌前病变的平均年龄为 35.9 岁,而 HIV 阴性女性的平均年龄为 40.1 岁;发生宫颈癌的平均年龄为 41.7 岁,亦显著早于 HIV 阴性宫颈癌患者 49.3 岁的平均年龄。然而,也有新的研究发现了与普遍共识不一致的结论:与感染 HIV 的中老年女性(30～49 岁)相比,年轻女性(≤29 岁)最有可能在宫颈癌筛查中发现阳性结果。

研究发现 WLWH 合并宫颈癌患者临床表现常常缺乏特异性,患者多因宫颈癌相关症状如阴道流血、流液、分泌物异味等主诉就诊,而非 HIV 感染所致的免疫抑制相关症状,大多数患者就诊时已是局部晚期。通常 WLWH 合并宫颈癌前病变和宫颈癌早期可以没有任何症状,随着病变严重程度的增加,会出现白带呈血型、不规则阴道出血、接触性出血或绝经后阴道出血。体检和实验室检查可发现部分 WLWH 患者血红蛋白水平、肌酐清除率和体重指数均低于非 HIV 感染者。晚期宫颈癌患者可因癌灶破裂出现大量活动性阴道流血,合并有水样或米汤样白带。另外可能出现由于肿瘤侵犯其他器官所导致的相应症状,如侵犯膀胱可出现血尿,侵犯直肠可出现血便或直肠瘘,侵犯宫旁压迫输尿管导致肾盂积水可能出现腰疼,出现肺转移可能导致咳嗽、咯血等相关症状,也可有肾功能衰竭及恶病质情况;如肿瘤合并感染可出现感染性发热。

2. HIV 相关宫颈癌的诊断　与 HIV 阴性女性相似,在 WLWH 人群中宫颈癌的筛查和检测手段主要包括生殖道脱落细胞学涂片及 HPV 检测、阴道镜检查及病理诊断、妇科检查、影像学检查和各类肿瘤标志物检查。宫颈癌治疗前的分期非常重要,如宫颈活检发现镜下浸润,必要时实行子宫颈锥切及子宫颈管搔刮术以明确组织病理学诊断及病变范围。妇科检查仍然是判定临床分期的重要依据。ⅡB 期以上或有相关的临床症状时,应根据情况行肾图、膀胱镜或肠镜检查。肿瘤标志物检查可以帮助判断临床分期。使用胸部 CT、盆腔及上下腹 MRI 平扫＋增强或 CT 等影像学检查可帮助了解宫颈癌宫旁浸润,无条件者可行胸部 CT 和上下腹超声检查,IB1 期以上有条件者建议行 PET - CT 检查。

此外,还应评估 HPV 致瘤过程中的场效应(field effect),对于确诊了宫颈癌前病变或宫颈癌的 WLWH 人群,应关注其有无外阴或肛门病变。笔者在临床中发现合并 HPV 多种基因型混合感染的 WLWH 人群更易发生外阴及肛门病变,且病程长、再发率高、治疗效果多差强人意。对此类患者应引起重视,做到早发现、早治疗。

(1)宫颈/阴道细胞学涂片检查和 HPV 检测:宫颈/阴道细胞学检查涂片以及 HPV 病毒基因检测,是发现癌前病变和早期宫颈癌的初筛方法,尤其适合于对临床症状并不突出的早期病变的检测。取材时宜选择在宫颈上皮新旧鳞-柱上皮边界之间的中间部位,如移行带处。目前临床上主要采用的手段是宫颈液基薄层细胞学检查(thin-prep cytology test,TCT)。HPV 检测可作为 TCT 的有效补充,二者联合检测有利于提高宫颈病变筛查效率。对于 HPV16 或 HPV18 型阳性的患者应直接转诊阴道镜进行宫颈组织学活检;对于高危型 HPV 检测阳性、TCT 结果异常的患者一般均行阴道镜检查。目前在 WLWH 的临床决策中,可考虑增加 HPV E6/E7 的 mRNA 检测方法,将结果为阳性且 mRNA 拷贝数高的女性感染者转诊接受阴道镜检查并加强随访,而对于检测结果为阴性的妇女可进行综合考虑调整宫颈活检和随访频率。

(2)阴道镜检查及病理诊断:阴道镜检查对发现宫颈癌前病变、宫颈原位癌和早期宫颈癌确定病变部位有重要作用,也可应用于外阴和肛门病变的检测,可提高活检的阳性率。在阴道镜直视下的宫颈活检病理检查是宫颈癌最终确诊的金标准。对于少见或疑难病理类型应行免疫组化检查协助诊断。HIV 感染女性更易发生宫颈癌前病变,尤其是 CD4$^+$T 计数低于 350 cells/μL 的患者,行阴道镜下活检的指征应适当放宽。宫颈癌的发生是一个复杂多步骤渐进的过程。

1)宫颈癌前病变状态:此时子宫颈上皮细胞呈现程度不等的异型特征,表现为细胞大小形态不一,细胞核、核浆比例增大、核分裂象增多、细胞极性紊乱,病变由基底层逐渐向表层发展。依其病变程度不同分为三级——CIN 1 级:上皮细胞排列稍紊乱,细胞呈现轻度异型性,异型上皮占据上皮层的下 1/3;CIN 2 级:上皮细胞排列紊乱,细胞异型性明显,异型上皮占据上皮层的下 2/3;CIN 3 级:几乎全部上皮极性紊乱或极性消失,细胞显著异型性,包括宫颈原位癌。异型细胞还可沿着宫颈腺腔开口进入移行带区的宫颈腺体,致使腺体原有的柱状细胞为多层异型鳞状细胞所替代,但腺体基底膜仍保持完整,这种情况称为宫颈原位癌累及腺体。

2)早期浸润癌:这是在原位癌基础上,在镜下偶然可发现有癌细胞小团已穿破基底膜,似泪滴状侵入基底膜附近的间质中,浸润的深度不超过 5 mm,宽不超过 7 mm,也无癌灶互相融合现象,也无侵犯间质内脉管迹象时,临床上无特征。

3)鳞状上皮浸润癌:癌细胞穿透上皮基底膜,侵犯的间质深度大于 5 mm,在间质内可出现条索状、树枝状、团块状或弥漫状癌巢。

4)腺癌:即有腺体分化的癌,来源于被覆宫颈管表面和颈管内腺体的柱状上皮。镜下可见腺体结构,腺上皮细胞增生呈多层,异型性增生明显,见核分裂象,癌细胞呈乳突状突入腺腔。可分为高、中、低分化腺癌。除一般特指腺癌外,还有部分亚型,如黏液腺癌(宫颈管型、肠型、印戒细胞型、微小偏离型、绒毛管状)、子宫内膜样腺癌、透明细胞腺癌、浆液性腺癌、中肾管型腺癌等。

5)腺鳞癌:是由储备细胞同时向腺细胞和鳞状细胞分化发展而形成。癌组织中含有腺癌和鳞癌两种成分。腺、鳞癌恶性程度高,转移早、预后差。免疫组化可进一步检查病变的程度,宫颈鳞状细胞癌表达角蛋白(100%)、CEA(90%)、P63(基底细胞和不成熟鳞状细胞表达);还可表达组织蛋白酶 B、β-人绒毛膜促性腺激素(β-human chorionic gonadotropin, β-HCG),尤其 P16 的强阳性与宫颈 HPV 感染存在相关性。可用免疫组化显示宫颈鳞癌上皮表达 P40、P63、CK5/6;腺癌细胞表达 CK7、Napsin A 的情况。此外,鳞癌和腺癌不同程度的表达 HPV16、HPV18、P16、P53、C-erbB-2、Bcl-2、c-Myc、Ki67 等与病毒、遗传易感、增殖指数及预后相关的基因蛋白。图 2-3-1 为 HIV 相关宫颈癌(鳞状细胞癌),图 2-3-1A 为 HE 染色(HE200),P16 弥漫强阳性细胞核表达(图 2-3-1B),Ki67 细胞核阳性表达(图 2-3-1C),P63 核强阳性表达(IHC200)(图 2-3-1D)。

(3)妇科检查:主要通过视诊与触诊评估宫颈肿瘤位置、形状、体积、质地、浸润范围及其与周围组织的关系。通过双合诊或三合诊可更好地掌握肿瘤与盆壁的关系,阴道旁、宫颈旁及宫旁有无浸润,子宫骶骨韧带、子宫直肠陷凹、直肠及周围情况等,但单纯妇科触诊检查在评估淋巴结转移的准确性受到限制。临床检查宫颈癌可表现为红色、质脆、外生性或溃疡性病变。外生型宫颈癌可见息肉状、菜花状赘生物,晚期病变的三合诊可触及宫旁质硬结节。

(4)影像学检查:影像学检查的目的是了解肿瘤转移、侵犯的程度和范围,准确判断宫颈癌宫旁浸润(parametrial invasion, PMI)是宫颈癌临床分期的重点和难点。在国际妇产科联盟(International Federation of Gynecology and Obstetrics, FIGO)分期中就是根据是否存在 PMI 来区分宫颈癌ⅡA 和ⅡB 期。用于检测宫颈癌的常见影像检查方法包括:盆腔 MRI、腹盆腔超声和腹盆腔 CT 等。盆腔 MRI 是宫颈癌最合适的影像学检查方法,有助于宫颈病灶大小、位置的判断,尤其对活检为 HSIL 的患者可明确其病变侵犯范围,是提供治疗前分期的重要依据。与 HIV 感染患者合并脑实质变、淋巴瘤或肺部病变需要与弓形虫、结核杆菌感染

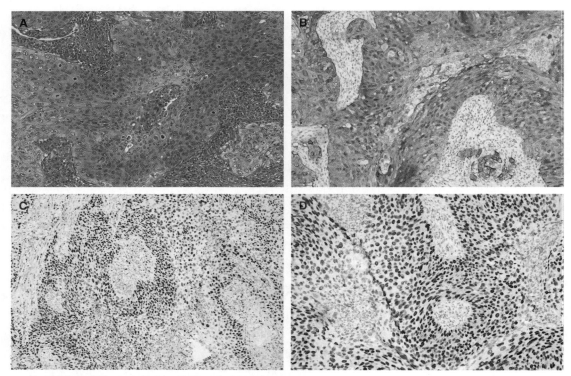

A. HE 染色（HE×200）；B. P16；C. Ki67；D. P63（IHC×200）

图 2-3-1　HIV 相关宫颈癌（鳞状细胞癌）

等仔细鉴别诊断不同，WLWH 合并浸润性宫颈癌与 HIV 阴性浸润性宫颈癌患者的影像学表现并无明显区别。图 2-3-2 为较典型的浸润性宫颈癌的 MRI 图像。腹盆腔超声主要用于宫颈局部病变的观察，同时可以分辨盆腔及腹膜后区淋巴结转移情况。腹盆腔 CT 检查的优势主要在于显示宫颈中、晚期病变，评价病灶与周围组织的关系以及淋巴结转移情况，且

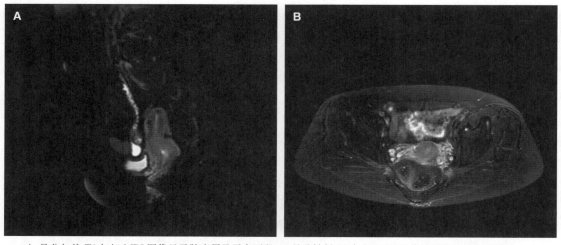

A. 骨盆矢状 T2 加权 MRI 图像显示肿瘤累及子宫下段；B. 骨盆轴斜 T2 加权 MRI 图像显示浸润性宫颈肿块

图 2-3-2　艾滋病合并浸润性宫颈癌 MRI 图像

对于 MRI 有禁忌证的患者可选择 CT 检查。PET-CT 借助于 18 F-FDG(一种葡萄糖类似物)在肿瘤组织中的特异性高摄取来判断组织代谢活性,而这种活性往往与肿瘤增殖率及恶性程度相关,同时借助 CT 呈现来提供局部解剖细节,是一种集合了解剖成像和功能成像的新型检查手段,有助于评估淋巴结受累和远处转移。

(5)肿瘤标志物检查:肿瘤标志物异常升高可协助宫颈癌的诊断和疗效评价、病情监测,以及治疗后的随访监测。鳞癌相关抗原是宫颈鳞状细胞癌的重要血清分子标志物,血清 SCC 水平>1.5 ng/mL 即为异常。宫颈腺癌可伴有糖类抗原 CA125 或 CA19-9、CEA 的升高。

三、治疗

目前国内 HIV 阳性宫颈癌患者的就诊数目不多,但治疗难度大,涉及抗肿瘤和病毒控制联合治疗。目前尚缺乏严格的证据表明对 HIV 相关宫颈癌前病变或宫颈癌患者应使用哪些治疗方法。我国《艾滋病诊疗指南(2021 版)》和美国国家癌症综合网络(National Comprehensive Cancer Network, NCCN)编写的《HIV 相关恶性肿瘤临床指南(2022 年)》均认为肿瘤的诊治不应因感染 HIV 而影响治疗决策。

对艾滋病合并恶性肿瘤总体诊疗原则如下。①加强 HIV 筛查:应对所有诊断为恶性肿瘤的患者进行 HIV 检查以评估是否存在 HIV 感染以及 HIV 的感染状态。HIV 感染状态的评估能有助于改善 HIV 感染合并恶性肿瘤患者的预后。②治疗应由多学科团队协作进行,应由肿瘤治疗团队、感染团队和 HIV 专业临床药师共同评估肿瘤分期及定制治疗方案。所有艾滋病合并肿瘤的患者均建议尽早启动 HAART,应尽量选用对骨髓移植作用和药物间相互作用小的 HAART 方案,并应特别注意抗病毒药物和抗肿瘤药物之间的相互作用。已接受抗 HIV 治疗的恶性肿瘤患者在肿瘤治疗期间应避免中断 HIV 抗病毒治疗,可以提高患者对癌症治疗的耐受性并提高生存率。评估肿瘤分期时应注意 HIV 感染患者常见的淋巴结病变在 PET-CT 上可显示为与肿瘤类似的高代谢病灶,可能会被误诊为肿瘤转移或复发灶,在必要时应对可疑的淋巴结进行活检。③根据肿瘤治疗的进程来调整 HIV 检测频次。如果患者进行化疗后导致骨髓抑制、淋巴细胞减少,则需增加实验室检查频次,此时 HIV 载量检测比 CD4$^+$T 细胞计数更能精确反映 HIV 感染状态。④机会性感染的预防:HIV 感染患者机会性感染的发生率在 HAART 时代有所减少,主要是因为随着有效的 HAART 和免疫重建,CD4$^+$T 细胞计数增加,降低了感染风险。尽管如此,机会性感染仍是 WLWH 发病和死亡的主要原因。癌症患者本身有细菌、真菌和病毒感染升高的风险,并可能因癌症治疗出现免疫抑制。特别是化疗后骨髓抑制,中性粒细胞减少从而发生感染。感染的频率和严重程度与中性粒细胞计数成反比,在中性粒细胞计数低于 100 cells/mm^3 时发生严重感染的风险最大(10%~20%)。此外,癌前病变和宫颈癌的治疗方式还取决于病变的阶段和可用资源——发展中国家 WLWH 的相关不良治疗结果可能是由于缺乏最佳治疗方案。

1. 宫颈癌前病变　及早诊断和治疗宫颈癌前病变可降低 WLWH 宫颈癌的发病率,其治疗方案主要基于癌前病变的程度而异,治疗选择包括冷冻疗法、宫颈环形电切术(loop

electrosurgical excision procedure，LEEP)和冷刀锥切术等。大多数指南对于宫颈 CIN1 级人群建议首选随诊观察；对 CIN2 级/p16 阳性者参照 HSIL 管理；对 CIN2 级/p16 阴性者原则上可随访观察，必要时行诊断性锥切术；对阴道镜检查满意的 CIN2 级或 CIN3 级，大多数指南推荐消融治疗、冷冻治疗或热凝治疗，不满意者建议进行切除治疗；对原位腺癌（adenocarcinoma in situ，AIS)，无论阴道镜检查是否满意都推荐切除治疗。

多项研究已证明，无论是否合并 HIV 感染，宫颈癌前病变患者接受 LEEP 术后的并发症发生率无显著差异。在 HIV 感染合并宫颈高级别上皮内病变的患者人群中，平均 CD4$^+$ T 细胞计数低于 $350\,cells/mm^3$ 的患者更易出现阴道出血、疼痛或发热等并发症。同时值得注意的是，在 WLWH 人群中宫颈扩张发生率高于 HIV 阴性女性，因而行 LEEP 效果相较 HIV 阴性者更差、更易复发。此外，研究显示冷冻疗法可显著减少艾滋病合并 LSIL 患者向 HSIL 进展。那么冷冻疗法和 LEEP 对 HIV 阳性合并 HSIL 的患者疗效是否有所差别呢？南非的一项随机试验显示在治疗第 6 个月时，使用冷冻疗法的 WLWH 发生 HSIL 的概率高于 LEEP，然而经过 12 个月的治疗后，两者之间的差异没有显著性。提示冷冻疗法和 LEEP 均能有效降低 HSIL 发病率，具体如何选择应取决于各地可用的医疗资源。

2. 宫颈癌 HIV 相关宫颈癌的治疗方式有手术治疗、同步放化疗和免疫治疗。

手术包括子宫切除与淋巴结切除两部分，主要应用于早期宫颈癌，即 ⅠA～ⅡA 期。有研究指出 HIV 感染与接受手术治疗的早期癌症结局无关，不应将 HIV 感染状态作为癌症患者手术干预决策的标准。规范治疗的 WLWH 宫颈癌患者的肿瘤学预后与非 HIV 感染者无显著差异。患者的总体健康状况（如器官功能障碍、营养状况等）较 HIV 载量和 CD4$^+$ T 细胞计数对围手术期并发症和病死率的影响更大。

放化疗已成为局部晚期宫颈癌（ⅢA～ⅣA 期)的标准治疗措施，其治疗原则为放疗联合以顺铂为基础的同步化疗。然而，考虑到多种因素的相互作用，包括免疫功能低下状态、治疗的毒性、药物间相互作用、营养状况及社会因素等，WLWH 晚期宫颈癌治疗面临着重重挑战。尽管美国 NCCN 指南认为 HIV 携带者可接受 HIV 专家制定的 HAART 联合治疗，同时接受根治性同步放化疗，但与未感染 HIV 的患者相比，WLWH 晚期宫颈癌患者的治疗效果和结局存在异质性。部分研究认为 HIV 感染患者对标准放化疗的耐受性较差，严重不良反应发生率高，WLWH 虽能完成合适的放疗剂量，但同步化疗完成度明显低于 HIV 阴性患者，3、4 级不良反应的发生率显著高于 HIV 阴性患者，并发症多集中在皮肤、胃肠道和泌尿生殖道，同时 HIV 感染也是放射治疗中断的独立风险因素。与 HIV 阴性患者相比，患有宫颈癌的 WLWH 更容易出现血液学毒性，不太可能完成整个化疗过程。究其原因可能是 WLWH 营养状态差，骨髓储备功能低、同步化疗潜在毒性反应大，一旦 CD4$^+$ T 细胞计数 $<200\,cells/\mu L$，化疗即被终止；再者抗病毒与肿瘤治疗联合用药可能增加了治疗的毒性。

也有报道表明 WLWH 宫颈癌患者可以耐受标准的同步放化疗，且 HIV 感染并不影响宫颈癌的近期疗效。博茨瓦纳的一项研究报道与 HIV 阴性女性相比，接受放化疗的 HIV 感染患者的急性不良反应没有差异。其他非洲研究也表明，放化疗对患有宫颈癌的 WLWH 是安全的。然而 HIV 感染对宫颈癌的远期生存目前还存在争议。来自博茨瓦纳的一项早期前瞻性研究和另一项巴西回顾性研究比较了 HIV 阳性和 HIV 阴性患者的宫颈癌治疗结果，显示 HIV 感染者在获得完全或近乎完全的肿瘤缓解后,其复发率和死亡率仍增加,HIV 感染明显降低了宫颈癌的存活率,无法判断究竟是 HIV 促使宫颈癌细胞更富有侵袭力、还是肿瘤治疗削弱了对 HIV 的控制。但亦有研究发现 HIV 感染状态并不影响患者生存率,作者分析该研究入组患者多通过筛查发现,因而肿瘤分期较早,且具有更高的 $CD4^+$ T 细胞计数。疗效和结局迥异的原因可能包括较高的 CD4 中位计数和较长的 HAART 中位持续时间,建议多学科团队根据各个患者的免疫状态,联合制定个体化的放化疗方案,以最大限度地提高生存率和改善患者预后。

免疫检查点疗法为肿瘤治疗带来革命性的突破,目前肿瘤免疫治疗已在肺癌、肝癌、黑色素瘤、宫颈癌等多系统肿瘤应用,但 HIV 感染相关性肿瘤能否在免疫治疗中额外获益尚不明确。目前临床常用的免疫治疗为程序性死亡受体- 1(programmed cell death protein 1,PD - 1)抗体,PD - 1 抑制剂帕博利珠单抗(pembrolizumab)被美国 NCCN 指南建议用于 PD - 1 阳性、错配修复缺陷或高度微卫星不稳定的复发、转移性宫颈癌的二线治疗。PD - 1 在外周血 $CD4^+$ 和 $CD8^+$ T 细胞中均有表达,PD - 1 在 T 细胞中持续表达会导致 T 细胞耗竭,耗竭的 T 细胞表现出效应下降,既无法分泌细胞溶解因子,如穿孔素,也无法正常分泌促炎细胞因子,如白介素- 2、干扰素 γ 和肿瘤坏死因子等。在 HIV 感染合并宫颈癌患者中存在 PD - 1 过表达和拷贝数变异,导致肿瘤特异性 T 细胞失活和凋亡,促进免疫逃逸和肿瘤进展。Cancer Discovery 杂志评论认为免疫检查点抑制剂的临床试验不应排除 HIV 阳性肿瘤患者。根据现有的研究推测,PD - 1 抑制剂应用后可恢复 T 细胞介导的免疫反应,增强抗肿瘤免疫,T 细胞功能部分恢复,其能否同时恢复 HIV 感染导致的 T 细胞功能障碍,是未来研究的方向。此外,过继性细胞免疫治疗、细胞因子治疗等免疫疗法治疗也都处于不同阶段的临床试验中。由此可见,免疫治疗在 HIV 阳性肿瘤患者有较好的应用前景,针对 WLWH 宫颈癌患者的安全性和有效性仍需进一步探索。

特别注意,有少部分 WLWH 在妊娠时发现罹患宫颈癌,多为 I 期患者。究竟是立即接受治疗,还是待胎儿发育成熟后再行治疗,是患者和医生必须做出的困难选择。选择延迟治疗的妊娠患者只能选择行剖宫产,并在剖宫产同时行根治性子宫切除术。同时,根治性子宫颈切除术已在部分早期宫颈癌患者中成功实施。对那些选择行放疗的患者,则需要对传统的辅助治疗方案做出个体化调整。

3. 临床病例分享

(1) 现病史:患者女性,33 岁,因"同房出血 1 年,阴道异常流液 2 个月"于 2022 年 2 月 22 日入院。患者平素月经欠规则,5 d/30 d~4 个月,经量较少,无痛经。患者 1 年前出现同房少量出血,2 个月前无明显诱因出现阴道异常排液,黄水样,量逐渐增多,伴有臭味,未行诊治。因阴道流液症状越来越重,来院就诊。门诊妇检提示宫颈肿块,呈菜花状,宫颈病变不排除。

(2) 既往史

疾病史:既往无高血压、心脏病、糖尿病等疾病史。

传染病史:患者 3 年前确诊 HIV 感染,目前口服 HAART 抗病毒药物治疗。

手术史:2009 年剖宫产 1 次。

月经婚育史:已婚,结婚年龄 22 岁,配偶有 HIV 感染,育有 1 子,1 - 0 - 2 - 1,2009 年因头盆不称行剖宫产术;2010 年及 2018 年行人流术共 2 次。

（3）体格检查:全身体格检查未见明显异常,全身浅表淋巴结未触及肿大。妇科检查:外阴未见异常,阴道内见大量液体,阴道壁光滑;宫颈失去正常形态,表面可见一外生型菜花状肿块,大小为 4 cm×5 cm,质软,触之易出血,子宫前位,正常大小,双侧宫旁无增厚,附件区未触及明显包块。阴道镜检查见图 2-3-3。

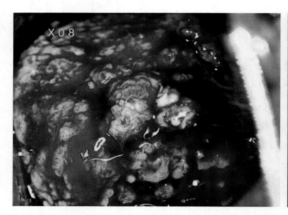
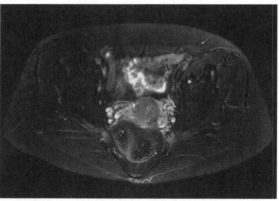

图 2-3-3　阴道镜检查示宫颈失去正常形态,表面　图 2-3-4　盆腔 MRI 显示宫颈 T2W1 信号增高,提示
可见菜花样肿物　　　　　　　　　　　　　　　　宫颈恶性病变

（4）辅助检查

入院后完善相关检查:血常规、尿常规、大便常规、凝血功能、肝肾功能均无明显异常。HPV-DNA 阴性。肿瘤标志物:神经元特异烯醇化酶(Neuron-specific enolase, NSE)5.12 ng/mL,鳞状上皮细胞癌抗原(SCC)1.08 ng/mL,糖类抗原-125(CA-125)8.98 U/mL,糖类抗原-153(CA-153)5.16 U/mL,糖类抗原-199(CA-199)6.19 U/mL,甲胎蛋白(AFP)2.66 ng/mL,癌胚抗原(CEA)1.21 ng/mL。$CD3^+$ T 细胞:1 520 cells/μL,$CD4^+$ T 细胞:457 cells/μL,$CD8^+$ T 细胞:1 256 cells/μL,$CD4^+$/$CD8^+$:0.364。

盆腔 MRI 示:子宫颈部见不规则软组织信号影,呈分叶状,直径约 2.0 * 2.1 cm,T2WI呈稍高信号,DWI 呈稍高信号,增强后呈不均匀强化,强化程度低于正常子宫肌层,宫颈口处见多发无强化小囊性影,余子宫形态、大小未见明显异常(见图 2-3-4)。

（5）病理检查

宫颈活检结果:(宫颈活检)鳞状细胞癌。抗酸染色(-)、PAS 染色(-)、六胺银染色(-)、革兰染色(-),免疫组化:HPV(-)、P16(+++)、Ki-67(约 80%+)、P53(++)、ER(-)、CK7(灶+)、BCL-2(-)、P63(+)。

手术病理结果:(全子宫+双侧输卵管)鳞状细胞癌,Ⅱ级,普通型,浸润宫颈浅纤维肌层(内 1/3 层),未累及子宫颈内口及阴道穹隆。未见明确脉管及神经侵犯。子宫平滑肌瘤 1枚。增生期子宫内膜。双侧宫旁组织及阴道断端均未见癌累及。双侧输卵管未见癌累及。抗酸染色(-)、PAS 染色(-)。左侧盆腔淋巴结:查见淋巴结(0/20)未见癌转移;右侧盆腔淋巴结:查见淋巴结(0/17)未见癌转移。免疫组化:Ki67(80%+)、P53(30%+,野生型)、P16(弥漫++)、HPV(-)、ER(-)、CEA(灶+)、BCL-2(-)、P63(+)。

术后 5 个月复查 TCT 结果：TBS 示无上皮内病变或恶性病变（NILM）。

（6）诊断：原发性宫颈癌ⅡA 期。

（7）治疗经过：患者于 2023 年 3 月 24 日在我院行新辅助 TP 方案化疗 1 次（紫杉醇白蛋白 400 mg＋卡铂 650 mg），后因疫情原因，未及时来院化疗。化疗后 1 月余出现少量鲜红色阴道流血，无异味，伴有腰骶部不适，后分别于 2023 年 5 月 22 日、2023 年 6 月 10 日、2023 年 7 月 2 日完成 TP 方案化疗共四次。四次化疗结束后再次妇科检查：外阴未见异常，阴道穹隆存在，宫颈前唇可见菜花样肿物大小为 3 cm×2 cm×2 cm，阴道无明显浸润。浅表淋巴结未及明显肿大。患者病灶较前减小，遂于 2022 年 7 月 14 日行保留生育功能的宫颈癌根治术。患者术后恢复良好，现随访至今已 9 个月，一般状况良好，无复发的迹象。

（8）讨论：HPV 感染，特别是高危型 HPV 感染已被公认为是导致宫颈病变的头号元凶。尽管许多女性一生中均会感染 HPV，但大多数感染者可通过自身免疫将其清除，只有约 15％的 HR－HPV 持续存在。本例患者就诊后查 HPV－DNA 为阴性，宫颈病理亦显示 HPV（－），考虑为 HPV 阴性宫颈癌。不排除因就诊时宫颈出血及失去正常形态导致取材、检测时呈现假阴性。但不管检测范围及检测方法如何变化，均有 HR－HPV 阴性宫颈癌存在，笔者在临床实践中亦发现有其他 HIV 感染合并宫颈高级别上皮内病变的患者 HPV 检测呈阴性，所以从理论上来说，HR－HPV 阴性宫颈癌是存在的。

研究表明，HR－HPV 阴性宫颈癌在全球范围内占宫颈癌的 1‰左右。与 HR－HPV 阳性宫颈癌相比，HR－HPV 阴性宫颈癌患者发病年龄较大，多集中在 41～55 岁。大多数患者就诊时以腹痛及不规则阴道出血为首发症状。HR－HPV 阴性宫颈癌的可能原因如下。①高危型 HR－HPV 检测时标本取材不满意、检测误差等导致的假阴性；②HPV 主要感染宫颈鳞状上皮内的基底角质形成细胞，即使 HPV 已被免疫机制清除，但细胞异型性已经形成，可干扰角质形成细胞的免疫报警功能和抗原呈递机制，为免疫逃逸创造了有利的环境；③目前已检测出的 HR－HPV 型别约有 110 余种，其中与肿瘤相关的约 20 种，我们目前常用的检测方法只能检测 13 种高危型，不除外是这 13 种以外的其他型别感染导致宫颈病变；④宫颈细胞 DNA 甲基化、$p53$ 基因突变、染色体畸形等遗传方面病变均可能与宫颈病变有关；⑤HIV 感染直接促癌作用、炎症激活以及长期的 HAART 毒性均可能导致肿瘤发生。

当 HIV 阳性且 CD4$^+$ T 细胞计数＜500 cells/μL 时发生宫颈病变可能性显著高于 HIV 阴性患者，HIV 感染缩短了宫颈癌前病变发展为浸润癌的时间。因宫颈癌合并 HIV 感染者尚无成熟治疗方案，治疗多借鉴 HIV 阴性宫颈癌的治疗方案——对于肿瘤局限于宫颈的早期宫颈癌，可行手术切除，术后依据病理决定是否给予辅助放化疗。新辅助化疗为恶性肿瘤在给予局部治疗以前实施全身化疗，具有肿瘤体积缩小与微转移病灶的减少与消灭作用，降低其肿瘤分期，利于手术切除。笔者在临床实践中发现，包括本例患者，其他宫颈癌合并 HIV 感染者在术前积极进行新辅助化疗（neoadjuvant chemotherapy, NACT）敏感性高，术后也基本可以耐受标准的同步放化疗，且 HIV 感染并不影响宫颈癌的近期疗效。目前鲜有研究能解释我们观察到的宫颈癌合并 HIV 感染者术前新辅助化疗敏感性高的原因，笔者认为其可能的原因如下。① 无症状期 HIV 感染者经抗逆转录病毒治疗（antiretroviral therapy, ART）治疗能抑制 Foxp3$^+$ T 细胞的激活，而许多研究已证实 NACT 后瘤内和瘤周组织的 Foxp3$^+$T 细胞密度明显降低,Foxp3$^+$T 细胞水平与化疗疗效呈负相关。②研究表明化疗前 VEGF 阳性表达是晚期宫颈癌患者对 NACT 反应良好的重要标志,虽无直接证据证明 HIV 感染者宫颈组织中是否 VEGF 表达阳性,但有学者发现 HIV 感染者血清中 VEGF 水平较对照组显著升高,间接推测 HIV 感染者化疗敏感性可能与 VEGF 相关,需进一步研究证实。此外,目前关于宫颈癌合并艾滋病联合手术治疗预后的相关临床研究亦较少,应积极研究、重点关注这部分人群的预后相关因素。

四、筛查与预防

癌前病变的检测和管理对于预防 HIV 感染女性发生宫颈癌至关重要。美国癌症协会 (American Cancer Society, ASC)发布的宫颈癌筛查指南认为,女性宫颈癌筛查年龄应在 25 岁后开始,到 65 岁以前每 5 年进行一次 HPV 检测初筛,对>65 岁的女性在以往 25 年内没有高级别上皮内瘤变,以及过去 10 年筛查均阴性者可以终止宫颈癌筛查。但这一建议似乎并不适用于 HIV 感染者——与普通人群相比,感染 HIV 的女性需要对宫颈癌进行更严格的监测。我国对 HIV 感染后宫颈癌的筛查年龄目前尚无研究报道,现有研究认为大多数感染 HIV 的女性需要在 65 岁以后继续进行宫颈癌筛查。美国妇产科医师学会 (American College of Obstetricians and Gynecologists, ACOG)发布的《宫颈癌的筛查和预防指南》指出:HIV 携带者应在性生活开始时即进行筛查,最晚不应迟于 21 岁,并终身行宫颈癌筛查,而非 65 岁后停止。美国疾控中心对 HIV 感染妇女的推荐筛查频率是在诊断 HIV 的第一年每 6 个月一次,此后每年一次,前提是宫颈细胞学检查正常。对于 30 岁以上的 HIV 感染女性,建议进行宫颈细胞学与高危型 HPV 毒株联合检测,尤其是进行 HPV 16/18/31/33/45/52/58 高危基因型的检查。结合我国医疗资源现状和美国、印度等指南建议,在此分别列出<30 岁女性(图 2-3-5A)和>30 岁女性(图 2-3-5B)的筛查建议。然而,无论是发达国家还是发展中国家,目前都存在着 HIV 感染者宫颈癌筛查不足的情况,提升 HIV 感染者对宫颈癌筛查的知晓率更是发展中国家急需解决的问题。

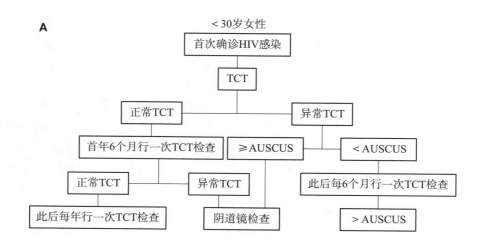

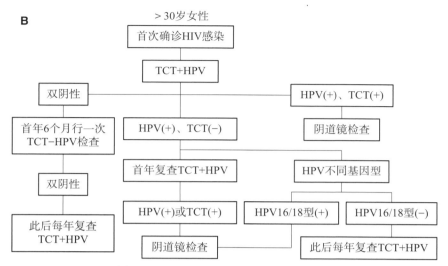

图 2-3-5　WLWH 女性宫颈癌筛查流程

　　大多数与 HIV 相关的肿瘤是由致癌病毒或其他外源性病原体引起的,并且可能是可以预防的。接种 HPV 疫苗是预防宫颈癌的另一重要手段。据目前结论,推荐 HIV 感染者积极接种 HPV 疫苗。HPV 疫苗对 WLWH 群体的长期安全性和有效性有待更长期的随访数据支持。HIV 感染者对 2 价和 4 价 HPV 疫苗的耐受性良好,均能产生较高的抗体应答反应。瑞典的研究者发现接种 2 价疫苗(Cervarix)的 WLWH 能产生 HPV16 和 HPV18 型抗体,而接种 4 价疫苗(Gardasil)后能产生 HPV16 血清型抗体的占 96%,产生 HPV18 血清型抗体的占 78%。丹麦的一项研究发现,WLWH 对接种 Cervarix 比接种 Gardasil 可产生更高滴度的 HPV18 抗体,且两种疫苗都能对非疫苗血清型 HPV 31、HPV33 和 HPV45 产生交叉中和抗体。

五、现状与展望

　　我国幅员辽阔,受 HIV 流行地区不均和医疗资源分布不均的限制,我国 WLWH 的宫颈癌前病变和宫颈癌的管理必将面临挑战。当前亟须探索和建立适合我国国情的 WLWH 宫颈癌筛查和诊治指南。近年来,WLWH 合并宫颈癌者越来越受到关注,目前针对我国 HIV 人群的研究普遍认为对 WLWH 合并宫颈癌者采取积极的辅助治疗或手术治疗可明显改善其临床症状,大多数患者经手术治疗后病情稳定,且能耐受放射治疗、副作用不大,能取得较好的近期临床效果。然而,不少医务人员对艾滋病合并恶性肿瘤的治疗意义认识不足,HIV 阳性肿瘤患者就诊困难。笔者所在的传染病医院地处上海,来就诊的 WLWH 人群普遍遭受自我和社会歧视,特别是低龄、农村户籍、教育程度低、低收入的女性对宫颈癌筛查知晓率较低。传染病专科医院应高度重视并主动承担 WLWH 合并宫颈癌患者的诊治工作,不断探索并优化诊疗方式,开展个体化治疗。

(刘耀丹撰写,詹其林、刘敏审阅)

参考文献

［1］ 国家卫生健康委.宫颈癌诊疗指南(2022 版)［EB/OL］.(2022 - 04 - 03)［2023 - 07 - 17］. http://www. nhc. gov. cn/.

［2］ Stelzle D, Tanaka LF, Lee KK, et al. Estimates of the global burden of cervical cancer associated with HIV［J］. Lancet Glob Health, 2021,9(2):e161 - e169.

［3］ 中国抗癌协会妇科肿瘤专业委员会.子宫颈癌诊断与治疗指南(2021 年版)［J］.中国癌症杂志,2021,31(6):474 - 89.

［4］ Hart BB, Nordell AD, Okulicz JF, et al. Inflammation-related morbidity and mortality among HIV - positive adults: How extensive is it?［J］. Journal of Acquired Immune Deficiency Syndromes, 2018,77(1):1 - 7.

［5］ Yarchoan R, Uldrick T S. HIV - Associated Cancers and Related Diseases［J］. N Engl J Med, 2018,378(11):1029 - 1041.

［6］ 中华医学会感染病学分会艾滋病丙型肝炎学组,中国疾病预防控制中心.中国艾滋病诊疗指南(2021 年版)［J］.中华传染病杂志,2021,39(12):715 - 735.

［7］ Horner MJ, Shiels MS, Pfeiffer RM, et al. Deaths attributable to cancer in the US human immunodeficiency virus population during 2001 - 2015［J］. Clin Infect Dis, 2021,72(9):e224 - e231.

［8］ Liu G, Sharma M, Tan N, et al. HIV - positive women have higher risk of human papilloma virus infection, precancerous lesions, and cervical cancer［J］. AIDS, 2018, 32(6):795 - 808.

［9］ Clifford GM, Franceschi S, Keiser O, et al. Immunodeficiency and the risk of cervical intraepithelial neoplasia 2/3 and cervical cancer: A nested case-control study in the Swiss HIV cohort study［J］. Int J Cancer, 2016,138(7):1732 - 1740.

［10］ Lee CY, Lin YP, Wang SF, et al. Late cART initiation consistently driven by late HIV presentation: A multicenter retrospective cohort study in Taiwan from 2009 to 2019［J］. Infect Dis Ther, 2022,11(3):1033 - 1056.

［11］ Liu X, Lin L, Lu L, et al. Comparative transcriptional analysis identified characteristic genes and patterns in HIV - infected immunological non-responders ［J］. Front Immunol, 2022,13:807890.

［12］ Li H, Chi X, Li R, et al. HIV - 1-infected cell-derived exosomes promote the growth and progression of cervical cancer［J］. Int J Biol Sci, 2019,15(11):2438 - 2447.

［13］ Klein C, Gonzalez D, Samwel K, et al. Relationship between the cervical microbiome, HIV status, and precancerous lesions［J］. mBio, 2019,10(1):e02785 - 18.

［14］ Stier EA, Engels E, Horner MJ, et al. Cervical cancer incidence stratified by age in women with HIV compared with the general population in the United States, 2002 - 2016［J］. AIDS, 2021,35(11):1851 - 1856.

［15］ Trejo MJ, Soliman AS, Chen Y, et al. Effects of HIV infection on metastatic cervical cancer and age at diagnosis among patients in Lusaka, Zambia [J]. Int J Gynaecol Obstet, 2022,156(3):521 - 528.

[16] Juan Rosai. 第 19 章女性生殖系统-子宫:子宫颈[M]//Juan Rosai. 罗塞和阿克曼外科病理学. 郑杰译. 北京:北京大学医学出版社,2021.

[17] 刘彤华. 第十二章女性生殖系统:子宫颈[M]//刘彤华. 刘彤华诊断病理学. 北京:人民卫生出版社,2019.

[18] Nkwabong E, Kengne B, NkeneMawamba Y, et al. Influence of the human immunodeficiency virus on cervical precancerous lesions [J]. Int J Gynaecol Obstet, 2021,154(3):540 - 543.

[19] Javadi S, Menias CO, Karbasian N, et al. HIV - related malignancies and mimics: Imaging findings and management [J]. Radiographics, 2018,38(7):2051 - 2068.

[20] Margolis DM, Archin NM, Cohen MS, et al. Curing HIV: Seeking to target and clear persistent infection [J]. Cell, 2020,181(1):189 - 206.

[21] Massad LS, Xie X, Minkoff HL, et al. Frequency of high-grade squamous cervical lesions among women over age 65 years living with HIV [J]. Am J Obstet Gynecol, 2021,225(4):411. e1 - 411. e7.

[22] Tacooa G. Cervical cancer screening and prevention [J]. Obstet Gynecol, 2016,127(1):1 - 20.

[23] Kaplan JE, Benson C, Holmes KK, et al. Guidelines for prevention and treatment of opportunistic infections in HIV - infected adults and adolescents: recommendations from CDC, the National Institutes of Health, and the HIV Medicine Association of the Infectious Diseases Society of America [J]. MMWR Recomm Rep, 2009,58(4): 1 - 207.

[24] Duan R, Zhao X, Zhang H, et al. Performance of cervical cancer screening and triage strategies among women living with HIV in China [J]. Cancer Med, 2021,10(17): 6078 - 6088.

第一节　艾滋病合并肺癌

近年来，随着 HAART 联合应用多种药物治疗 HIV 感染方案的实施，艾滋病患者免疫状态得以明显改善，降低了 HIV 感染的发病率和死亡率，该人群中艾滋病定义性肿瘤（侵袭性非霍奇金淋巴瘤、卡波西肉瘤及浸润性宫颈癌）的发生率也随之下降。由于 HAART 治疗延长了患者预期生命带来 HIV 感染人群老龄化，导致其他非艾滋病相关肿瘤的发生率上升。有研究表明，HIV 感染者罹患肺癌的风险较普通人群明显增加，肺癌占 HIV 感染人群合并肿瘤者的 11％，是最常见的非艾滋病相关的肿瘤之一，已成为高收入国家 HIV 感染者死亡的主要原因。

一、流行病学与发病机制

据估计，HIV 感染者患肺癌的风险是普通人群的 2～7 倍，老龄化及吸烟都是 HIV 感染患者人群肺癌发病率增加的重要因素。HIV 感染者中其他肺癌风险因素可能包括 HIV 本身、高级免疫抑制的存在和慢性肺部炎症。和普通人群一样，肺癌发病率随着 HIV 阳性人口的增长而增加。因此，与非艾滋病定义肿瘤一样，在 HIV 阳性患者中肺癌发病率的明显增加可能仅仅部分反映了 HIV 感染者在采用 HAART 后的正常老化过程。此外，高效抗逆转录病毒治疗后的生存期的延长也增加了其他致癌因素的接触，如共感染其他病毒、吸烟、饮酒、紫外照射等，同样增加了非艾滋病相关肿瘤的风险。特别是，吸烟增加 HIV 感染患者的肺癌发病率。所以，大多数艾滋病合并肺癌患者都曾经或正在有严重的吸烟史，只有少部分的肺癌患者没有吸烟史。年轻患者的肺癌高患病率说明吸烟对机体造成了严重损害，而且加速了发病进程。但是，值得注意的是，在排除吸烟因素后，艾滋病合并肺癌的发生率依然很高，也暗示还有其他因素存在。

除了以上大家已有共识的因素外，艾滋病合并肺癌的风险增加，可能反映了免疫激活增强、免疫监测减少以及 HIV 直接影响的结果。例如，HIV 本身可能会激活原癌基因，导致细胞周期表型的改变，抑制肿瘤抑制基因，或导致肿瘤发生的基因改变。此外，受感染的细胞可能对环境致癌物的影响更敏感。另一方面，HIV 感染可能导致慢性免疫激活、炎症和免疫系统功能紊乱等免疫抑制状态,这些都可能增加 HIV 感染者罹患癌症的风险。比较研究发现,HIV 感染者所发生的癌症类型与免疫抑制患者类似,这说明免疫抑制是各种非艾滋病相关的肿瘤发生的重要因素,包括肺癌。但是,CD4$^+$T 细胞的数量或者免疫抑制的持续时间与肺癌发生率的关系尚不清楚。

慢性肺部炎症与增加肺癌风险的趋势有关。有些报道称,HIV 感染者反复肺部感染的比没有肺部感染史的患者患肺癌的风险更高。

二、临床特征

艾滋病合并肺癌在年轻人群中更为常见,比普通人患肺癌平均早 10～15 年,且绝大多数 HIV 合并肺癌患者都被诊断为晚期,一半以上的患者确诊时已为肿瘤的中晚期(Ⅲ 或 Ⅳ 期)。肺癌病理类型中,腺癌是最为常见的类型,其次是非小细胞癌、大细胞癌及小细胞肺癌。目前的文献显示:艾滋病合并肺癌的患者预后和整体生存期都较差。

艾滋病合并肺癌患者在临床上表现复杂,缺乏特异性。研究发现,艾滋病合并肺癌患者的临床表现和单独肺癌患者的临床表现接近,如长期咳嗽、胸痛、呼吸困难、严重时痰中带血的呼吸道症状,以及食欲下降、厌食、恶心、呕吐、腹泻、严重时便血等消化道症状在艾滋病合并肺癌患者中均有表现。换而言之:艾滋病合并肺癌的临床特点包括 HIV 终末临床阶段表现结合肺癌早期临床表现,或者艾滋病终末临床阶段表现结合肺癌晚期的临床表现。一般艾滋病合并肺癌患者早期常见症状包括刺激性咳嗽,血性痰,胸闷(由于支气管不同程度的阻塞而造成的),哮鸣,气促,发热和胸痛;一般艾滋病合并肺癌患者晚期的常见症状有:全身症状如食欲减退,体重减轻,倦怠,乏力,癌肿压迫等症状和侵犯邻近器官、组织或发生远处转移时的征象。

三、临床诊断

1. 血清学标志物特征　常见的艾滋病合并肺癌血清学标志物包括以下几种。

(1)癌胚抗原:最早是从结肠癌中提取的人类胚胎抗原特性的酸性糖蛋白。成人血清含量一般<5mg/L,是一种广谱的肿瘤标志物,在许多癌症中均可升高,甚至可以在良性疾病中也有升高,其灵敏度低,通常将 CEA 当作是一种有意义的补充检测。CEA 高的患者比 CEA 低的患者更容易出现淋巴结转移,提示预后不良。单独检测 CEA 不能决定治疗,联合其他标志物可预估术后复发,有研究将 CEA 与细胞角蛋白 19 片段(CYFRA21-1)联用,术前 CEA 水平升高患者五年生存率显著降低。

(2)细胞角蛋白 19 片段(CYFRA21-1):具有组织特异性,可以广泛在上皮细胞中表达。CYFRA21-1 升高可以反映体内总的肿瘤质量和从降解的肿瘤细胞中释放出的癌细胞溶解程度;CYFRA21-1 升高与组织学分级有关;CYFRA21-1 可以作为一个可靠的早期疗效指标,在免疫治疗 4 个周期后 CYFRA21-1 降低 20% 可作为早期疗效指标;同时 CYFRA21-1 对于单独诊断非小细胞肺癌中的鳞癌有非常高的敏感度。

(3)鳞状细胞相关抗原(SCC-Ag):早期对子宫鳞状细胞癌的研究较多,后来发现其在不同器官的鳞癌患者血清中都有升高。SCC－Ag＞2 μg/L 的患者中,85％患者患有鳞癌。SCC－Ag 特异度较高,在鳞状细胞癌的诊断中得到广泛的应用。

(4) 神经元特异性烯醇化酶(neuron specific enolase, NES):作为神经元损伤非常敏感的血清学标志物,通常用于评价心脑血管疾病,例如,卒中、癫痫、创伤性脑损伤等,在健康人当中表达水平极低。NES 升高常见于 SCLC,被认为是 SCLC 的高特异性肿瘤标志物,在 70％的 SCLC 患者中表达,NES 也可作为 SCLC 复发后生存期良好的预测指标。

(5) 胃泌素释放肽前体(pro-gastrin-releasing peptide, proGRP):分布于脑、胃的神经纤维,在血浆中能稳定存在,proGRP 在其他肺部良性疾病及非小细胞肺癌(non-small cell lung cancer, NSCLC)中很少升高,一般作为诊断 SCLC 的特异性指标。

(6) 肿瘤相关自身抗体(tumor-associated autoantibody, TAAB):往往在疾病发生的早期,异常的蛋白表达可以刺激机体产生相关抗体,而这些抗体可以在外周血中检测,这也间接说明了自身抗体的检测可以在早期发现癌症,达到早发现、早干预的目的。然而自身抗体的检测也面临着挑战,例如,自身抗体虽然有着极高的特异性,但是灵敏度低。因此,自身抗体检测通常要与低剂量螺旋 CT 联合使用。

(7) 人热激蛋白 90α(Human heat shock protein 90α, Hsp90α):现在对于 Hsp90α 的调控机制尚未研究清楚,但是有文献报道,肺癌患者的 HSP90α 水平可作为肿瘤标志物用于临床诊断,且与疗效评估有关。

(8) 非编码 RNA:miRNA 在不同的组织中表达水平不同,甚至是同一种组织在不同病理状态下表达也不同,这为肺癌的早期诊断提供了可能。miR－139a 在肺腺癌患者血清和组织中含量均降低,且诊断性优于 CEA,提示 miR－139a 可能作为肺腺癌诊断的重要指标之一。与肺癌有关的最早的 lncRNA 之一是肺腺癌转移相关的转录物(MALAT1),lncRNA MALAT1 可以作为肺腺癌患者转移性疾病和总生存率的预后标志。circRNA 通过 circRNA-miRNA-mRNA 轴影响肺癌的发生与发展,越来越多的证据表明 circRNA 有肿瘤诊断的潜力。circPVT1 是肿瘤环状 RNA 的研究热点,circPVT1 可以通过 miR－145－5p/ABCC1 轴促进肺腺癌的耐药性;组织来源的 circRNA－0001073 和 circRNA－0001495 可以区分肺腺癌和肺鳞状细胞癌,表现出了 circRNA 作为肺癌的肿瘤分子标志物的特性。

(9) 其他分子标志物挥发性有机化合物(volatile organic compounds, VOCs):这是人体氧化应激等异常代谢过程产生的内源性化合物,可以通过多种技术捕获。例如气相色谱法、质谱法、传感器等。有一项研究显示将 VOCs 与 CT 联合使用对肺癌的早期诊断率可高达 97.3％。尽管对肺癌的早期诊断有较好的效果,然而由于 VOCs 与其他检测手法相比起步晚,对于这方面的研究较少,但是仍然有着巨大的发展前景。

最后需要强调的是,肿瘤标志物多种多样,在选择肿瘤标志物时要有侧重。由于每种组织学肺癌类型的表型有差别,例如 proGRP 在鉴别小细胞肺癌和非小细胞肺癌时,特异性达到 96.4％;癌胚抗原在大细胞肺癌、高分化及蜂窝囊肿并存的腺癌组织高度表达;同时还要考虑到影响标志物水平的潜在因素,例如肿瘤细胞的类型、生物标志物在体内的半衰期等,综合考虑选择合适的肿瘤标志物;国内外专家建议多项指标联合使用有较高的临床价值,可提高准确率以减少漏诊。

2. 影像学特征　目前有关艾滋病合并肺癌的影像学研究较少,既往研究发现肿瘤以实质性肿块或结节较常见,原发病灶显示不清,而仅表现为胸膜病变或胸腔积液等继发改变;肿块通常位于外周,上叶多见,常出现淋巴结肿大,更易出现纵隔淋巴结肿大和胸腔积液。HIV 感染者易并发肺部机会感染,肺部长期慢性炎性反应导致肺癌的发生,Fishman 等通过对 30 例艾滋病合并肺癌的研究,发现外周型肺癌较中央型肺癌更易伴发肺感染,经抗炎治疗后持续存在外周型肿块者应考虑到肺癌的可能。但我们临床发现中央型肺癌较外周型肺癌更易伴发机会性感染,且与外周型肺癌相比,中央型肺癌多处在中晚期,可能原因包括以下两点。①支气管腔外生长的肿瘤在肺部感染背景下早期不易观察到。②HIV 感染者常出现纵隔及肺门淋巴结反应性增生,而肺部机会感染加剧了淋巴结肿大,使得早期病变无法显示。另外,一些小细胞肺癌或不典型类癌本身可以不出现肺部明显占位病变,仅表现为肺门及纵隔肿大、融合的淋巴结。

　　总之,艾滋病合并肺癌以中年男性多见,常伴发肺部机会性感染,CT 多表现为周围型较大肿块,邻近肺野及胸膜常可见继反应性改变,多合并纵隔及肺门淋巴结肿大和胸腔积液。因此,中年男性 HIV 感染伴肺部感染者,若肿块较大、伴有胸腔积液且对症处理后效果不明显时应考虑到肺癌的可能。图 3-1-1 附 3 例临床典型艾滋病合并肺癌病例影像学特征介绍。

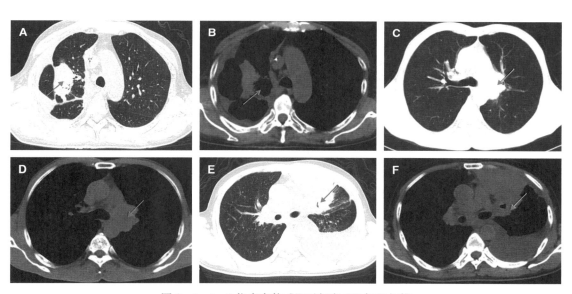

图 3-1-1　3 位患者的 CT 平扫和 CT 加强扫描

　　(1) 患者 1 信息:女,57 岁,HAART 治疗 3 年余。因咳嗽、胸闷就诊,胸部 CT 如下。

　　图 3-1-1A 为 CT 平扫:示右上肺不规则肿块(箭头),周围见类小结节灶。

　　图 3-1-1B 为 CT 增强扫描:示病灶壁呈中度强化,纵隔内可见肿大淋巴结。胸腔积液脱落细胞检测证实腺癌。

　　(2) 患者 2 信息:男,52 岁,术前检查发现 HIV 抗体阳性,明确诊断前无 HAART 治疗,因咳嗽、胸痛就诊,既往无肺部感染史,术前胸部 CT 如下。

　　图 3-1-1C 为 CT 平扫:示两肺内未见异常密度灶,左肺门影增大;

　　图 3-1-1D 为 CT 增强扫描:主动脉窗示软组织密度影,包绕肺动脉部分主干、分支及

降主动脉,呈轻中度强化(箭头)。胸腔镜下行肿块活检证实为小细胞内分泌癌。

(3)患者 3 信息:男,53 岁,HAART 治疗 2 年余。因活动后胸闷、气喘就诊,有肺部真菌及结核感染史,对症治疗后未完全吸收,胸部 CT 如下。

图 3-1-1E 为 CT 平扫:示左肺门不规则软组织肿块,周围肺叶多发小结节灶;

图 3-1-1F 为 CT 纵隔窗:示左侧胸腔积液,局部胸膜增厚。胸腔积液脱落细胞检测证实为腺癌。

3. 常用诊断艾滋病合并肺癌的方法 有痰脱落细胞学检查、纤维支气管镜检查、CT 检查、磁共振显像。必要时为了确诊,可以根据患者病情考虑开胸手术探查。

(1)痰脱落细胞学检查:在患者痰液中查找癌细胞,痰脱落细胞学检查的阳性率为 60%～80%时即可明确诊断。原因为癌肿继续长大而继发肺部感染而引起的刺激性咳嗽,引起脓痰出现且脓痰量比较以前增加。

(2)纤维支气管镜检查:支气管镜检查是诊断中心型肺癌的有效手段,通过支气管镜检查可观察肿瘤的部位和范围,取到组织作病理学检查(图 3-1-2),图 3-1-2A 为肿瘤细胞沿纤维血管轴心呈复杂的乳头状结构,肿瘤细胞排列拥挤,核空泡状并可见核仁(HE×200),TTF-1 在肺乳头状腺癌中核强阳性表达(图 3-1-2B),CK7 在肺乳头状腺癌中细胞质阳性表达(图 3-1-2C),NapsinA 在肺乳头状腺癌中细胞质阳性表达(IHC×200)(图 3-1-2D)。

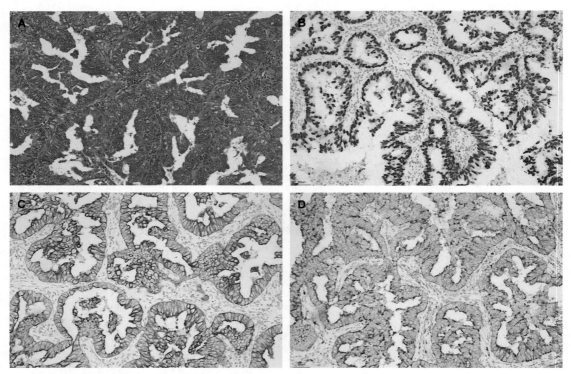

A. 艾滋病合并肺浸润性腺癌 HE 染色;B. TTF-1;C. CK7;D. NapsinA

图 3-1-2 艾滋病合并肺腺癌

图 3-1-3 为肺鳞癌,肺非角化型鳞状细胞癌(中分化)肿瘤细胞呈实性排列,缺乏明显

的角化和间桥,核异型性明显(HE×200)(图3-1-3A);CK7在肺的鳞状细胞癌中阴性表达(图3-1-3B);CK5/6在肺的鳞状细胞癌中细胞质强阳性表达(图3-1-3C);P40在肺的鳞状细胞中细胞核阳性表达(×200)(图3-1-3D)。

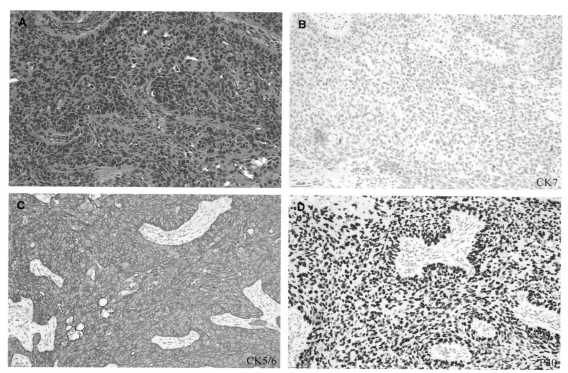

A.肺非角化型鳞状细胞癌(中分化)肿瘤细胞呈实性排列,缺乏明显的角化和间桥,核异型性明显(HE×200);B.CK7;C.CK5/6;D.P40(IHC×200)

图3-1-3 艾滋病合并肺鳞癌

4. CT检查 判断肺部边缘不清或呈分叶状的周围有毛刺可见块状阴影的是否存在,从而进行肺癌诊断。

5. 磁共振显像 辅助检查,主要显示肿块旁的气管,支气管树以及支气管,血管受压及移位状况。

6. 开胸手术探查 若经痰细胞学检查,支气管镜检查和针刺活检均未能确立细胞学诊断,则考虑开胸手术探查,但必须根据艾滋病患者年龄、肺功能、手术并发症等仔细权衡利弊后决定。

四、治疗

目前,国内外对于艾滋病合并肺癌没有明确的治疗指南,根据上海市(复旦大学附属)公共卫生临床中心最近几年对该类患者的跟踪随访和研究,艾滋病合并肺癌的治疗原则是:如果一位HIV阳性患者被诊断为肺癌,而且已经开始接受HAART,那么就应该根据患者一般情况、肿瘤分型及分期选择手术或采用合适的抗肿瘤药物来增加治愈机会。另一方面,如果一个患者同时被诊断为 HIV 感染和肺癌,首先应该尽早启动 HAART,其次是根据患者病毒载量、CD4$^+$T 细胞的数量和患者一般情况选择肺癌的治疗方式。

1. **外科治疗** 艾滋病合并肺癌是否应采用积极的根治性手术治疗及何时手术时机最佳尚存在争议,主要有以下三个方面困惑。

首先,由于患者免疫系统的破坏,手术的危险性和并发症是否会明显增加? 手术并发症与患者术前哪些指标有相关性? 对于这些问题,目前国内外都无明确的定论。我们在临床上通过对该类患者术后观察发现,术后艾滋病合并肺癌胸腔渗出明显多于普通患者,且与患者携带 HIV 的载量呈正相关。另外,本中心 33 例艾滋病合并非小细胞肺癌单臂回顾性分析发现 HIV 载量、CCI 和 CD4$^+$T 细胞计数与术后并发症相关,患者术后长期生存期仅与术后病理分期有关。这表明 HIV 感染问题不是手术禁忌证。

再次,HIV 合并 NSCLC 患者手术指征的把握,已有的经验显示,HIV 载量>30 000 copies/mL 且 CD4$^+$T 细胞计数<200 cells/μL 的 HIV 感染者与其他 HIV 感染者相比,出现术后并发症的人数更多。术后并发症主要包括肺部感染、住院时间延长以及细菌感染等。我们认为,只要术前在患者身体条件耐受手术的情况下,术前注意预防患者肺部机会性感染,在积极的 HAART 下,应遵循未感染 HIV 非小细胞肺癌的手术指征。美国 NCCN 2022 第 1 版艾滋病合并非小细胞肺癌指南也明确建议,不应仅将 HIV 状态作为 NSCLC 患者手术治疗决策的标准。

最后,艾滋病合并 NSCLC 患者术前 HAART 时间及术前 HIV 各项指标不同是否能够获得相似的生存期。有证据表明,HAART 期间,艾滋病合并 NSCLC 患者只要经积极治疗,也可以获得与未感染 HIV 感染患者相类似的生存期。

2. **化学药物治疗** 艾滋病感染合并肺癌的患者建议采用 HAART 和化疗联合治疗。但由于 HAART 药物与抗肿瘤药物之间可能产生过多的药物毒性或降低药效及药物的叠加效应,在选择药物时应充分考虑抗肿瘤药物与抗病毒药物的相互作用。建议肿瘤专家和 HIV 专家联合制定出合适的抗肿瘤和 HAART 疗法,在保证疗效的同时最大限度地降低毒性。但是,由于毒性重叠,不涉及相同代谢途径的 HAART 方案和抗肿瘤化疗方案仍然可能难以共同使用。一个主要问题是神经病变,它与许多抗癌药物(例如,铂类药物、紫杉烷类、长春花生物碱、本妥昔单抗、蛋白酶抑制剂)和某些核苷类逆转录酶抑制剂(例如,去羟肌苷、司他夫定)有关。另一个是中性粒细胞减少症,这可能是增强型蛋白酶抑制剂和整合酶抑制剂的副作用,也是许多化疗方案的常见副作用。抗肿瘤治疗和 HARRT 的其他重叠毒性会影响肝脏、心血管系统和肾脏。

随着新 HAART 的不断发展,当目前使用的 HAART 预计会影响全身性恶性肿瘤治疗的代谢或与全身性恶性肿瘤治疗重叠毒性时,患者通常可以获得有效的替代方案。在选择或调整 HAART 方案时应咨询 HIV 专家,并且建议在治疗期间由肿瘤学和 HIV 专家共同管理。

其中对于晚期非小细胞肺癌的系统常用化疗有如下方案。①GP(吉西他滨＋顺铂)方案:吉西他滨 1 250 mg/m^{2}d1,8 d＋顺铂 75 mg/m^{2}d1。每 3 周为一个周期,常用 4 个疗程。②TP(紫杉醇＋顺铂)方案:紫杉醇 175 mg/m^{2}d1＋顺铂 75 mg/m^{2}d1。每 3 周为一个周期,常用 4 个疗程。③DP(多西他赛＋顺铂)方案:多西他赛 75 mg/m^{2}d1＋顺铂 75 mg/m^{2}d1。每 3 周为一个周期,常用 4 个疗程。④EP(依托泊苷＋顺铂)方案:依托泊苷 100 mg/m^{2}d1～

d3＋顺铂 75 mg/m²d1。每 3 周为一个周期,常用 4 个疗程。⑤PemP(腺癌)(培美曲塞＋顺铂)方案:培美曲塞 500 mg/m²d1＋顺铂 75 mg/m²d1。每 3 周为一个周期,常用 4 个疗程。⑥白蛋白结合紫杉醇方案:白蛋白结合紫杉醇 180～260 mg/m²d1,每 3 周为一个周期,常用 6 个疗程。

在肿瘤临床试验中,尤其在使用新的药物组合来治疗肺癌的临床试验中,HIV 感染的患者通常无法入组。排除的因素包括:HAART 和细胞抑制剂或分子靶标的联合用药存在潜在风险;感染者免疫系统受到严重损伤;目前所使用的 HAART 治疗药物是安全的。而且,在 HAART 后,患者生存期提高,影响生存率的主要因素是肺癌本身,因为肺癌是 HIV 感染者致死的一个主要原因。因此,在 HIV 感染可控制的条件下,将艾滋病合并肺癌患者放入试验组中是可行的。近年来,PD－1 抑制性受体引起了 HIV 研究者的注意。PD－1 在 CD4、CD8、NKT 细胞、B 细胞和单核细胞中表达,在急性和慢性的 HIV 感染中都存在。在 HIV 感染过程中,PD－1 下调 CD4、CD8 和 B 细胞,从而导致免疫损伤。前期的研究表明,PD－1 阻断病毒复制并可调节体内 CD8 细胞功能恢复,同样受损伤的 CD4 细胞也可能恢复,B 细胞可以重新产生病毒特异性抗体。近期有报道阐述了 PD－1 抑制剂在肺癌中的功效。PD－L1 和 P－DL2 在肿瘤细胞和肿瘤浸润免疫细胞中表达。当 PD－L1 高表达时,PD－1 抗体非常有效。此外,与标准的二线治疗相比,PD－1 抗体作用显著,而且明显毒性偏低。希望 PD1/PD－L1 能够尽早应用于 HIV 合并肺癌的临床试验。另外,肺癌的靶向药物治疗在普通人群中的疗效已经得到广泛的证实,但用于艾滋病合并肺癌的特殊人群的治疗,国内外鲜有报道。

3. 临床病例分享　本中心 2017 年用奥西替尼治疗一例 *EGFR* 突变的全身多脏器多发转移的肺腺癌患者,男性,58 岁,肺部活检病理提示:浸润性腺癌,基因检测示 *EGFR* 突变,患者强烈要求单纯靶向药物治疗,给予奥希替尼治疗。治疗前患者全身 PET－CT 显示颈部淋巴结、颈椎、肋骨、肩胛骨、纵隔淋巴结、胸椎、腋窝淋巴结多处肿瘤转移(图 3－1－4),治疗

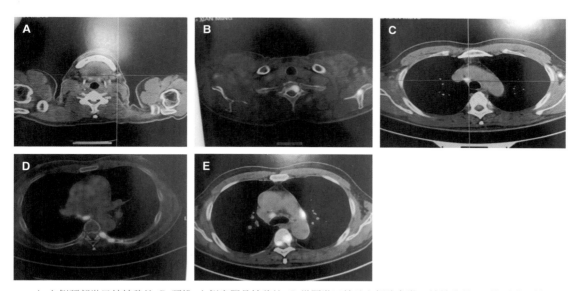

A. 左侧颈部淋巴结转移灶;B. 颈椎、左侧肩胛骨转移灶;C. 纵隔淋巴结及左侧腋窝淋巴结转移灶;D. 纵隔淋巴结及左后肋转移灶;E. 纵隔淋巴结及胸椎转移灶

图 3－1－4　患者治疗前 PET－CT

期间转移灶明显缩小,治疗三年后复查全身 PET‐CT 显示患者多发转移灶消失或者钙化(图 3‐1‐5)。治疗期间患者未出现明显不良药物反应,说明靶向药物对艾滋病合并肺癌患者的治疗可能也是行之有效的,需要大量的临床试验进行进一步证明。

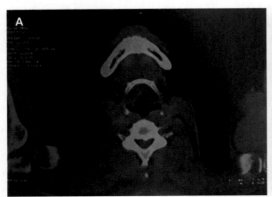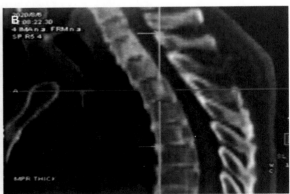

A. 颈部淋巴结转移灶消失;B. 颈椎转移灶钙化

图 3‐1‐5 患者治疗后 PET‐CT

五、问题及展望

艾滋病合并肺癌的实验诊断,一般为检查 CEA、NSE、Cyfra21‐1、ProGRP 等血清学指标,还可做组织活检分析 *EGFR*、*ALK*、*RET*、*MET*、*BRAF*、*ROS1* 等基因突变。目前艾滋病合并肺癌的诊断、分期、疗效评价及治疗后随访常用的还是靠影像学分析,其胸部 CT 检查可以对 HIV 合并肺癌患者早期周围型肺癌有效检出,进一步验证病变所在的部位和累及范围,也可帮助鉴别其良、恶性,CT 薄层重建是肺小结节最主要的检查和诊断方法。

对于肺内直径≤2 cm 的孤立性结节,可进行薄层重建和多平面重建;对于初诊不能明确诊断的结节,视结节大小、密度不同,需 CT 随访;PET‐CT 检查也是肺癌诊断、分期、疗效和预后评估的最佳方法之一;痰液细胞学检查是目前诊断中央型肺癌最简单、方便的无创诊断方法;纤维支气管镜检查则是诊断肺癌的主要工具,可以通过活检查钳、毛刷及冲洗等方式进行组织学或细胞学取材。

HIV 合并肺癌的诊断可能存在的问题,研究显示:5%～15% 的 HIV 感染者于发现肺癌时无症状。故 HIV 感染早期肺癌临床表现不明显,其鉴别和诊断存在一定的难度,根据 HIV 感染者生活中是否有一般引起肺癌的因素如吸烟、电离辐射、诱发肺癌的饮食等致病因素存在,建议低剂量 CT 扫描进行筛查,尽可能及早发现早期患有肺癌的 HIV 感染者。

(王琳、李蕾蕾撰写,宋言峥审阅)

参考文献

[1] Chaturvedi AK, Pfeiffer RM, Chang L, et al. Elevated risk of lung cancer among people with AIDS [J]. AIDS, 2007,21(2):207‐213.

[2] Shiels MS, Cole SR, Kirk GD, et al. A meta-analysis of the incidence of non-AIDS

cancers in HIV - infected individuals [J]. J Acquir Immune Defic Syndr, 2009,52(5): 611 - 622.

[3] Jaquet A, Odutola M, Ekouevi D K, et al. Cancer and HIV infection in referral hospitals from four West African countries [J]. Cancer Epidemiol, 2015,39(6):1060 - 1065.

[4] Simard EP, Pfeiffer RM, Engels EA. Cumulative incidence of cancer among individuals with acquired immunodeficiency syndrome in the United States [J]. Cancer, 2011,117(5):1089 - 1096.

[5] Hesso NA, Martinez-Maza O, Levine AM, et al. Lung cancer incidence and survival among HIV - infected and uninfected women and men [J]. AIDS, 2015,29(10):1183 - 1193.

[6] Hasse B, Ledergerber B, Furrer H, et al. Morbidity and aging in HIV - infected persons: the Swiss HIV cohort study [J]. Clin Infect Dis, 2011,53(11):1130 - 1139.

[7] Sigel K, Wisnivesky J, Gordon K, et al. HIV as an independent risk factor for incident lung cancer [J]. AIDS, 2012,26(8):1017 - 1025.

[8] Sheb FM, Engels EA, Goedert JJ, et al. Pulmonary infections and risk of lung cancer among persons with AIDS [J]. J Acquir Immune Defic Syndr, 2010,55(3):375 - 379.

[9] Brock MV, Hooker CM, Engels EA, et al. Delayed diagnosis and elevated mortality in an urban population with HIV and lung cancer: implications for patient care [J]. J Acquir Immune Defic Syndr, 2006,43(1):47 - 55.

[10] White CS, Haramati LB, Elder KH, et al. Carcinoma of the lung in HIV - positive patients: findings on chest radiographs and CT scans [J]. AJR Am J Roentgenol, 1995,164(3):593 - 597.

[11] Carter BW, Glisson BS, Truong MT, et al. Small cell lung carcinoma: staging, imaging, and treatment considerations [J]. Radiographics, 2014,34(6):1707 - 1721.

[12] 程增辉,施裕新,袁敏,等. 艾滋病合并肺癌的 CT 表现[J]. 放射学实践,2015,30(9): 901 - 904.

[13] 王琳,朱益军,陈辉,等. 病毒载量对 HIV 合并非小细胞肺癌术后的影响[J]. 西部医学, 2017,29(1):82 - 84.

[14] Hajek M, Novak K, Pazdiora P. HIV/AIDS positive patients in surgery. Part I: Epidemiologic situation [J]. Rozhl Chir, 2003,82(11):555 - 560.

[15] Gomez CE, Perdiguero B, Garcia-Arriaza J, et al. A Phase I randomized therapeutic MVA-B vaccination improves the magnitude and quality of the T cell immune responses in HIV - 1 - Infected subjects on HAART [J]. PLoS One, 2015, 10 (11):e141456.

[16] Ravi JR, Rao TR. Estimation of prevalence of periodontal disease and oral lesions and their relation to CD4 counts in HIV seropositive patients on antiretroviral therapy regimen reporting at District General Hospital, Raichur [J]. J Indian Soc Periodontol, 2015,19(4):435 - 439.

[17] Massera F, Rocco G, Rossi G, et al. Pulmonary resection for lung cancer in HIV -

positive patients with low （＜200 lymphocytes/mm（3）） CD4（＋） count ［J］. Lung Cancer, 2000,29（2）:147 – 149.

［18］ 高珂,陈坚,李海林,等.非小细胞肺癌合并人类免疫缺陷病毒阳性患者 29 例的外科治疗分析［J］.检验医学与临床,2010,7（18）:1958 – 1960.

［19］ 中华医学会肿瘤学分会.中华医学会杂志社.中华医学会肺癌临床诊疗指南（2022 版）［J］.中华肿瘤杂志,2022,44（6）:457 – 490.

第二节 艾滋病合并肾癌

肾细胞癌（renal cell carcinoma，RCC）是最常见的泌尿生殖系统肿瘤之一,它的高危因素主要有吸烟、肥胖、高血压、VHL 基因突变等。其临床症状大多不明显,尤其是在肿瘤早期阶段。因此,对于高危人群进行常规肿瘤筛查是必要的,检查方式主要有三种:超声波（US）、CT、MRI,它们各有优缺点,因此多种检查相结合能有效提高 RCC 诊断的敏感性和准确性。截至目前,手术仍然是能治愈 RCC 的唯一办法,但随着病因学的发展,免疫治疗和靶向治疗慢慢出现,极大地丰富了治疗 RCC 的手段,尤其是微小肾癌（microrenal renal carcinoma，mRCC）。

PLWH 也是 RCC 的高危人群。虽然它是一种非艾滋病定义肿瘤,但有研究显示,HIV 感染者比非 HIV 感染者 RCC 的发病率更高,发病年龄更早,且是否还有其他的特征目前仍未可知。随着 HIV 感染者中 RCC 发病率上升,越来越多的人开始研究 RCC 与 HIV 之间的联系,目前我们还不知道为什么这类人群更容易罹患 RCC。但据研究,他们在病理类型、诊疗方式上和普通人群并无差别。多数研究显示 RCC 和 HIV 介导的免疫抑制并无关联。尽管如此,我们仍然需要关注 RCC 患者中 HIV 感染者和非 HIV 感染在流行病学、病理学、高危因素以及诊断治疗上的差异。下文中我们就针对上诉几点来探讨一下 RCC 和 HIV 之间的关系。

一、流行病学

在全球范围内,RCC 的发病率在男性恶性肿瘤中排第九位,女性恶性肿瘤中排第十四位。其中,起源于小管上皮细胞的肾细胞癌为最常见的一种类型,约占 80%。获得性免疫缺陷综合征是由 HIV 引起,它于 1983 年被首次报道。截至目前全球约有 3 700 万 HIV 感染者,仅 2020 年,就有 150 万新发 HIV 感染者,其中有 68 万人死于 AIDS 相关疾病。在抗病毒治疗时代之前,HIV 感染/艾滋病患者（PLWH）有极高风险的病死率,如机会感染和艾滋定义的恶性肿瘤都会明显缩短患者的存活时间。HAART 时代来临后,艾滋病定义的肿瘤（ADCs）的发病率明显下降,PLWH 的寿命甚至提高到了接近非 HIV 感染者的水平。目前肾细胞癌被认为是一种非艾滋病定义肿瘤,它在 HIV 感染者和非 HIV 感染者中的特征有少许不同。

全球过去 20 年来,RCC 的发病率每年提高 2%。2018 年全年,欧洲有 99 200 例新发 RCC 患者,并且有 39 100 例死亡。2022 年,美国报告的 RCC 的发病和死亡人数分别为 79 000 例和 13 920 例,但没有报告 RCC 患者中合并 HIV 感染者的数量或 HIV 感染者中合并 RCC 患者的数量。尽管如此,有一些早期的报告也提出了 HIV 感染者 RCC 的发病率是普通人的 8.5 倍,且患病年龄比普通人要早 15 年。有一份 meta 分析报告研究了约 444 172 名 PLWH,其结果为:在 PLWH 中,肾癌的标准发病率为 1.5。

上海市公共卫生临床中心统计了从 2014 年 3 月至 2019 年 6 月在该院就诊的 4 027 名 HIV 阳性患者中,发现了 18 名 RCC 患者。综上所述,我们可以得出结论:HIV 感染者 RCC 的发病率比普通人更高,发病年龄更早。

二、组织病理分型

根据 2016 年 WHO 发布的肾癌分类标准,RCC 分为 16 种亚型。最常见的类型为透明细胞癌(clear cell RCC, ccRCC),占 70%～75%。最常见的非透明细胞癌(nonclear cell carcinoma, nccRCC)为乳头状癌,占 15%～20%。嗜色细胞癌和其他病理类型各占 5%。每种病理类型都有其各自分子和免疫组化特征,比如,ccRCC 以透明的细胞质和乏内质网结构为主要特征而得名,而 non-ccRCC 则有细胞无限生长、嗜伊红细胞质或球蛋白、低分化腺癌、肉瘤和横纹肌肉瘤等形态学特征,这些特征可以作为评价预后的标志物。

图 3-2-1 为艾滋病合并肾癌(ccRCC),图 3-2-1A 为透明细胞肾细胞癌,癌细胞胞质透明呈巢索状排列(HE×200),CK7 在肾透明细胞癌中阴性表达(图 3-2-1B),CD10 在肾透明细胞癌中肿瘤细胞质阳性表达(图 3-2-1C),Vimentin 在肾透明细胞癌中肿瘤细胞质阳性表达(IHC×200)(图 3-2-1D)。

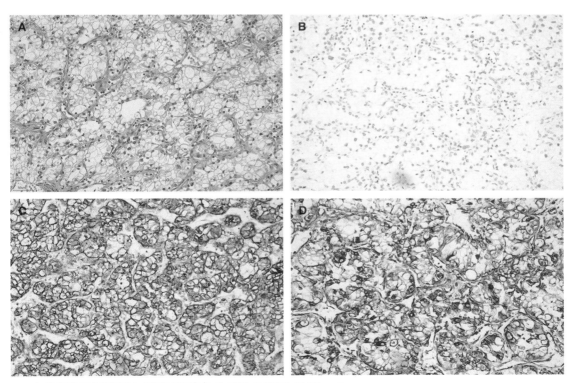

A. 为艾滋病合并肾癌(ccRCC)HE 染色;B. CK7;C. CD10;D. Vimentin

图 3-2-1　艾滋病合并透明细胞肾细胞癌 HE 染色及 CK7、CD10 和 Vimentin 组化分析

图 3-2-2 为乳头状肾细胞癌(×200)。肿瘤细胞立方状或多边形,胞质丰富,排列成乳头状、乳头小梁或乳头实体状,有纤维血管轴心(HE×200)(图 3-2-2A)。CK7 在肿瘤细胞细胞质中阳性表达(图 3-2-2B);CD10 在肿瘤细胞细胞膜中阳性表达(图 3-2-2C);P504S 在肿瘤细胞细胞质中阳性表达(IHC×200)(图 3-2-2D)。有报告显示,对于 HIV 感染或非 HIV 感染者的 RCC 患者,其病理类型并没有明显不同。2008 年,Gaughan 报告了 7 例合并 HIV 感染的 RCC 患者,其中 6 例为 ccRCC。2016 年,Wee Long ONG 报告了 7 例合并 HIV 感染的 RCC 患者,其中 5 例为 ccRCC。2021 年,Zhang 等报道 19 例合并 HIV 感染的 RCC 患者,其中 17 例为 ccRCC,约占 89%,有一个患者同时有 ccRCC 和 pRCC,另一个有 chRCC。2022 年,上海市公共卫生临床中心报告了 18 例 HIV 阳性的 RCC 患者,其中 13 名为 ccRCC。根据这些报道,我们可以看出在 HIV 感染的 RCC 患者中,ccRCC 仍为主要的病理类型。此外,HIV 阳性的 RCC 患者的总体生存率(OS)与病理类型无明显相关性,18 例 HIV 阳性的 RCC 患者的中位生存期为 18.5 个月,这些患者的 OS 和年龄、性别、CD4$^+$ T 细胞数量、是否吸烟、是否进行抗病毒治疗、病理类型、TNM 分期均无明显相关性,造成显著差异的是患者是否伴有合并症,报告显示,未合并有梅毒、高血压、冠心病、糖尿病及肝炎的 HIV 阳性的 RCC 患者的中位生存期为 30.92±19.53 个月,而以上合并症的患者的中位生存期为 8.40±3.29 个月,其结果均有统计学意义。

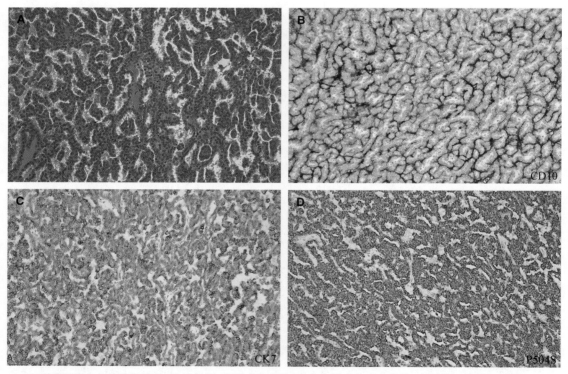

A. 肿瘤细胞立方状或多边形,胞质丰富,排列成乳头状、乳头小梁或乳头实体状,有纤维血管轴心(HE×200);B. CK7;C. CD10;D. P504S(IHC×200)

图 3-2-2　艾滋病合并乳头状肾细胞癌

三、高危因素

目前，人们熟知的 RCC 危险因素是抽烟、肥胖、高血压和 *VHL* 基因突变等。而乙醇、职业压力、毒品等对 RCC 的影响尚有争议。

1. 抽烟　现已被证实，抽烟会引起多种肿瘤，包括 RCC。2016 年，Cumberbatch 报道吸烟者罹患 RCC 的危险性要明显高于不吸烟者，目前仍吸烟者的危险性高于既往吸烟者。有一项 meta 分析报告显示：无论男女，罹患 RCC 的危险性都与吸烟的剂量密切相关。此外，戒烟时间＞10 年的 RCC 患者，其预后要明显好于戒烟时间＜10 年的患者。还有报告指出，无论对于 RCC 患者进行外科手术还是靶向治疗，吸烟者的预后都比不吸烟者要更差。最近有一项队列研究显示，重度吸烟者(指烟龄超过 40 年的人群)RCC 的发病率明显升高。

艾滋病患者中吸烟率要高于普通人群，而且他们放弃吸烟的可能性也要低于普通人群。因此，吸烟使得 HIV 感染者面临更多的健康风险，这类人群与吸烟有关的发病率和死亡率明显提高。尽管 RCC 合并 HIV 感染的发病率未知，但我们发现正在吸烟或者既往吸烟的 HIV 感染者更容易罹患 RCC。而且，因为戒烟的可能性更低，所以 RCC 患者中 HIV 感染者比非 HIV 感染者的预后更差。因此，鼓励 PLWH 戒烟尽可能超过 10 年，将会明显改善他们的预后。

2. 肥胖　这是另一种明确的 RCC 的危险因素。人们通常以 BMI 作为评价体重的指标，即体重(kg)除以身高(m)的平方。亚洲人中，BMI＞25 kg/m² ；非亚洲人中，BMI＞30 kg/m² 被定义为肥胖。有 meta 分析报告指出，BMI 值每升高 5 kg/m² ，那么男性中罹患 RCC 危险性提高 24％，女性中提高 34％。

然而，也有一些观点将肥胖视为 RCC 的保护性因素，称之为"肥胖指数(obesity paradox)"。在韩国，有一项包含 1 543 例接受肾切除术的 RCC 患者的临床队列研究及 meta 分析显示，术前高 BMI 值可以改善预后、癌症特异性生存率(cancer specific survival rate, CSS)和无瘤生存率(recurrence free survival rate, RFS)。近来也有一些类似的研究报告：更高的 BMI 值在 RCC 患者中可能有一个积极的作用。Turco 等描述并解释了这个现象，他们认为是因为这些研究均具有一定的局限性。虽然 BMI 是被用来评估体重，但并不能精确的反应脂肪、肌肉和骨组织的重量，也不能评估皮下脂肪和内脏脂肪，还有一些研究将肥胖的标准定义从为 BMI＞30 kg/m² 扩大到了＞25 kg/m² ，还有一些其他因素，例如营养、遗传和分子特性等，均可能与"肥胖指数"有关。对于 HIV 感染者来说，肥胖也是一个值得关注的影响因素，因为抗病毒治疗、不健康的饮食和低运动量都有可能会影响体重。最近有研究显示，肥胖在老年艾滋病患者中较为常见。

综上所述，肥胖是许多疾病的危险因素，HIV 感染者也应该控制体重，不仅是减少 RCC 的发生，也能降低其他多种代谢疾病的危险。

3. 高血压　一项针对超过 77 000 名美国居民的前瞻性队列研究显示：高血压是 RCC 的独立的危险因素。且发病率与血压值是呈正相关性。有一项前瞻性研究的 meta 分析报告：血压每升高 10 mmHg，那么 RCC 的危险性就升高 10％～22％。HIV 感染者中高血压的发生率也更高，有 meta 分析解释是因为 HAART 与高血压有关。鉴于 HIV 感染患者需要终身进行 HAART，他们更应该进行常规血压监测，尤其是对于老年人。将血压控制在一个合理的范围会明显减少 HIV 感染的 RCC 患者的发病率和病死率。不过还需要进行更深入的研究来明确最佳的血压范围和抗病毒药物的选择。

4. 免疫抑制　在 HIV 感染中,$CD4^+ T$ 细胞的数量是一个非常重要的指标。ACDs 与免疫抑制有关,尤其是当 $CD4^+ T$ 细胞 $<200\,cells/\mu L$。但并不是所有的 ACDs 都和免疫抑制有关,比起 ACDs 患者中的免疫抑制,HIV 诱导的免疫抑制作用似乎还不如不良的生活习性和病毒合并感染。1990 年,Adjiman 报道了一例 25 岁的 RCC 患者合并晚期恶性淋巴瘤,众所周知,恶性淋巴瘤与免疫抑制有关。Azon-Masoliver 也报道了一位患者同时患有卡波西肉瘤和 RCC。这两个病例似乎都意味着 RCC 可能与免疫抑制有关。但鉴于只有 2 个病例,亦无法明确 RCC 是否和免疫抑制有关。1997 年,Baynham 报道 RCC 的产生可能不仅是因为非特异性免疫抑制,也可能发生在高 $CD4^+ T$ 细胞的人群中。2008 年,Dezube 报到了 9 例 RCC 合并 HIV 感染的患者,其中 7 例有轻至中度的免疫抑制($CD4^+ T$ 计数:$62\sim731\,cells/\mu L$)。作者认为,HIV 相关的免疫抑制可能不是 RCC 的主要因素,因 HIV 感染和抗病毒治疗均会导致肾病和糖尿病,它们可能是引起 RCC 的潜在危险因素。同年,Layman 报道艾滋患者 $CD4^+ T$ 细胞的数量和 RCC 之间没有相关性。2016 年,Wee Loon ONG 报告了 7 例 RCC 合并 HIV 感染的患者,仅有轻至中度的免疫抑制($CD4^+ T$ 计数:$178\sim1\,352\,cells/\mu L$),且其中有 5 例患者的病毒载量在 $50\,copies/mL$ 以下。2021 年,Zhang 研究了 19 例 RCC 合并 HIV 感染的患者,也得到了类似的结论。他们认为,即使这些患者没有经过规范的 HAART,也没有明确的证据显示免疫抑制和肿瘤侵袭之间有相关性。

综上所述,近年的研究认为:没有充足的证据证明 HIV 介导的免疫抑制和 RCC 之间有相关性。然而,还需要更加深入的研究来证实 RCC 和免疫抑制之间的联系。因为目前的研究均有一定的局限性:第一,患者的数量相对较少;第二,大部分研究对象为男性;第三,我们怀疑 HIV 介导的免疫抑制和 RCC 有关,但是低 $CD4^+ T$ 细胞的患者往往在比较年轻的时候就死于 ADCs 和机会感染,甚至都来不及发生 RCC。

4. *VHL* 基因　这是一个肿瘤抑制基因,位于第三号染色体上,它与 RCC 的产生和发展有着重要的影响。VHL 基因不仅是被研究最多的基因,也是突变率最高的基因,其突变率约为 64%。突变的 VHL 基因失去了靶向作用于缺氧诱导因子的能力,而 HIF 通过 pVHL-E3 连接酶复合泛素-蛋白酶体途径破坏血管形成和有丝分裂进而抑制肿瘤的形成。同时,有研究表明,适量的 VHL 蛋白能促进 HIF-1 的复制和基因表达。人类致瘤病毒通过抑制 HIF-1 的降解来影响它的稳定性、转录和翻译。研究者还发现,Cul2/VHL 抑制的降解途径有效提高了 integrase(一种在 HIV 形成过程中的关键酶)的稳定性。由此来看,HIV 可能实际上参与了 RCC 的进程。另外,我们发现在有 VHL 基因突变的 RCC 患者体内,HIV 的复制在一定程度上受到 pVHL 蛋白复制减少的影响。因此,如果我们能明确 pVHL 是如何在 HIV 的复制中发挥作用的,那就有可能为我们的抗 HIV 治疗提供一种新的思路。

四、临床诊断

RCC 的诊断方法主要有 US、CT、MRI 这三种。其中 US 因其可重复性、价格便宜且无放射损害常为临床医师诊断肾占位的首选检查方式。然而 US 对于检查医师的经验要求较高,且每次检出时肾脏图像显示可能不清。此外,US 在无症状肾癌筛查中的使用是有争议的,因为其偶发恶性肿瘤的检出率较低,仅为 0.2%。

有一项研究显示,CT 对于直径在(0~5 mm)的肾占位的检出率要高于 US(分别为 47% 和 0%),且检出率随着占位的直径增加而增加。例如,当占位直径在 10~35 mm 时,CT 和 US 的检出率分别为 80% 和 82%。尽管 US 对于微小占位的敏感性较低,但若占位在 CT 上显示为高密度时,US 能鉴别该占位本质上是否为囊性,因此无论如何,US 仍是一种重要的 RCC 的筛查和诊断的方式。自从 20 世纪 90 年代以来,CT 成为了 RCC 诊断的金标准,且因 RCC 的多血管特质,增强 CT 能更好地显示其影像。然而也有一些局限性限制了 CT 的广泛使用。例如那些对造影剂过敏、怀孕和正在进行肾脏透析的患者来说,不适合进行 CT 增强检查。

如今,MRI 在 RCC 患者的诊断中越来越重要,尤其是对于无法耐受 CT 的患者。有报告表示,MRI 能更好地评估 CT 和 US 无法明确性质的肾肿块,且对于下腔静脉血栓的检出率敏感性为 92.3%,特异性为 86.4%。尽管如此,MRI 也有自己的局限性,如检查费用高、时间长、不方便等。

综合来说,如果患者有症状或者在进行某项检查时发现肾脏肿块,若无明显禁忌证,首先仍为 CT,尤其是在小的肾占位的诊断中,CT 比 US 要更敏感。若患者有 CT 检查禁忌证,那可以选择 MRI。考虑到每种影像学检查有其各自的优缺点,建议在实际临床诊断过程中使用多种检查相结合,以提高敏感性和准确性,图 3-2-3 为一例艾滋病合并肾癌患者腹部 CT 影像学分析,男,48 岁,图 3-2-3A 可见左肾下部见一占位,平扫呈中等稍高密度,其内见更低密度液化坏死区,图 3-2-3B 见动脉期明显强化,图 3-2-3C 见门脉期强化减低,液化坏死区未见强化,病灶可见延迟强化的包膜。

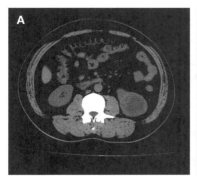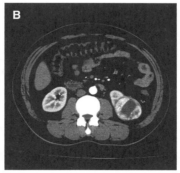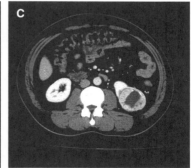

图 3-2-3 艾滋病合并肾癌患者腹部 CT 影像特征分析

五、治疗

1. 外科手术 RCC 是一种免疫反应性肿瘤,且对放化疗均不敏感。对于局部肾癌以及局部晚期肾癌来说,外科手术是唯一能治愈的治疗方式。其中,肾根治性切除术(radical nephrectomy, RN)和肾部分切除术(partial nephrectomy, PN)为主要的手术方式。

2. 靶向治疗和免疫治疗 对于这种难治性肿瘤,人们一直在探索微小肾癌的最佳治疗方法,自 2005 年以来,包括酪氨酸激酶抑制剂(tyrosine kinase inhibitors, TKI)以及免疫位点抑制剂(immune checkpoint inhibitor, ICIs)在内的多种新药上市。转移性肾细胞癌的患者的总体存活率从细胞因子时代的 1 年提升到免疫治疗时代的 2.5~3 年。目前卡博替尼胶囊(cabozantinib)和纳武利尤单抗(nivolumab)的联合治疗作为晚期肿瘤的一线治疗,给许多晚期 RCC 的患者带来了新的希望。

随着 ICIs 的出现,现在人们倾向于进行联合靶向治疗和免疫治疗,这种治疗方案在许多患者中起到了良好的作用。三期研究显示帕博利珠单抗(pembrolizumab)+阿希替尼(axitinib)的联合治疗效果要好于舒尼替尼(sunitinib)。事实上,免疫检查点抑制剂(PD-1)不仅可以靶向作用于 RCC,也有抗 HIV 的作用。研究显示,PD-1 的表达和消耗发生在 HIV 特异性 CD4$^+$T 和 CD8$^+$T 细胞上,并且 PD-1 的表达与病毒载量、CD4$^+$T 细胞数量、CD8$^+$T 细胞的毒性作用有关。PD-1 的表达和 T 细胞的消耗可能会因为进行 HAART 而减少,但无法达到 HIV 感染前的水平。因此,在 RCC 患者在治疗期间,HAART 不应该中止。Li 在最近的研究中提出:CD8$^+$T 细胞的活力可以通过同时对腺苷酸和 PD-1 单信号通路的靶向作用来修复。更有研究显示,同时作用于 CD39 腺苷酸和 PD-1 能更好地提高 CD8$^+$T 细胞的抗病毒活性,这个发现不失为一个潜在的 HAART 策略。同样的,也还有一些其他的免疫检查点需要我们研究,例如:CTLA-4、TIM-3、TIGIT 和 LAG-3。

3. **临床病例分享**　上海市公共卫生临床中心作为 AIDS 患者定点治疗的医疗机构,近年来陆续报道了艾滋病合并肾细胞癌的患者成功进行外科手术并未见肾癌复发的病例。其中,较为典型的一例为 27 岁男性患者,确诊艾滋病 1 周,尚未服用抗病毒药物,体检发现左肾占位半个月入院。入院后行泌尿系 CT 检查,CT 扫描该患者左肾可见一类圆形稍低密度影,直径约为 3.2 cm,初诊考虑可能透明细胞癌。如图 3-2-4A,提示左肾透明细胞癌可能。淋巴细胞亚群检测:CD4$^+$T 细胞计数为 57.4 cells/μL。患者行腹腔镜下肾癌根治术,术后病理证实为透明细胞癌,WHO/ISUP 分期为 2 级。术后 4 个月及 1 年各随访一次,复查腹部CT,未见明显肾癌复发及转移(图 3-2-4B、图 3-2-4C),患者至今一般情况良好。如今,该中心所收治的 HIV 合并肾细胞癌的外科手术治疗的病例数目还不够,还需要进行一定程度的积累,尤其是对于进行 PN 术式的 HIV 合并肾癌患者,该中心尚未进行明确报道。后续积累一定数量的病例后,对艾滋病合并肾细胞癌的这类人群,进行规范化的外科治疗,

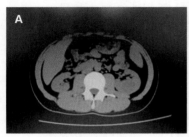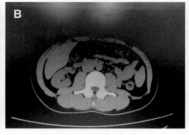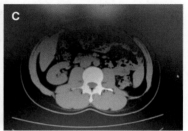

A. 患者行腹腔镜肾癌根治术前;B. 术后 4 个月复查腹部 CT 影像,未见肾癌复发及转移;C. 根治术 12 个月后,复查腹部 CT 影像,未见肾癌复发及转移

图 3-2-4　艾滋病合并肾癌患者腹部 CT 影像

统计分析其治疗效果,预后以及其他指标,分析对比 RN 及 PN 术式在这类人群中的治疗效果是否有统计学差异。

4. 治疗的安全性和展望　对于合并感染 HIV 的晚期 RCC 患者,ICIs 治疗的安全性和可行性已被证实。有一项研究取 32 例恶性肿瘤合并 HIV 感染的患者,每三周对其进行静脉注射帕博利珠单抗,结果发现联合抗 PD - 1 治疗可以有效降低 HIV 感染患者的病毒存量。在肿瘤免疫治疗网状研究(CITN - 12)的第一阶段,招募了若干 CD4$^+$ T 细胞 ≥ 100 cells/μL 的合并 HIV 感染的晚期肿瘤患者,进行了为期 4 周以上的 HAART,病毒载量下降到 200 copies/mL 以下,ICIs 的药物毒性和非 HIV 感染者相似。有一些传统的抗 HIV 药物联合抗 ccRCC 治疗可能会对 ccRCC 有一些影响。例如,非核苷逆转录酶抑制剂如阿夫利兹(efavirenz)和拉夫拉定(nevirapine)可以减少细胞增殖或增强 RCC 细胞的分化,蛋白酶抑制剂如洛匹拉韦(lopinavir)和奈非那韦(nelfifinavir)可以提高卡非佐米(carfifilzomib)的活性。这些研究为我们提供了一个新的观点:即传统的抗 HIV 药物和抗 ccRCC 药物联合治疗可能有协同作用。

尽管在探索 RCC 的致癌作用中取得了比较重要的进步,但 RCC 的治疗方式的选择仍然以临床表现和身体状态为基础。而且对于不同人群,例如合并 HIV 感染的患者,有许多其他的问题值得我们注意。虽然 PD - 1 抑制剂对于控制 mRCC 有巨大的潜力,但是大部分关于 ICIs 治疗晚期肿瘤的临床试验都不包括 PLWH,因此尽管 PLWH 的肿瘤发病率和致死率更高,但无法获得和非 HIV 感染者一样的治疗机会。起初可能是因为缺乏足够的循证医学指南,且担心 ICIs 与 HAART 药物或者其他药物之间相互影响,便将 PLWH 排除在临床试验之外。随着越来越多的证据显示合并晚期肿瘤的 PLWH 对 ICIs 有着和普通人群一样的有效性和耐受性,2020 年 FDA 建议具有一定免疫功能的 PLWH 可以进行临床试验。这意味着,未来需要进行更多的临床试验,例如 NCT04514484,使 PLWH 能获得更多的生存机会。

最后,需要指出的是对于有局部 RCC 的 HIV 感染/艾滋病患者来说,手术治疗是最好的,尽管靶向治疗和免疫治疗相结合的治疗方式已经出现,给 mRCC 患者带来了新的希望,但尚无明确的证据证实它对于 HIV 感染/艾滋病的 mRCC 患者来说是效果更优。因此,我们亟须更多更深入的研究,去寻找 RCC 更好的治疗办法。

(马俊撰写,包娟、朱同玉审阅)

参考文献

[1] Escudier B, Porta C, Schmidinger M, et al. Renal cell carcinoma: ESMO clinical practice guidelines for diagnosis, treatment and follow-updagger [J]. Ann Oncol, 2019,30(5):706 - 720.

[2] Cobucci RN, Lima PH, de Souza PC, et al. Assessing the impact of HAART on the incidence of defining and non-defining AIDS cancers among patients with HIV/AIDS: A systematic review [J]. J Infect Public Health, 2015,8(1):1 - 10.

[3] Moch H, Cubilla AL, Humphrey PA, et al. The 2016 WHO classification of tumours of the urinary system and male genital organs-Part A: Renal, penile, and testicular tumours [J]. Eur Urol, 2016,70(1):93 - 105.

［4］ Trpkov K, Hes O, Williamson SR, et al. New developments in existing WHO entities and evolving molecular concepts: The genitourinary pathology society (GUPS) update on renal neoplasia ［J］. Mod Pathol, 2021,34(7):1392 – 1424.

［5］ Al-Bayati O, Hasan A, Pruthi D, et al. Systematic review of modifiable risk factors for kidney cancer ［J］. Urol Oncol, 2019,37(6):359 – 371.

［6］ Kroeger N, Li H, De Velasco G, et al. Active smoking is associated with worse prognosis in metastatic renal cell carcinoma patients treated with targeted therapies ［J］. Clin Genitourin Cancer, 2019,17(1):65 – 71.

［7］ Minami T, Inoue M, Sawada N, et al. Alcohol consumption, tobacco smoking, and subsequent risk of renal cell carcinoma: The JPHC study ［J］. Cancer Sci, 2021,112 (12):5068 – 5077.

［8］ Regan S, Meigs JB, Grinspoon SK, et al. Determinants of smoking and quitting in HIV – infected individuals ［J］. PloS One, 2016,11(4):e0153103.

［9］ Renehan AG, Tyson M, Egger M, et al. Body-mass index and incidence of cancer: A systematic review and meta-analysis of prospective observational studies ［J］. Lancet, 2008,371(9612):569 – 578.

［10］ Choi Y, Park B, Jeong BC, et al. Body mass index and survival in patients with renal cell carcinoma: A clinical-based cohort and meta-analysis ［J］. Int J Cancer, 2013,132 (3):625 – 634.

［11］ Plonski JJS, Fernandez-Pello S, Jimenez LR, et al. Impact of body mass index on survival of metastatic renal cancer ［J］. J Kidney Cancer VHL, 2021,8(2):49 – 54.

［12］ Hidayat K, Du X, Zou SY, et al. Blood pressure and kidney cancer risk: Meta-analysis of prospective studies ［J］. J Hypertens, 2017,35(7):1333 – 1344.

［13］ Ong WL, King K, Koh TL, et al. HIV and renal cell carcinoma: Experience in an australian statewide HIV center ［J］. Asia Pac J Clin Oncol, 2016,12(2):188 – 193.

［14］ Zhang M, Zhu Z, Xue W, et al. Human immunodefificiency virus related renal cell carcinoma: A retrospective study of 19 cases ［J］. Infect Agent Cancer, 2021,16(1):26.

［15］ Bui TO, Dao VT, Nguyen VT, et al. Genomics of clear-cell renal cell carcinoma: A systematic review and meta-analysis ［J］. Eur Urol, 2022,81(4):349 – 361.

［16］ Mousnier A, Kubat N, Massias-Simon A, et al. Von Hippel-Lindau binding protein 1-mediated degradation of integrase affects HIV – 1 gene expression at a postintegration step ［J］. Proc Natl Acad Sci USA, 2007,104(34):13615 – 13620.

［17］ Sankineni S, Brown A, Cieciera M, et al. Imaging of renal cell carcinoma ［J］. Urol Oncol, 2016,34(3):147 – 155.

［18］ Haliloglu AH, Gulpinar O, Ozden E, et al. Urinary ultrasonography in screening incidental renal cell carcinoma: Is it obligatory? ［J］. Int Urol Nephrol, 2011,43(3): 687 – 690.

［19］ Adams LC, Ralla B, Bender YY, et al. Renal cell carcinoma with venous extension:

Prediction of inferior vena cava wall invasion by MRI [J]. Cancer Imaging, 2018, 18 (1):17.

[20] Ljungberg B, Albiges L, Abu-Ghanem Y, et al. European association of urology guidelines on renal cell carcinoma: The 2019 update [J]. Eur Urol, 2019, 75(5):799 - 810.

[21] Chowdhury N, Drake CG. Kidney Cancer: An overview of current therapeutic Approaches [J]. Urol Clin North Am, 2020, 47(4):419 - 431.

[22] Powles T. Recent update to the ESMO clinical practice guidelines on renal cell carcinoma on cabozantinib and nivolumab for first-line clear cell renal cancer: Renal Cell Carcinoma: ESMO Clinical Practice Guidelines for Diagnosis, Treatment and Follow-Up [J]. Ann Oncol, 2021, 32(3):422 - 423.

[23] Blackburn SD, Shin H, Haining WN, et al. Coregulation of CD8$^+$ T cell exhaustion by multiple inhibitory receptors during chronic viral infection [J]. Nat Immunol, 2009, 10(1):29 - 37.

[24] El-Far M, Halwani R, Said E, et al. T-cell exhaustion in HIV infection [J]. Curr HIV/AIDS Rep, 2008, 5(1):13 - 19.

[25] Uldrick TS, Adams SV, Fromentin R, et al. Pembrolizumab induces HIV latency reversal in people living with HIV and cancer on antiretroviral therapy [J]. Sci Transl Med, 2022, 14(629):eabl3836.

[26] Landriscina M, Altamura SA, Roca L, et al. Reverse transcriptase inhibitors induce cell differentiation and enhance the immunogenic phenotype in human renal clear-cell carcinoma [J]. Int J Cancer, 2008, 122(12):2842 - 2850.

[27] Reuss JE, Stern D, Foster JC, et al. Assessment of cancer therapy evaluation program advocacy and inclusion rates of people living with HIV in Anti-PD1/PDL1 clinical trials [J]. JAMA Netw Open, 2020, 3(12):e2027110.

[28] Coghill AE, Pfeiffer RM, Shiels MS, et al. Excess mortality among HIV infected individuals with cancer in the United States [J]. Cancer Epidemiol Biomark Prev, 2017, 26(7):1027 - 1033.

[29] Vora KB, Ricciuti B, Awad MM. Exclusion of patients living with HIV from cancer immune checkpoint inhibitor trials [J]. Sci Rep, 2021, 11(1):1 - 6.

第三节　艾滋病合并肝癌

近 20 年来, HIV 感染及其发病机制研究取得了巨大进展, 同时针对 HIV 感染的治疗手段也发生了巨大变化。随着 HIV 感染/AIDS 患者预期寿命的延长, 作为非艾滋病定义肿瘤之一, 原发性肝癌已成为导致 HIV 感染/AIDS 患者死亡的一个常见原因。原发性肝癌分为肝细胞型、胆管细胞型和混合型三种病理类型, 其中肝细胞型肝癌(hepatocellular carcinoma，HCC)最常见，占比超过 80％，其病死率在恶性肿瘤中排第 2 位，HIV 感染/AIDS 患者较普通人群有更高的发生 HCC 的风险，HIV 感染/AIDS 患者合并肝细胞癌已成为其死亡的重要原因之一。

一、流行病学与发病机制

1. 流行病学　乙型肝炎病毒(hepatitis B virus，HBV)或/和丙型肝炎病毒(hepatitis C virus，HCV)感染是导致 HIV 感染/AIDS 患者发生 HCC 的主要危险因素。丁型肝炎病毒 (hepatitis D virus，HDV)合并 HBV 感染可增加 HIV 感染/AIDS 患者发生 HCC 的风险。由于共同的传播方式，HIV 合并 HBV 或/和 HCV 感染相当常见。但是，HIV 合并 HBV 或/和 HCV 感染的流行率因地理位置不同而有很大差异。HIV 感染/AIDS 患者中，我国不同地区报道的乙型肝炎表面抗原(hepatitis B surface antigen，HBsAg)流行率为 5.9％～38.0％，抗- HCV 流行率为 2.2％～38.0％。接受 HAART 的 HIV 感染/AIDS 患者中，我国 HBsAg、抗- HCV 和 HBsAg 加抗- HCV 流行率均高于普通人群，分别为 13.1％、23.4％ 和 4.0％。约有 1/3 的 HIV 感染/AIDS 患者最终死于肿瘤。一项 Meta 分析显示，与普通人群相比，HIV 感染/AIDS 患者发生的包括艾滋病定义性肿瘤在内的 28 种肿瘤中，只有 8 种肿瘤的标准化发生率显著增加，其中，肝癌和胃癌的 SIR 分别为 5.22(95% CI：3.32～8.20) 和 1.90(95% CI：1.53～2.36)。

2. 发病机制　HBV 或/和 HCV 相关 HCC 的发病机制尚未阐明。肝硬化通常被认为是招致 HCC 的首要因素。HBV 和 HCV 相关 HCC 的发生均主要与肝硬化有关，在一定程度上也分别与显著肝炎活动和广泛肝纤维化有关。HBV 相关 HCC 的年发病率，在代偿期肝硬化和无肝硬化的患者人群中分别为 3.7％和 0.6％，而在非显著肝炎活动的患者人群中为 0.2％。此外，HBV 基因片段整合入宿主基因组和 HBV 蛋白 X 的反式激活可能直接诱发 HCC。HCV 相关 HCC 的年发病率，在肝硬化和无肝硬化的患者人群中分别为 2.99％和 0.47％；在肝脏病理学分期 F3 期患者中为 0.63％。虽然 HCV 基因缺乏整合潜力，但 HCV 蛋白可能通过扰乱炎症化的肝细胞内信号通路而促发 HCC。HIV 感染可促进 HBV 和 HCV 相关慢性肝病的进展，可导致慢性肝病更快发展为肝硬化和肝脏失代偿，特别是 AIDS 期。

虽然 HIV 感染不足以诱发 HCC，但 HIV 感染与慢性肝炎之间的相互作用可能促进 HCC 的发生。HIV 可直接感染肝脏基质细胞，包括 Kupffer 细胞和肝星状细胞，诱导 I 型胶原蛋白的表达和单核细胞趋化因子蛋白- 1(monocyte chemoattractant protein - 1，MCP - 1) 的分泌以及活性氧的过度产生。MCP - 1 可促进单核细胞浸润；活性氧可导致 DNA 损伤、调节细胞内信号传导、改变耐药基因表达和诱导黏附细胞分子表达。HIV 感染/AIDS 相关 T 细胞亚群分布的变化可改变针对 HBV/HCV 感染的免疫应答。$CD4^+$ T 和 $CD8^+$ T 细胞应答以及抗原呈递过程的损失也可影响 HBV/HCV 复制及其抗原表达。HIV 感染/AIDS 通过消耗肠黏膜 $CD4^+$ T 细胞，特别是 T 辅助细胞- 17，可改变肠上皮功能、增加肠道通透性和导致肠道细菌易位。细菌易位可招致白细胞介素- 1、白细胞介素- 6 和肿瘤坏死因子- α 产生增加，引发肝脏二次免疫激活。HIV 感染/AIDS 相关免疫调节异常、HBV/HCV 动力学变化和肝脏免疫微环境改变最终可改变慢性 HBV/HCV 感染自然史,加速肝纤维化进程,维持肝硬化存在和促进 HCC 发生。HIV 感染/AIDS 相关免疫监视能力下降可能直接参与 HCC 的发生。CD4$^+$T 细胞计数<200 cells/μL 与 HCC 显著相关但与肝硬化无关。HIV/HCV 感染患者,接受不含干扰素的抗病毒治疗可招致原发肿瘤细胞克隆的生长。HCV 抑制带来的炎症和免疫表型的破坏可能是造成免疫监视能力下降的原因。肝脏自然杀伤细胞数量减少和功能下降可能是招致 HCC 的另一个危险因素。HIV/HCV 感染患者,接受不含干扰素的抗病毒治疗可招致射频消融或手术切除后的 HCC 更易复发。

除 HIV 感染外,促进 HCC 发生的其他因素至少涉及代谢性脂肪肝、酒精性脂肪肝、药物性脂肪肝、黄曲霉毒素暴露和遗传性血色病等。脂肪肝在 HIV 感染/AIDS 患者中很常见。肝脂肪变性可能是促进肝病进展和促进 HCC 发生的一个重要附加因素。除代谢和酒精因素外,HIV 感染/AIDS 相关脂肪肝还涉及药物因素。核苷类逆转录酶抑制剂,尤其是齐多夫定(zidovudine)、迪达诺辛(didanosine)和斯塔夫定(stavudine),有明确的线粒体毒性并可招致肝脂肪变性。

二、临床特征与诊断

1. 临床特征　在明确诊断之前,大多数患者 HCC 的发生和进展表现为无症状的静默过程;少数有症状的患者可表现为非特异性体质下降或/和反映肝病进展的症状和体征。因此,无论晚期或早期 HCC,其发现主要依靠对高危人群的筛查。大多数 HCC 患者伴有临床或/和病理学肝硬化的背景,或曾有临床或/和病理学肝硬化的前奏。因此,对有失代偿期或代偿期肝硬化证据的患者,均应高度重视 HCC 的筛查;对缺乏肝硬化证据但有肝硬化病史的患者,也不能忽视 HCC 的筛查。肝硬化是否可逆转仍存争议。肝硬化的纤维化回归已被证实,但肝纤维化回归不代表肝窦修复和肝小叶/肝腺泡重建。大多数 HCC 患者有慢性 HBV 或/和 HCV 感染的背景或历史。因此,对有活动性肝炎证据的慢性 HBV 感染以及有广泛肝纤维化证据的慢性 HCV 感染,特别是有 HCC 家族史的患者,即使没有肝硬化,也应进行 HCC 的筛查。但是,HIV 感染/AIDS 只是促进 HCC 发生和进展一个重要因素。对没有 HCC 高危因素的 HIV 感染/AIDS 患者进行常规 HCC 筛查可能没有成本效益和生存优势。

2. 筛查方案　HCC 的早期诊断对选择治愈性方案和提高总生存率有重要意义。早期和晚期 HCC 患者的 5 年总生存率分别>70％和<5％。目前的筛查手段主要是腹部超声检查,但其诊断早期 HCC 的实际效果并不理想。超声在不同研究中诊断任何分期和早期 HCC 的灵敏度和特异度高度变异。一项 Meta 分析显示,超声诊断任何分期 HCC 的汇总灵敏度和汇总特异度分别为 94％(95％ CI:83％～98％)和 94％(95％ CI:89％～97％);诊断早期 HCC 的汇总灵敏度为 63％(95％ CI:49％～76％)。另一项 Meta 分析认为,超声诊断任何分期和早期 HCC 的汇总灵敏度分别为 78％(95％ CI:67％～86％)和 45％(95％ CI:30％～62％)。病变的可视化程度变异、医生的窗口选择和操作经验的差异可能是造成超声诊断一致性较低的关键因素。

早期研究发现,每 6 个月一次超声和 AFP 筛查能显著增加早期 HCC 的发现率、手术切除率及显著降低 HCC 的病死率。但是,定期筛查对 HCC 生存率的影响因其倍增时间而变化。与不定期筛查相比,如 HCC 的倍增时间<90 d,定期筛查可能显著延长患者的生存期;但如 HCC 的倍增时间>90 d,定期筛查则不能延长患者的生存期。一项系统综述发现,每 6 个月一次 AFP 筛查与单次 AFP 检测患者的全因病死率($OR=1.02$,95%CI:0.65~1.60)、HCC 相关病死率($OR=1.01$,95%CI,0.57~1.78)和 HCC 发现数量($OR=1.11$,95%CI,0.64~1.92)之间没有统计学差异;每 6 个月一次超声或每年一次 CT 筛查与单次超声或 CT 检查患者的全因病死率($OR=0.81$,95%CI:0.26~2.53)、HCC 相关病死率($OR=0.81$,95%CI:0.26~2.53)和 HCC 发现数量($OR=1.09$,95%CI:0.40~2.99)之间也没有统计学差异。因此,目前还没有足够证据支持对慢性肝病患者进行每 6 个月一次 AFP、每 6 个月一次超声或每年一次 CT 筛查的必要性和合理性。

3. 实验诊断 超声检查仍不能满足诊断早期 HCC 的现实需要。因此,联合生物标志物可能提升超声诊断早期 HCC 的性能。遗憾的是,至今还没有找到已达成共识的诊断早期 HCC 的理想生物标志物。大量的临床研究证明,目前可用的生物标志物及其联合,即使采用不同的截断值,对诊断早期 HCC 均表现为低的灵敏度和特异度以及大的变异度。

甲胎蛋白(AFP)已被广泛使用。除 HCC 外,严重肝损伤、肝内胆管癌和胚胎性肿瘤患者均可见 AFP 升高。慢性 HBV 或 HCV 感染患者发生严重肝炎活动或广泛肝纤维化及肝硬化时均常见 AFP 升高。因此,AFP 诊断早期 HCC 的特异度较低。此外,选择不同的截断值,AFP 诊断早期 HCC 的灵敏度和特异度也有差异。在慢性 HBV 或 HCV 感染患者中,以 AFP>20 ng/mL、>100 ng/mL、>200 ng/mL 和>400 ng/mL 为标准,其诊断早期 HCC 的灵敏度分别为 90%、98%、99% 和 99%,特异度分别为 60%、31%、22% 和 17%。在流行率为 5% 的人群中,以 AFP>20 ng/mL 为标准,其诊断早期 HCC 的阴性预测值为 98%,阳性预测值为 25%。提示 AFP 排除 HCC 的能力很强,但诊断早期 HCC 的能力很弱。根据对扁豆凝集素(lens culinaris agglutinin, LCA)的反应性,AFP 可分成三个异构体,分别谓之 AFP-L1、AFP-L1 和 AFP-L3。其中,AFP-L3 似乎对 HCC 更具特异性。早期研究发现,当 AFP-L3>15% 时,其诊断 HCC 的灵敏度(38%)似乎高于 AFP(31%)。但后续研究认为,当 AFP-L3 为 10%~15% 时,其诊断 HCC 的灵敏度和特异度变异很大,分别为 36%~96% 和 89%~94%。需要指出的是,AFP 通常由免疫法测量,而 AFP-L3 由凝集素亲和电泳联合抗体亲和印迹法测量;受 AFP-L3 测量技术的影响,当患者 AFP<10 ng/mL 时,AFP-L3 不能被精确定量。

去 γ-羧基凝血酶原(des-γ-carboxy prothrombin, DCP)也称维生素 K 缺失诱导的凝血酶原-Ⅱ(prothrombin induced by vitamin K absence-Ⅱ, PIVKA-Ⅱ),已被推广应用。早期研究认为,DCP 诊断 HCC 的准确度与 AFP 和 AFP-L3 相似。一项 Meta 分析显示,DCP 诊断 HCC 的汇总灵敏度和汇总特异度分别为 71%(95%CI:68%~73%)和 84%(95%CI:83%~86%);另一项 Meta 分析指出,DCP 诊断 HCC 的汇总灵敏度和汇总特异度分别为 66%(95%CI:65%~68%)和 88%(95%CI:87%~90%)。但是,DCP 的产生与 AFP 的分泌没有关联,因此 DCP 联合 AFP 可能提高它们彼此诊断早期 HCC 的性能。以 DCP>40 mAU/mL 和 AFP>20 ng/mL 为标准,DCP、AFP、DCP 串联 AFP 诊断直径<3 cm 的 HBV 相关 HCC 的灵敏度和特异度分别为 58.70% 和 90.72%、56.52% 和 69.07%、73.91 和

90.69%。需要指出的是，当患者存在影响维生素 K 吸收的病理状况、使用影响维生素 K 代谢的抗凝药物以及使用影响维生素 K 产生的抗菌药物时，DCP 不能被准确量化。

转化生长因子(transforming growth factor，TGF)是一种分泌型蛋白质，有 α 和 β 两种。TGF-α 过表达可以诱导肝细胞转变为肝癌细胞，同时有研究表明 TGF-α 在肝癌患者中的血清水平要高于正常人，通常将 TGF-α 与 AFP 结合起来使用。TGF-β 中 TGF-β1 的含量最高，对肝细胞增殖有强烈的抑制作用，正常肝细胞不能合成 TGF-β1。有研究表明，在小肝癌的诊断中，TGF-β 的诊断价值要高于 AFP，同时 TGF-β1 水平与癌细胞的分化程度相关。

血管内皮生长因子(vascular endothelial growth factor，VEGF)是促进血管内皮细胞分裂的蛋白质，它是血管生成的重要调节因子，也是最强的促血管生成因子。VEGF 可由多种细胞分泌，如内皮细胞、基质细胞、平滑肌细胞等，由于肝癌细胞为满足自身氧气以及营养物质的需求，导致组织缺氧，诱导 VEGF 的大量分泌并与其受体(VEGFR)结合，促进血管新生，正常组织中合成很少，所以有潜力作为肿瘤标志物。现有研究表明 VEGF 与肝癌发生发展以及预后关系密切，VEGF 水平升高与肝癌复发、转移相关，以及血清中 VEGF 升高的患者预后差于低水平的患者。

新开发的生物标志物至少有钙质蛋白(osteopontin)、中期因子(midkine)、dickkopf 相关蛋白-1(dickkopf-related protein-1)、磷脂酰肌醇蛋白聚糖-3(glypican-3)、α-1 岩藻糖苷酶(alpha-1 fucosidase)、高尔基蛋白-73(golgi protein-73)和鳞状细胞癌抗原(squamous cell carcinoma antigen)等。其中 α-L-岩藻糖苷酶(AFU)是一种糖蛋白，广泛存在于细胞组织溶酶体、体液中，在肝和肾中含量较高。20 世纪 80 年代有学者发现原发性肝癌患者血清 AFU 显著升高。在 2001 年正式通过 AFU 成为原发性肝癌临床诊断的肿瘤标志物。

还有其他遗传和表观遗传标志物也逐渐引起临床重视。遗传标志物如细胞游离 DNA(cellfree DNA，cfDNA)是通过细胞凋亡、坏死和活性分泌从细胞释放到体液(包括血液、尿液和脑脊液)中的 DNA 分子，基于其基因组和表观遗传变化的 cfDNA 可以作为早期 HCC 和监测微小残留病灶的有希望的生物标志物。早期 cfDNA 含量较少，需要采用高精度的数字滴定 PCR 技术等来检测。

另外，表观遗传变化对早期癌症检测的潜力已被越来越多地被临床科研重视，其中研究最充分的表观遗传信号是 CpG 位点的甲基化。如果此甲基化的变化发生在肿瘤发生的早期，就使其成为早期检测目的的有吸引力的前景有望成为可能。因此，CpG 位点的甲基化为早期肿瘤检测提供了丰富的信息来源，甲基化变化是组织特异性的，使生物标志物能够指向通过液体活检检测到的早期肿瘤的可能部位。但是迄今为止，FDA 仍然没有批准肝细胞癌液体活检测定。因为根据初步评价，虽然新型生物标志物对 HCC 有一定诊断意义，但其灵敏度、特异度和准确度似乎不能超越 AFP。

4. 影像学特征 HCC 在增强 CT 或 MR 上的经典影像学表现可直接归因于其发病机制。特别是，HCC 的血液供应源自异常的肝动脉，而正常肝细胞的血液供应主要源自门静脉。由此产生的影像学特征是病变在动脉晚期显著增强，在门静脉期或 3～5min 延迟期迅速减弱并出现周边强化边缘(假囊)。根据肝脏成像报告和数据系统(liver imaging reporting

and data system, LI-RADS)的标准,符合上述标准的病变,可被归类为肯定的 HCC。如病变太小(直径<1 cm),无法确定其特征,或病变没有表现出所有的特征性增强和减弱,则根据 LI-RADS 系统予以区别对待。LI-RADS 是一个分级系统,包括肯定良性(LR-1)、可能良性(LR-2)、不确定(LR-3)、可能恶性(LR-4)和肯定恶性(LR-5)五个层级。如果一个病变在一种影像模式(如 CT)下被归类为肯定的 HCC,则没必要用另一种影像模式(MR)或组织活检来确认。

导致不典型影像学表现的病理实体,包括混合型或肝细胞型-胆管细胞型肝癌(combined hepatocellular carcinoma-cholangiocarcinoma, cHCC-CC)、退变性结节(dysplastic nodules, DN)和早期 HCC 或分化良好的 HCC。cHCC-CC 可不同程度地表现出经典 HCC、CC 或其组合的影像特征。CC 在动脉晚期增强常出现在病变周围,而 HCC 在动脉晚期增强常出现在病变整体。DN 是有组织学证据的癌前病变,但在 LI-RADS 标准中没有明确分类。DN 在动脉晚期表现为等强度或中强度增强;在无对比剂的 MR 影像上表现为 T1 高信号和 T2 低信号,在无对比剂的 CT 影像上表现为高信号。分化良好的 HCC 也有类似的影像学特征。图 3-3-1 为肝右叶肝细胞肝癌(男,43 岁),图 3-3-2 为肝右叶胆管细胞肝癌(男,69 岁)。

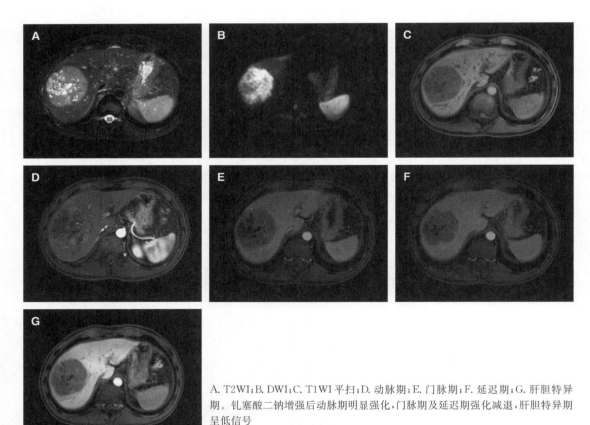

A. T2WI;B. DWI;C. T1WI 平扫;D. 动脉期;E. 门脉期;F. 延迟期;G. 肝胆特异期。钆塞酸二钠增强后动脉期明显强化,门脉期及延迟期强化减退,肝胆特异期呈低信号

图 3-3-1　肝右叶肝细胞肝癌

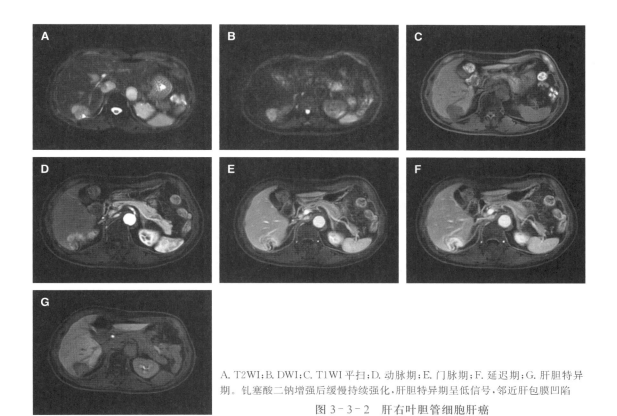

A. T2WI；B. DWI；C. T1WI 平扫；D. 动脉期；E. 门脉期；F. 延迟期；G. 肝胆特异期。钆塞酸二钠增强后缓慢持续强化，肝胆特异期呈低信号，邻近肝包膜凹陷

图 3-3-2　肝右叶胆管细胞肝癌

艾滋病定义性肿瘤主要涉及非霍奇金淋巴瘤和卡波西肉瘤。但是，肝脏 NHL 和卡波西肉瘤非常少见。NHL 在 CT 影像上表现为在动脉期和延迟期比周围肝实质相对较少增强的病变。在 MR 影像上表现为 T1 低信号和 T2 高信号是 NHL 的典型影像学特征。卡波西肉瘤通常出现在肝门、门静脉或肝包膜附近，在 CT 影像上表现为不干扰血管的低衰减结节，在 MR 影像上表现为 T1 低信号和 T2 高信号，在用肝胆造影剂 20min 后的肝胆期表现为低信号。

5. 病理学检查　在超声或 CT 引导下进行肝脏穿刺病理活检，可明确肝脏病变性质，是诊断原发性肝癌的金标准。

三、组织学和免疫组化特征

HIV 合并 HCC 表现为单发性或多发性结节，或弥漫累及肝脏，一些肿瘤界限不清，而另一些大体上会有较为明显的包膜。肝细胞癌质地较软，常有出血、坏死，偶见淤胆，大体呈绿色；肿瘤大小不一，差异较大；随着影像学发展，被发现的艾滋病合并 HCC 的体积越来越小，<2 cm 称为小肝癌。

HCC 瘤细胞可排列成小梁状、实性巢状、假腺样，腺泡样结构，还可排列成乳头状结构，瘤细胞间可见丰富血窦样腔隙，不同于正常肝窦，似毛细血管，血窦腔隙内皮表达 CD34 和第

8 因子抗原。肿瘤组织间质常较少,间质丰富者称为硬化性肝细胞癌。肿瘤细胞常表现如下。

(1) 脂肪变:弥漫脂肪变多见于早期肝癌或直径<2 cm 的肝肿瘤。脂肪变性随肿瘤体积增大而逐渐减少。

(2) Mallory 小体:艾滋病合并肝细胞癌中亦可见到。

(3) 圆形透明小体:为肿瘤胞质内圆形嗜酸小体,PAS 阳性,免疫组化 α1 抗胰蛋白酶阳性。

(4) 磨砂玻璃样包涵体:合并 HBV 时可见于乙肝表面抗原(HBsAg)阳性的肿瘤。肝细胞肝癌分型可为高分化、中分化、低分化和未分化型。①高分化肝细胞癌:小的早期肿瘤(多<2 cm),多排列成细小梁状、假腺样或腺泡状,常伴脂肪变。②中分化肝细胞癌:>3 cm 肿瘤中最常见组织学类型。排列成 3～4 层厚的小梁或细胞索,胞质丰富、嗜酸性、核圆形、核仁清楚,亦可见假腺样。③低分化肝细胞癌:实性生长,很少见血窦样腔隙,仅见裂隙血管,细胞核浆比增大,明显异型性和瘤巨细胞,大小不一,形态怪异。在一个癌结节中亦有不同的分化区域。图 3 - 3 - 3 为艾滋病合并肝癌(HCC)。图 3 - 3 - 3A 为高分化肝细胞肝癌,癌细胞排列成小梁状(HE×200),可见肝细胞癌中增生的毛细血管阳性(CD34 细胞膜/细胞质阳性表达)(图 3 - 3 - 3B),Glypican - 3(GPC3)在肝细胞癌中肿瘤细胞质阳性表达(图 3 - 3 - 3C),Hep Par - 1 在肝细胞癌中肿瘤细胞质阳性表达(IHC×200)(图 3 - 3 - 3D)。

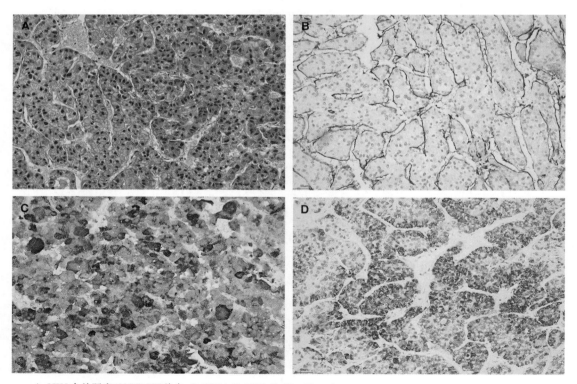

A. HIV 合并肝癌(HCC)HE 染色;B. CD34;C. GPC;D. Hep Par - 1

图 3 - 3 - 3　艾滋病合并肝癌

其中,Hep Par-1 也称肝细胞特异性抗体,是一种单克隆抗体,肝细胞分化的标志物,在低分化或硬化性 HCC 不表达;Glypican-3 是肝素硫酸蛋白多糖家族一员,表达 HCC,正常肝、肝局灶性结节性增生、肝腺瘤均呈阴性。GS(谷氨酰胺合成酶)是一种氮代谢中起作用的酶,在肝细胞病变和正常肝中均有表达;CD34 标记 HCC 中的窦状血管系统,可以区分 HCC 和腺癌。

四、治疗

与大多数恶性肿瘤不同,HCC 的预后不全由肿瘤的解剖学扩散程度决定,还取决于肝脏受损程度以及体能状况等。涉及 HIV 感染/AIDS 的 HCC,患者的免疫状态和 HAART 方案,也是需要考虑的额外因素。一般而言,所有的艾滋病合并肝癌患者,均应尽早启动 HAART。

1. 治疗方案　巴塞罗那临床肝癌中心(Barcelona clinic liver cancer, BCLC)提出的肝癌分期系统是 HCC 治疗方案选择的主要依据。BCLC 系统涉及肿瘤大小和数量、肝脏功能状态以及美国东部肿瘤协作组(Eastern Cooperative Oncology Group, ECOG)提出的体能评分三项指标。

BCLC-0 期(极早期):单个肿瘤且直径≤2 cm,胆红素正常且无门脉高压,ECOG 0 分。首选手术切除,也可选择射频消融(radio frequency ablation, RFA),术后五年生存率为 80%~90%。

BCLC-A 期(早期):根据肿瘤大小和数量、肝脏功能状态分 A1~A4 四个等级。A1:单个肿瘤但直径>2 cm,胆红素正常且无门脉高压,ECOG 0 分;A2:单个肿瘤但直径>2 cm,胆红素正常但有门脉高压,ECOG 0 分;A3:单个肿瘤单直径>2 cm,胆红素升高且有门脉高压,ECOG 0 分;A4:3 个肿瘤但直径均≤3 cm,胆红素升高且有门脉高压,ECOG 0 分。首选手术切除,也可选择 RFA 和肝移植,术后五年生存率为 50%~70%。

BCLC-B 期(中期):肿瘤数量超过 3 个但没有血管侵犯或肝外扩散,Child-Pugh A 或 B 级,ECOG 0 分。首选经动脉化疗栓塞(transarterial chemoembolization, TACE),术后 2 年中位生存率为 49%。

BCLC-C 期(晚期):肿瘤血管侵犯或肝外扩散,Child-Pugh A 或 B 级,ECOG 1~2 分。中位生存时间为 6~8 个月,1 年生存率为 25%,首选多激酶抑制剂(multikinase inhibitor, MKI)或联合免疫检查点抑制剂的系统治疗。

BCLC-D 期(终末期):肿瘤血管侵犯或肝外扩散,Child-Pugh C 级,ECOG 3~4 分。中位生存时间为 3~4 个月,1 年生存率为 11%,仅推荐对症和支持治疗。

2. 局部治疗　除 RFA 外,已开发的局部治愈性治疗还有微波消融(microwave ablation, MWA)、乙醇注射(percutaneous ethanol injection, PEI)、冷冻消融(cryoablation, CA)、高强度聚焦超声(high-intensity focused ultrasound, HIFU)和不可逆电穿孔(irreversible electroporation, IRE)等。其中,PEI 的疗效可能不及 RFA,但 MWA 和 CA 的疗效似乎与 RFA 相近;HIFU 和 IRE 的优点是在破坏目标病变的同时,能够避免病变及其周围血管和胆管的损伤。因此,RFA 仍然是 HCC 局部治愈性治疗的一线手段;HIFU 和

IRE 主要用于病变部位既不能手术切除也不适合 RFA 的早期 HCC 的治疗。除 TACE 外，已开发的局部姑息性治疗还有经导管动脉化疗输注（transcatheter arterial chemotherapy infusion，TACI）和选择性内放射治疗（selective internal radiation therapy，SIRT）。TACI 和 SIRT 的疗效似乎与 TACE 相近。因此，TACE 仍然是 HCC 局部姑息性治疗的一线手段。

除 RFA 和 TACE 外，在 HIV 感染/AIDS 合并 HCC 患者中采用其他局部治愈性和姑息性治疗的研究文献缺失。至少有 3 篇文献报道了 RFA 和 TACE 治疗 HIV 阳性 HCC 的疗效，没有发现 HIV 阳性与阴性 HCC 患者在生存率和生存时间上存在统计学差异，提示 HIV 状态对 HCC 局部治疗方案的选择没有影响。

3. 系统治疗　传统的系统化疗方案对晚期 HCC 的疗效非常有限。2007 年，第一个 MKI 索拉非尼（sorafenib）被证明能显著延长晚期 HCC 生存期。2017 年之后，新兴的系统治疗方案显著增加：第二个 MKI 仑伐替尼（lenvatinib）被批准作为一线治疗；其他 MKI 如瑞戈非尼（regorafenib）、卡博替尼（cabozantinib）和雷莫芦单抗（ramucirumab）被批准作为二线治疗。与此同时，ICI 被证明也能显著延长晚期 HCC 生存期：靶向 PD-L1 的贝伐珠单抗（bevacizumab）和阿特珠单抗（atezolizumab）被批准作为一线治疗；靶向 PD-1 的纳武单抗（nivolumab）及靶向 CTLA-4 的伊匹单抗（ipilimumab）被批准作为二线治疗。

迄今为止，在 HIV 感染/AIDS 合并 HCC 患者中采用包括 MKI 和 ICI 的新兴的系统治疗的研究文献极少。希腊报道了贝伐珠单抗对 1 例伴有多发转移的 HIV 合并 HBV 相关 HCC 患者的疗效：患者于数周后死亡。意大利报道了索拉非尼对 27 例不可切除 HCC 患者的疗效，显示了与索拉非尼注册研究相似结果：3 例患者部分缓解，12 例患者病情稳定，12 例出现进展；进展的中位时间和总生存期分别为 5.1（全距：0.5～13.3）和 12.8（全距：1.1～23.5）个月。

4. 临床病例分享　上海市公共卫生临床中心陈旸等对 2014 年 6 月至 2021 年 12 月收治的 HIV 合并 HCC 肝切除的 33 例患者（男 31 例和女 2 例）进行了回顾性分析，发现患者平均年龄为 51.7 岁；肿瘤中位最大径为 5.0（全距：1.5～18.0）cm，肿瘤多发 8 例，其中 BCLC-0、BCLC-A、BCLC-B、BCLC-C 期分别为 2、26、2、3 例；合并微血管侵犯 19 例，门静脉瘤栓 19 例；AFP≥400 ng/mL 11 例。结果证实 HIV 初诊 17 例，含 HIV RNA 阳性 14 例，$CD4^+$ T 细胞<200 cells/μL 9 例，其中 HBV 感染 29 例，HCV 感染 1 例，HBV-HCV 重叠感染 1 例，非 HBV 非 HCV 感染 2 例。所有患者均施行了根治性肝切除术并在术后 1 个月给予了 TACE 治疗。无肿瘤复发的患者，未再接受针对 HCC 的相关治疗；有肿瘤复发的患者，部分接受了针对 HCC 的相应治疗，其中 2 例接受了索拉非尼/仑伐替尼治疗，1 例接受了仑伐替尼联合 PD-1 抑制剂治疗。且所有患者均在术前至少 1 周启用了并在术后维持了兼顾 HIV 和 HBV/HCV 的抗病毒治疗。33 例患者的中位随访时间为 36 个月（全距：3～92）。至随访结束，发现 22 例复发，中位无瘤生存时间为 10 个月（95%CI：0.516～19.484）；6 个月、1 年、2 年、3 年无瘤生存率分别为 54.1%、44.5%、30.8%、30.8%。其中，BCLC-0/-A 期中位无瘤生存时间为 12 个月（95%CI：0.638～23.362）；6 个月、1 年、2 年、3 年无瘤生存率分别为 60.2%、48.9%、36.7%、36.7%。14 例死亡，中位总体生存时间为"未达到"；6 个月、1 年、2 年、3 年总体生存率分别为 93.5%、66.9%、56.3%、50.7%。其中，BCLC-0/-A 期中位无

瘤生存时间为"未达到"；6个月、1年、2年、3年总体生存率分别为96％、72％、64％、57.6％。单因素分析结果显示其中BCLC分期、门静脉瘤栓、微血管侵犯、肿瘤最大径≥5 cm和BCLC分期、微血管侵犯、肿瘤多发、肿瘤复发等分别是影响无瘤生存和总体生存的危险因素，并提出HIV RNA阳性、CD4$^+$T细胞<200 cells/μL不是影响HCC预后的危险因素。

五、问题和展望

HCC的治疗已取得突破性进展。基于BCLC分期系统，大多数HCC患者能得到有效的治疗方案。但是，并非大多数HCC患者能够获得早期诊断和采取治愈性治疗。HCC已成为影响HIV感染/AIDS患者的生活质量和预期寿命的主要疾病。遗憾的是，绝大多数涉及HCC筛查、早期诊断、治疗选择和疗效评价等的研究，均将HIV感染/AIDS排除在外。

早期诊断是治愈性治疗的前提，而筛查策略是早期诊断的关键。就非HIV感染/AIDS患者而言，针对发生HCC的高危人群，6个月一次的超声检查或/和AFP检测以及每年一次CT检查可能不增加早期HCC患者的发现率。但是，就HIV感染/AIDS患者而言，针对发生HCC的高危人群，HCC的筛查方案、筛查周期及其临床价值和社会意义尚不明确。就HIV感染/AIDS患者而言，AFP、AFP-L3和DCP以及新型生物标志物诊断HIV感染/AIDS合并HCC特别是早期HCC的合理截断值及诊断性能仍不清楚。HIV感染/AIDS似乎不影响HCC患者基于BCLC分期的治疗选择，也似乎不影响局部治疗的疗效和MKI系统治疗的疗效，但是否影响ICI系统治疗的疗效尚不清楚。

HIV感染/AIDS可影响宿主的固有和适应免疫应答以及HBV/HCV复制和抗原表达，因此可能加速慢性肝病及HCC的发生和发展。合并HIV感染/AIDS感染后，慢性HBV自然史演变特点及其免疫学和病毒学机制，以及自然史改变在肝硬化和HCC发生发展中的潜在机制仍需深入研究。

（张占卿撰写，施楠楠插图）

参考文献

［1］Poorolajal J，Hooshmand E，Mahjub H，et al. Survival rate of AIDS disease and mortality in HIV‐infected patients：a Meta-analysis［J］. Public Health，2016，139：3－12.

［2］Weber R，Ruppik M，Rickenbach M. Decreasing mortality and changing patterns of causes of death in the Swiss HIV Cohort Study［J］. HIV Med，2013，14（4）：195－207.

［3］常静，孙琳，吕莉萍. AIDS合并肝细胞癌临床病理分析［J］.肝胆胰外科杂志，2022，6（34）：340－343.

［4］Béguelin C，Moradpour D，Sahli R，et al. Swiss HIV cohort study. Hepatitis delta-associated mortality in HIV/HBV-coinfected patients［J］. J Hepatol，2017，66（2）：297－303.

［5］刘思宇，陈晓红. 中国部分地区人类免疫缺陷病毒感染者/艾滋病患者合并感染HBV

或/和 HCV 的研究进展[J]. 中国病毒病杂志,2020,10(3):213-217.

[6] 张福杰. 我国接受抗病毒治疗的 HIV/AIDS 患者 HBV 或 HCV 合并感染率及合并感染对 ART 疗效影响[C]//全国第四届中西医结合传染病学术会议论文汇编,中国中西医结合学会传染病专业委员会,2012.

[7] Jensen BE, Oette M, Haes JH, et al. HIV-associated gastrointestinal cancer [J]. Oncol Res Treat, 2017,40(3):115-118.

[8] Jindal A, Thadi A, Shailubhai K, 2019. Hepatocellular carcinoma: Etiology and current and future drugs [J]. J Clin Exp Hepatol, 9(2):221-232.

[9] Kallas E, Huik K, Türk S, 2016. T cell distribution in relation to HIV/HBV/HCV coinfections and intravenous drug use [J]. Viral Immunol, 29(8):464-470.

[10] Vujkovic-Cvijin I, Dunham RM, Iwai S. Dysbiosis of the gut microbiota is associated with HIV disease progression and tryptophan catabolism [J]. Sci Transl Med, 2013, 5(193):193ra91.

[11] John R. Goldblum, Laura W Lamps, Jesse K McKenney, et al. 罗塞和阿克曼外科病理学[M]. 回允中, 译. 北京:北京大学医学出版社,2021.

[12] Ringelhan M, Pfifister D, O'Connor T, et al. The immunology of hepatocellular carcinoma [J]. Nat Immunol, 2018,19(3):222-232.

[13] 彭米林. HCV 与 HIV 混合感染研究进展[J]. 国际病毒学杂志,2010,17(5):139-142.

[14] 中国抗癌协会肝癌专业委员会. 原发性肝癌诊断标准[J]. 中华肝脏病杂志,2008,8(3): 135-135.

[15] Della Corte C, Triolo M, Iavarone M, et al. Early diagnosis of liver cancer: an appraisal of international recommendations and future perspectives [J]. Liver Int, 2016,36(2):166-176.

[16] Merchante N, Rodríguez-Fernández M, Pineda JA. Screening for hepatocellular carcinoma in HIV-infected patients: Current evidence and controversies [J]. Curr HIV/AIDS Rep, 2020,17(1):6-17.

[17] Zhang X, El-Serag HB, Thrift AP. Predictors of five-year survival among patients with hepatocellular carcinoma in the United States: an analysis of SEER-Medicare [J]. Cancer Causes Control, 2021,32(4):317-325.

[18] Singal AG, Zhang E, Narasimman M, et al. HCC surveillance improves early detection, curative treatment receipt, and survival in patients with cirrhosis: A Meta-analysis [J]. J Hepatol, 2002,77(1):128-139.

[19] Tzartzeva K, Obi J, Rich NE, et al. Surveillance imaging and alpha fetoprotein for early detection of hepatocellular carcinoma in patients with cirrhosis: A Meta-analysis [J]. Gastroenterology, 2018,154(6):1706-1718.

[20] O'Connell J, Rooney S. Screening for hepatocellular carcinoma in chronic liver disease: a systematic review and Meta-analysis of randomized controlled trials comparing screening methodologies [J]. J Glob Health Rep, 2020,4(6):e2020041.

[21] Parikh ND, Tayob N, Singal AG. Blood-based biomarkers for hepatocellular carcinoma screening: Approaching the end of the ultrasound era? [J]. J Hepatol, 2023,78(1): 207-216.

[22] Chang ML, Liaw YF. Hepatitis B flares in chronic hepatitis B: pathogenesis, natural course, and management [J]. J Hepatol, 2014,61(6):1407-1417.

[23] Tayob N, Lok AS, Do KA, et al. Improved detection of hepatocellular carcinoma by using a longitudinal alpha-fetoprotein screening algorithm [J]. Clin Gastroenterol Hepatol, 2016,14(3):469-475.

[24] Choi J, Kim GA, Han S, et al. Longitudinal assessment of three serum biomarkers to detect very early-stage hepatocellular carcinoma [J]. Hepatology, 2019,69(5): 1983-1994.

[25] Clark T, Maximin S, Meier J, et al. Hepatocellular carcinoma: Review of epidemiology, screening, imaging diagnosis, response assessment, and treatment [J]. Curr Probl Diagn Radiol, 2015,44(6):479-486.

[26] 刘彤华. 诊断病理学[M]. 北京:人民卫生出版社,2019.

[27] Micali C, Russotto Y, Caci G, et al. Venanzi Rullo E. Loco-regional treatments for hepatocellular carcinoma in people living with HIV [J]. Infect Dis Rep, 2022,14(1): 43-55.

[28] Lim C, Goutte N, Gervais A, et al. Standardized care management ensures similar survival rates in HIV-positive and HIV-negative patients with hepatocellular carcinoma [J]. J Acquir Immune Defic Syndr, 2012,61(5):581-587.

[29] Feng MY, Chan LL, Chan SL. Drug treatment for advanced hepatocellular carcinoma: First-line and beyond [J]. Curr Oncol, 2022,29(8):5489-5507.

[30] 陈旸,万来忆,朱益军,等. 合并 HIV 感染肝细胞癌肝切除的回顾性分析—单中心 7 年数据总结[J]. 肝胆胰外科杂志,2022,34(9):519-525.

第四节　艾滋病合并甲状腺癌

甲状腺癌症分为来自滤泡细胞型和来自神经内分泌细胞型,其中滤泡细胞来源的甲状腺癌约占 95% 的病例。自 20 世纪 70 年代初以来,甲状腺癌的发病率有所上升,这主要是由于小乳头状甲状腺癌的病例增多;其原因多考虑为诊断检测的普及,而不是发病率的真正增加。另一方面,随着对甲状腺癌的进一步认识,改进了早期和进展性甲状腺癌的管理,也同时对 HIV 合并甲状腺癌患者提供了宝贵的治疗意见。

一、流行病学与发病机制

在全球范围内过去的 30 年里,由于甲状腺肿瘤监测的普及,不同大小和阶段的甲状腺肿瘤的发病率都有大幅增加。在后 HAART 时代,艾滋病定义性肿瘤的发病率有所下降,而其他癌症如黑色素瘤、肛门癌、宫颈癌、肝癌、乳腺癌和前列腺癌的发病率则同时上升。与普通人群相比,HIV 感染者经常被诊断为晚期非艾滋病定义肿瘤,其临床结果更差,复发率更高,治疗反应更差。虽然用于早期检测肿瘤的筛查测试与普通人群使用的相同,然而真正的挑战是改善这一人群对癌症筛查测试的获取和依从性,所以肿瘤的筛查项目对于落实生存机会至关重要。至 2020 年,全球范围内甲状腺癌的年龄别标准化发病率为 10/10 万名女性和 3/10 万名男性,年龄别标准化的病死率为 0.5/10 万名女性和 0.3/10 万名男性。在 2007 年至 2020 年在中国针对因癌症入院的 HIV 感染者进行的回顾性研究中,甲状腺肿瘤是第二大最常见的 NADCs。甲状腺癌的发病率在许多国家和环境中都有所上升,病死率却稳定在较低的水平。这种流行病学模式在很大程度上被归因于过度诊断效应。到目前为止,没有证据表明与普通人群相比,HIV 感染者罹患甲状腺癌的风险增加。不同地区的流行病学研究也表明,甲状腺癌在 HIV 感染者的发病率较正常人群低。因此,考虑到甲状腺结节在人群中的巨大流行率和甲状腺癌的极低风险,以及过度诊断和过度治疗风险,欧洲甲状腺协会指南建议不要对接受 HAART 的 HIV 感染者进行甲状腺癌常规检查。

目前认为,甲状腺滤泡细胞通过多阶段的转化过程,促进了甲状腺滤泡细胞从正常到分化良好甚至未分化的甲状腺癌衍生;而不同的分子改变参与其中特定的阶段。丝裂原活化蛋白激酶(mitogen-activated protein kinase,MAPK)和磷脂酰肌醇-3 激酶(phosphatidylinositol-3 kinase,PI3K)/AKT 信号通路的失调是甲状腺癌发生的主要分子机制。通过 BRAF 和 RAS 基因的点突变或 *RET/PTC* 和 *TRK* 的基因融合,MAPK 的激活被认为是乳头状腺癌启动的关键。另一方面,PI3K/AKT 的激活被认为是滤泡状腺癌启动的关键,可以通过 RAS、PIK3CA 和 AKT1 的激活突变以及 PTEN 的失活来触发,PTEN 对该途径有负向调节作用。甲状腺癌的进展和去分化涉及一些影响其他细胞信号通路的额外突变,如 *p53* 和 *Wnt* 有负向调节作用。最近,研究还提出了 IL-32 在一些炎症条件下下调(HIV 感染),参与了不同的癌症,包括甲状腺肿瘤。

二、临床表现和诊断

1. 艾滋病合并甲状腺癌临床特点　艾滋病合并甲状腺癌与正常人群相仿,通常以质硬的且随吞咽活动的甲状腺结节为主要表现。如果患者是未分化癌,往往症状短期内迅速出现,且伴随颈淋巴结的转移很早,但是在腺癌中该症状多较晚出现。肿瘤进展晚期,则会出现声音嘶哑,甚至耳、枕部和肩的疼痛,如果发生压迫症状如呼吸困难、吞咽困难和明显的 Horner 综合征。远处转移主要至扁骨(颅骨、椎骨、胸骨、盆骨等)和肺。5%～10% 髓样癌具有明显家族史,为常染色体显性遗传,且双侧肿瘤。在临床上可出现腹泻、心悸、脸面潮红和血钙降低等症状,主要是由于肿瘤本身产生的激素样活性物质(5-羟色胺和降钙素)。髓样癌伴有血清降钙素多增高,还可伴有其他内分泌腺的增生,如嗜铬细胞瘤、甲状旁腺增生等。

2. 诊断

(1) 病史方面应注意:①非流行性地方性甲状腺肿地区的儿童甲状腺结节;②成年男性甲状腺内的单发结节;③多年存在的甲状腺结节,短期内明显增大;④儿童期曾接受颈部放射治疗者。

（2）当甲状腺结节很小时，往往体检上都不易触及，需进一步检查明确结节性质。①应首选超声检查，来区别甲状腺结节的囊性或实体性。囊性结节多为良性，而不规则实体性结节，伴有沙粒样钙化灶，则恶性的可能更大。近几年出现的新型超声检查技术——弹性超声，对判断甲状腺结节良恶性具有较好的应用价值。图 3-4-1 为一例艾滋病合并甲状腺乳头状癌超声表现，图 3-4-1A 为超声下甲状腺结节内沙砾样钙化表现，图 3-4-1B 为多普勒超声显示结节内紊乱彩色血流信号，图 3-4-1C 为颈部淋巴结超声显示内部微小钙化，考虑转移可能。②实体性结节可选择行放射性核素扫描检查，如果为冷结节，则有 10%～20% 可能为恶性肿瘤。其他检查包括 X 线检查、CT、MRI，主要用于甲状腺癌转移的发现、定位和诊断。

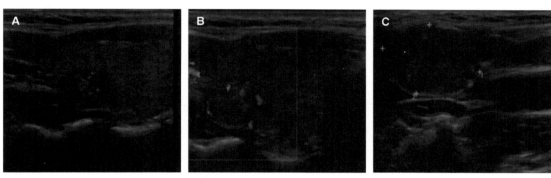

A. 结节内沙砾样钙化；B. 结节内紊乱彩色血流信号；C. 颈部淋巴结内部微小钙化

图 3-4-1　艾滋病合并甲状腺乳头状癌超声表现

（3）近年来开展的针吸细胞学检查（FNA），简单易行且对甲状腺结节诊断起重大辅助作用。但是必须严格执行操作规范和要求，确保该检查的治疗安全。方法包括：常规消毒，以 20 mL 注射器，配以细针，直径为 0.7～0.9 mm。进针部位选择甲状腺结节处垂直进入，避开周围血管，保持注射器塞向外拉和注射器腔内造成负压，通常拉动 1～2 mL，然后在结节内以 2～3 个不同方向进行穿刺吸取。抽吸结束后，一般做 3～4 张涂片或液基薄层制片进行最终的病理检查，该检查诊断率可达到 80% 以上。

（4）分化型腺癌，可采用放射免疫法测定血清中甲状腺球蛋白（Tg），结果可见水平明显增高。特别在术后的监护和随访中，如果 Tg 水平超过 $10\,\mu g/L$，就应怀疑甲状腺癌的复发或有转移。

三、病理分型

根据 2022 年 WHO 的指南，甲状腺癌分为三个主要类型：分化较好型（differentiated thyroid carcinoma, DTC）包括乳头状腺癌（papillary thyroid carcinoma, PTC）和滤泡状腺癌（follicular thyroid carcinoma, FTC），低分化或者未分化癌（poorly differentiated/anaplastic thyroid carcinoma, PDTC/ATC），髓样癌（medullary thyroid carcinoma, MTC）。该指南也

适合艾滋病合并甲状腺癌。

1. 乳头状腺癌 PTC 是最常见的滤泡上皮起源的具有特征性 PTC 核特征的恶性上皮性肿瘤。经典型 PTC 肿瘤组织以乳头状生长为特点,内涵纤维血管轴心,表面被覆单层或复层立方细胞,核分裂象罕见,沙粒样钙化较为常见,主要位于淋巴管或间质。文献报道20%～40%的病例会出现鳞状化生。常见淋巴管侵犯;血管侵犯不常见。免疫表型:TG、TTF1、PAX8 及广谱 CK 阳性;CK20、CT 及神经内分泌标记通常阴性。滤泡亚型约占 PTC 的 40%,主要以滤泡性生长方式为主,具有经典型 PTC 的核型。PTC 分为 14 个亚型,包括微小 PTC、包裹型、滤泡亚型、弥漫硬化型、筛状-桑葚亚型、高细胞亚型、柱状细胞亚型、靴钉型、实性/梁状型、嗜酸细胞型、沃辛瘤样型、透明细胞型、梭形细胞型、乳头状癌伴纤维瘤病/筋膜炎样间质。一般认为高细胞型、鞋钉型、柱状细胞型和实性型为侵袭性 PTC,基因型相对复杂,预后较经典型差。图 3-4-2 为艾滋病合并甲状腺乳头状癌,图 3-4-2A 为甲状腺乳头状癌(复杂分支状,含纤维血管轴心,可见砂砾体,HE×200),TTF-1 在甲状腺乳头状癌中肿瘤细胞核阳性表达(图 3-4-2B),Galectin-3 在甲状腺乳头状癌中肿瘤细胞质阳性表达(图 3-4-2C),CK19 在甲状腺乳头状癌中肿瘤细胞质阳性表达(图 3-4-2D)。

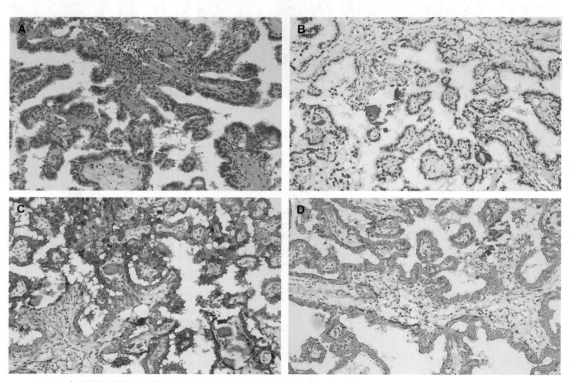

A. HIV 合并甲状腺乳头状癌(HE×200);B. TTF;C. Galectin-3;D. CK19(IHC×200)

图 3-4-2 艾滋病合并甲状腺癌

2. 滤泡状腺癌 FTC 是甲状腺滤泡细胞来源的恶性肿瘤,缺乏乳头状癌核型特征,通常有包膜,呈浸润性生长方式。发病率为 6%～10%。亚型包括:①滤泡癌,微小浸润型(仅包膜侵犯);②滤泡癌,包膜内血管浸润型;③滤泡癌,广泛浸润型。FTC 淋巴结转移较 PTC

少见而易发生远处转移。FTC 常见的基因突变包括 RAS 点突变、PAX8 - PPARG 融合、TERT 启动子突变等,BRAF 突变和 RET 融合不常见。

3. 低分化及未分化癌　PDTC 是显示有限的滤泡细胞分化的恶性肿瘤,在形态和生物学行为上介于 DTC 和 ATC 之间。主要的组织学形态有岛状、梁状和实性,核分裂象易见,大片坏死可导致残留肿瘤细胞呈血管外皮瘤样聚集在血管周围。PDTC 可以同时伴有不同比例的分化型癌成分,但有研究显示即使出现 10% 的 PDTC 成分也伴随着侵袭性行为和对预后的不良影响。PDTC 的 Ki - 67 指数通常在 10%～30%,BCL2、CyclinD1 通常阳性,P53、P21 和 P27 灶状阳性。鉴别诊断主要包括 MTC、甲状旁腺癌和甲状旁腺的癌。ATC 是由未分化的甲状腺滤泡细胞构成的高度侵袭性恶性肿瘤。典型症状为迅速增大、质硬、固定的颈部包块伴广泛侵犯周围组织,30%～40% 患者伴有远处转移如肺、骨和脑。主要的组织学形态有肉瘤样、瘤巨细胞样和上皮样,以上形态可单独或不同比例混合出现,也可以出现灶状的鳞状分化或异源性分化;通常伴有坏死、多量的核分裂象和血管侵犯。免疫组化:TTF1 和 TG 通常阴性,PAX8 大概一半病例阳性,CK 可以在上皮样分化区域阳性,LCA、肌源性标记和黑色素瘤标记等主要用于排除性诊断。鉴别诊断:其他类型高度恶性肿瘤如肌源性肉瘤、恶性黑色素瘤和大细胞淋巴瘤等。非滤泡和滤泡旁细胞来源的高度恶性的甲状腺原发肿瘤一般也归为 ATC 范畴,例如鳞状细胞癌、肉瘤、黏液表皮样癌等。

4. 髓样癌　MTC 是甲状腺滤泡旁细胞(滤泡旁细胞)来源的恶性肿瘤。发病率为 2%～3%,分为散发性和家族性,散发性约占全部髓样癌的 70%,多发于 50～60 岁年龄段,家族性发病年龄轻,约占 30%,是常染色体显性遗传疾病。MEN Ⅱ 型,包括 Ⅱ A、Ⅱ B 和家族性髓样癌,目前家族性髓样癌被认为是 MEN Ⅱ A 的疾病谱。血清降钙素的水平与肿瘤负荷相关,但也有 <1% 的病例为非分泌性的。血清 CEA 的检查是髓样癌随诊过程中的重要指标,尤其是在降钙素低水平时,更有意义。MTC 镜下形态多样,可以与任意甲状腺恶性肿瘤相似,典型结构为实性、分叶、管状或岛状。肿瘤细胞体积变化较大,可以是圆形、多角形、浆细胞样或梭形。细胞核低-中度异型,核分裂活性相对较低。亚型:根据细胞和结构特征分为不同类型,乳头型/假乳头型、滤泡型(管状/腺样)、梭形细胞型、巨细胞型、透明细胞型、嗜酸细胞型、黑色素型、鳞状亚型、副节瘤样型、血管肉瘤样型、小细胞型、包膜内甲状腺髓样癌等。免疫组化指标:可以表达降钙素、神经内分泌标志物(CD56、突触素、嗜铬素 A)、TTF - 1、PAX8 和 CEA 等;不表达 Tg。

四、治疗

目前,鉴于艾滋病合并甲状腺癌的低发病率与病死率,该类患者的治疗同正常人群(以早期手术治疗为主)。患者均建议尽早启动 HAART。

1. 外科治疗　手术的范围和疗效与肿瘤的病理类型有关。①乳头状腺癌:如果癌肿局限在一侧的甲状腺腺体内且未发现颈淋巴结转移,则应将患侧腺体连同甲状腺峡全部切除;如果癌肿已侵及甲状腺左右两叶,就需将两侧腺体、连同峡部全部切除。但如发现已有颈淋巴结转移,则应在切除原发癌的同时清除患侧的颈淋巴结。②滤泡状腺癌:即使癌肿尚局限在一侧腺体内,也应将两侧腺体连同峡部全部切除。但如颈淋巴结已有转移,大多也已有远处血行转移,因此,选择仅切除全部甲状腺腺体,即使彻底清除颈淋巴结,也多不能提高手术疗效。③未分化癌:由于该类型肿瘤发展快,至发现后 2～3 个月即可出现压迫症状或远处转移;手术切除不但无益,且可加速癌细胞的血行扩散。因此,临床上有怀疑时,可先行针吸细胞学检查或做活检以证实,治疗以放射为主。④髓样癌:由于其生物学特性不同于未分化癌,积极采用手术切除两侧腺体连同峡部,同时清除患侧或双侧颈淋巴结,仍有较好疗效。

2. 放射性碘治疗(radioiodine therapy, RAI)   该选择和最佳剂量是基于治疗目标而定,采用以下分类:①残余消融,当治疗是为了"消融"可能存在的残余正常甲状腺组织,以实现长期监测和治疗后扫描指导分期;②辅助治疗,当患者怀疑残余恶性(或正常和恶性)组织时;③治疗,当患者治疗已知残余或复发性甲状腺癌。

3. 内分泌治疗   由于分化型良好的乳头状腺癌和滤泡状癌均有促甲状腺激素(thyroid stimulating hormone, TSH)受体,TSH 可通过其受体影响分化型甲状腺腺瘤的生长,因此患者在术后建议服用甲状腺素片来抑制 TSH 的分泌。目前一系列回顾性研究表明,早期或长期缓解期的甲状腺癌患者没有从长期抑制 TSH 中获益,因此建议仅对中、高风险的甲状腺癌或有活动性疾病的患者进行 TSH 抑制。

4. 分子靶向药物和免疫治疗   随着甲状腺癌的深入研究,对一些难治及复发的分化型甲状腺癌及传统治疗效果较差的髓样癌和未分化甲状腺癌,开展了一些分子靶向药物治疗并取得不错的治疗效果。其中包括针对血管表皮生长因子受体和多靶点小分子酪氨酸激酶抑制剂,如索拉非尼、舒尼替尼、凡德他尼和莫特塞尼等。另外一方面,肿瘤免疫治疗特别是免疫调定点抑制剂(PD-1/PD-L1 单抗)的使用,成为研究和临床热点。目前研究发现,PD-L1 在甲状腺癌中高表达,免疫治疗有望成为甲状腺癌潜在的治疗方案,也需要更多的基础及临床研究。鉴于 HIV 感染和正确管理患者的需要,感染科、肿瘤科和外科医生之间须密切合作,并同时考虑到药物和抗逆转录病毒药物之间任何可能的药物相互作用,从而降低药物的毒性或增强其疗效。

5. 临床病例分享

病例 1:患者男,32 岁。因"发现右甲状腺结节 2 年"收治入院。患者 2 年前体检发现右甲状腺结节,定期随访。入院时体检:气管居中,右甲状腺扪及直径 1.5 cm 肿块,质硬,无压痛,随吞咽上下活动,左侧甲状腺未及肿块。入院时我院彩超:甲状腺右侧叶下极实性占位、伴多个小钙化(TI-RADS 4c 类),双侧颈部见淋巴结、淋巴门结构清晰。患者于发现 HIV 抗体阳性 6 年,HAART 治疗 5 年余。否认高血压、糖尿病等其他基础疾病,否认手术病史。

入院后完善相关检查,术前血常规、肝肾功能正常。CD4 绝对值 511 cells/μL,CD4/CD8 比值 0.92。入院后两日全麻下行右甲状腺癌根治术(右甲状腺腺叶切除术＋右颈 6 区淋巴结清扫),手术顺利,术后恢复可。术后病理:(右侧甲状腺)乳头状癌,切缘未见肿瘤累及。(右颈 6 区淋巴结)查见淋巴结 1/3 见癌转移。免疫组化:TG(＋)、TTF-1(＋)、CK19(＋)、Ki-67(2%＋)。术后予以左甲状腺素片内分泌治疗,定期随访未见肿瘤复发。

病例 2:患者女,49 岁。因"发现右甲状腺结节 1 月"收治入院。患者 1 个月前体检发现右甲状腺结节,外院彩超考虑甲状腺癌,未行手术入院。入院时体检:气管居中,双侧甲状腺及颈前区未及肿块。入院时我院彩超:甲状腺右侧叶下极实性占位伴小钙化(TI - RADS 4b类)。患者已发现 HIV 抗体阳性 5 年,HAART 治疗 5 年。否认高血压、糖尿病等其他基础疾病,否认手术病史。

入院后完善相关检查,术前血常规、肝肾功能正常。CD4 绝对值 924 cells/μL,CD4/CD8比值 1.43。入院后 2 d 全麻下行右甲状腺癌根治术(右甲状腺腺叶切除术+右颈 6 区淋巴结清扫),手术顺利,术后恢复可。术后病理示(右侧甲状腺)乳头状癌。(右颈 6 区淋巴结)查见淋巴结 0/3 见癌转移。免疫组化:TG(+)、TTF - 1(+)、CK19(+++)、Ki - 67(2%+)。术后予以左甲状腺素片内分泌治疗,定期随访未见肿瘤复发。

五、展望

近 8 年,本中心完成了艾滋病合并甲状腺癌手术 43 例,所有病理均是乳头状癌。其中男性 33 例,女性 10 例;平均年龄 42 岁,>55 岁有 7 例;肿瘤位于左侧腺叶 16 例,右侧腺叶 20例,双侧腺叶 7 例;74.4% 的患者行了单侧腺叶切除,绝大部分患者术后病理分期为Ⅰ~Ⅱ期(39 例);术后并发症 1 例,该患者术前合并淋巴瘤治疗后,术后继发肺部感染,经抗感染治疗后好转(表 3 - 4 - 1)。除一例肺部感染患者外,其余所有手术患者术后 3~5 d 出院,随访至今未发现肿瘤复发。实践表明 HIV 感染问题不是手术禁忌证,手术并发症的危险性并无增加。

表 3 - 4 - 1　艾滋病合并甲状腺癌患者临床病理资料

基本特征	数量(n/N,%)	基本特征	数量(n/N,%)
年龄(岁)		性别	
<55	36(83.7%)	男	33(76.7%)
≥55	7(16.3%)	女	10(23.3%)
肿瘤位置		分期	
左侧腺叶	16(37.2%)	Ⅰ	23(53.5%)
右侧腺叶	20(46.5%)	Ⅱ	16(37.2%)
双侧腺叶	7(16.3%)	Ⅲ	4(9.3%)
手术方式		病理结果	
单侧腺叶切除	32(74.4%)	乳头状癌	43(100.0%)
全甲状腺切除	11(25.6%)		
并发症			
肺部感染	1(2.3%)		

1. 积极监测　鉴于分化型甲状腺癌较好的预后,对甲状腺乳头状微小癌的积极监测可能是一种替代手术的方法,因为这些癌症大多不会进展,而那些进展的癌症在大多数情况下可以通过手术进行处理,对整体预后没有明显影响。有人认为,理想的观察对象是具有单发

的甲状腺结节、边缘清晰、周围至少有 2 mm 的正常甲状腺组织,没有恶性淋巴结、甲状腺外扩展或可疑的远处转移。这种理想的患者也应该由专家随访,并提供高质量的声像图,强调随访的依从性。

2. **手术范围** 如果计划进行手术,手术的范围是该指南所涉及的患者管理中的下一个临床决定。选择包括:甲状腺腺叶切除术、双侧手术(全甲状腺切除术)或双侧手术加颈部淋巴结清扫。与全甲状腺切除术相比,甲状腺腺叶切除术的优点是可以降低手术风险,并且在一些术前甲状腺功能正常的患者中可以保持甲状腺的正常状态。当 FNA 诊断的甲状腺癌的大小超过 4 cm,影像学上可能有局部侵犯,或术前发现异常结节时,应进行全甲状腺切除术。全甲状腺切除术的优势在于从一开始就进行一次手术,并且在诊断出癌症的情况下,能够更容易地在术后监测甲状腺球蛋白和进行颈部超声检查。

3. **复发风险评估** 根据术中病理特征,包括病灶残留程度、肿瘤大小、病理亚型、包膜侵犯、血管侵犯程度、淋巴结转移特征、分子病理特征,以及 TSH 刺激后(TSH>30 mU/L)、Tg 水平和 ^{131}I 治疗后全身扫描等权重因素,美国甲状腺协会(ATA)将患者的复发风险分为低、中、高危三层,利用这一分层系统指导甲状腺癌患者特别是术后患者是否需要进行 ^{131}I 和 TSH 抑制治疗。

(1) 低复发风险,符合以下全部各项都属于低风险分层:无远处转移;肿瘤肉眼被彻底切除;肿瘤未侵犯周围组织;非侵袭性的肿瘤组织学亚型及未侵犯血管;若行 ^{131}I 治疗后全身显像,未见甲状腺床外摄碘转移灶显影;合并少量淋巴结转移(如 cN0,但是病理检查发现≤5 枚微小转移淋巴结,即转移灶最大直径均≤0.2 cm);腺体内的滤泡亚型甲状腺乳头状癌;腺体内的分化型甲状腺滤泡癌合并被膜侵犯及伴或不伴轻微血管侵犯(<4 处);甲状腺内微小乳头状癌不论是否多灶、是否伴有 BRAF V600E 阳性。

(2) 中风险分层,符合以下任 1 项:镜下见肿瘤侵犯甲状腺外软组织;高侵袭性组织学表现(如高细胞、靴钉样、柱状细胞癌等);伴血管侵犯的甲状腺乳头状癌;若行 ^{131}I 治疗后全身显像,可见颈部摄碘转移灶显影;淋巴结转移(cN1,病理检查发现>5 枚转移淋巴结,转移灶最大直径均<3 cm);BRAF V600E 突变阳性的甲状腺腺内乳头状癌(直径 1~4 cm);BRAF V600E 突变阳性的多灶的甲状腺微小癌合并腺外浸润。

(3) 高风险分层符合以下任 1 项:明显的甲状腺腺体外浸润;癌肿未完整切除;证实存在远处转移;术后高 Tg 水平提示远处转移者;合并较大淋巴结转移(任何淋巴结转移灶直径≥3 cm);甲状腺滤泡癌广泛侵犯血管(>4 处血管侵犯)。

4. **关于 ^{131}I 和 TSH 治疗** ①对高危复发危险分层患者强烈推荐 ^{131}I 治疗;对中危分层患者可考虑 ^{131}I 治疗,但其中若癌灶较小或淋巴结转移个数少、受累直径小且不伴高侵袭性组织亚型或血管侵犯等危险因素,即使病理镜下显示甲状腺包膜外侵犯,该类中危患者经 ^{131}I 治疗后未能改善总体预后,可不行 ^{131}I 治疗;对低危分层患者,不推荐 ^{131}I 治疗。②关于 TSH 抑制治疗的目标:对于高危复发患者,初始 TSH 目标值建议<0.1 mU/L;对于中危复发患者,初始 TSH 目标建议 0.1~0.5 mU/L;对于未检出血清 Tg 的低危患者,不论是否已行 ^{131}I 甲状腺清除治疗,TSH 目标建议为 0.5~2 mU/L。

(邓力撰写,练士贤审阅)

参考文献

［1］ Vaccarella S, Franceschi S, Bray F, et al. Worldwide thyroid-cancer epidemic? The increasing impact of overdiagnosis ［J］. N Engl J Med, 2016,375(7):614 – 617.

［2］ Seib CD, Sosa JA. Evolving Understanding of the epidemiology of thyroid cancer ［J］. Endocrinol Metab Clin North Am, 2019,48(1):23 – 35.

［3］ Micali C, Russotto Y, Celesia BM, et al. Thyroid diseases and thyroid asymptomatic dysfunction in people living with HIV ［J］. Infect Dis Rep, 2022,14(5):655 – 667.

［4］ Hulbert A, Hooker CM, Keruly JC, et al. Prospective CT screening for lung cancer in a high-risk population: HIV – positive smokers ［J］. J Thorac Oncol, 2014,9(6): 752 – 759.

［5］ Pizzato M, Li M, Vignat J, et al. The epidemiological landscape of thyroid cancer worldwide: GLOBOCAN estimates for incidence and mortality rates in 2020 ［J］. Lancet Diabetes Endocrinol, 2022,10(4):264 – 272.

［6］ Wang F, Xiang P, Zhao H, et al. A retrospective study of distribution of HIV associated malignancies among inpatients from 2007 to 2020 in China ［J］. Sci Rep, 2021,11(1):24353.

［7］ Park B, Ahn KH, Choi Y, et al. Cancer incidence among adults with HIV in a population-based cohort in Korea ［J］. JAMA Netw Open, 2022,5(8):e2224897.

［8］ Hernandez-Ramirez RU, Shiels MS, et al. Cancer risk in HIV – infected people in the USA from 1996 to 2012:a population-based, registry-linkage study ［J］. Lancet HIV, 2017,4(11):e495 – e504.

［9］ Properzi M, Della GT, Mentasti S, et al. Low prevalence of symptomatic thyroid diseases and thyroid cancers in HIV – infected patients ［J］. Sci Rep, 2019,9(1): 19459.

［10］ Muller I, Moran C, Lecumberri B, et al. 2019 European thyroid association guidelines on the management of thyroid dysfunction following immune reconstitution therapy ［J］. Eur Thyroid J, 2019,8(4):173 – 185.

［11］ Takano T. Fetal cell carcinogenesis of the thyroid: a modified theory based on recent evidence ［J］. Endocr J, 2014,61(4):311 – 320.

［12］ Prete A, Borges De Souza P, Censi S, et al. Update on fundamental mechanisms of thyroid cancer ［J］. Frontiers in Endocrinology, 2020,11(3):102.

［13］ Hong JT, Son DJ, Lee CK, et al. Interleukin 32, inflammation and cancer. Pharmacol ［J］. Therapeut, 2017,174(6):127 – 137.

［14］ Haddad RI, Nasr C, Bischoff L, et al. NCCN guidelines insights: Thyroid carcinoma, version 2.2018［J］. J Natl Compr Canc Netw, 2018,16(12):1429 – 1440.

［15］ Haugen BR, Alexander EK, Bible KC, et al. 2015 American thyroid association management guidelines for adult patients with thyroid nodules and differentiated thyroid cancer: The American thyroid association guidelines task force on thyroid nodules and differentiated thyroid cancer [J]. Thyroid, 2016,26(1):1-133.

[16] 裘法祖,黄家驷. 外科学[M]. 7 版,北京:人民卫生出版社,2007.

[17] Nabhan F, Ringel MD. Thyroid nodules and cancer management guidelines: comparisons and controversies [J]. Endocr Relat Cancer, 2017,24(2):R13-R26.

[18] Ito Y, Miyauchi A, Inoue H, et al. An observational trial for papillary thyroid microcarcinoma in Japanese patients [J]. World J Surg, 2010,34(1):28-35.

[19] Brito JP, Ito Y, Miyauchi A, et al. A clinical framework to facilitate risk stratification when considering an active surveillance alternative to immediate biopsy and surgery in papillary microcarcinoma [J]. Thyroid, 2016,26(1):144-149.

第五节　艾滋病合并乳腺癌

随着高效抗逆转录病毒治疗(HAART)的开展,非艾滋病定义肿瘤的发病率在逐年增加,包括肝癌、肺癌、结直肠癌、乳腺癌、前列腺癌等。近年来,乳腺癌在全球普通人群中已超过肺癌成为发病率最高的恶性肿瘤。本章节结合国内外研究报告,旨在阐述艾滋病合并乳腺癌患者的流行病学及发病机制、诊断方式、治疗现状及预后情况,为治疗该疾病患者提供帮助。

一、流行病学与发病机制

在全世界范围内,无论 HIV 的流行程度如何,乳腺癌是一种常见的恶性肿瘤。值得注意的是,这种恶性肿瘤是全世界妇女的第一或第二大常见癌症,包括南部、东部和西部非洲的等区域,其中包括了绝大部分 50 岁以上的女性 HIV 感染者或艾滋病患者(WLWHA)。特别在 HAART 广泛采用之后,越来越多的研究记录了 WLWHA 的乳腺癌发病情况,可观察的现象是在艾滋病患者群中,乳腺癌绝对数量正在快速增加。目前为止,全球范围内乳腺癌的年标准化发病率为 95～100/10 万名女性;其中 HIV 阳性妇女约占总数 1% 以下,但在东部、西部和中部非洲,她们占 50 岁以下乳腺癌患者的 4%～6%,而在南部非洲,这一患者分别占 50 岁以下和 50 岁以上诊断的乳腺癌的 26% 和 8%。随着 HAART 的持续推进,预计 HIV 阳性乳腺癌患者数量在未来几十年内将进一步增加。

尽管 HIV 感染患者中一些恶性肿瘤与特定病毒有明确的关联(例如卡波西肉瘤和人类疱疹病毒),但是乳腺癌并没有确定与病毒(包括 HIV)感染的关系,而是牵涉到遗传、代谢、免疫和环境因素相互作用的结果。一些研究认为 HIV 感染可能通过免疫信号、血管生成促进乳腺癌的肿瘤生长和转移;相反,另一些研究却怀疑 HIV 感染对乳腺癌起抑制作用。最近有研究表明,HIV 感染患者通过与 HIV 相关的抗逆转录病毒疗法和 HIV 相关治疗导致代谢综合征可能促进乳腺癌发生发展,如高血压、腹部肥胖、低高密度脂蛋白水平、高血糖水平和高甘油三酯水平。随着时间的推移,接受抗逆转录病毒疗法的 HIV 感染患者的代谢综合征发生率增加,这使得 HIV 与乳腺癌产生更为紧密的联系。

二、临床表现和诊断

1. 临床表现　艾滋病合并乳腺癌患者的临床表现与正常人群相仿。早期乳腺癌往往不具备典型的症状和体征,不易引起重视,常通过体检或乳腺癌筛查发现。

（1）乳腺肿块:超过80％的乳腺癌患者以触及到乳腺肿块为首次发现就医。患者常无意中发现乳腺肿块,多为单发,质硬,表面欠光滑,边缘不规则。大多数乳腺癌为无痛性肿块,仅少数伴有不同程度的隐痛或刺痛。

（2）乳头溢液:是指非妊娠期从乳头流出血液、浆液、乳汁或者脓液,或停止哺乳半年以上仍有乳汁流出者。引起乳头溢液的原因很多,常见的疾病有导管内乳头状瘤、乳腺增生、乳腺导管扩张症和乳腺癌。单侧乳头单孔的血性溢液患者应进一步检查,若伴有乳腺肿块则更应高度怀疑乳腺恶性肿瘤。

（3）皮肤改变:乳腺癌可引起皮肤出现各种改变和体征,其中最常见的是出现"酒窝征",即乳腺肿瘤侵犯了连接乳腺皮肤和深层胸肌筋膜的Cooper韧带,使其缩短并失去弹性,牵拉相应部位的皮肤出现一个局部小凹陷,像小酒窝一样。另一种改变是出现"橘皮样改变",当癌细胞阻塞了局部淋巴管引起淋巴回流受阻,会使乳腺皮肤出现许多小点状凹陷,就像橘子皮一样。"皮肤卫星结节"是在乳腺癌晚期,乳腺癌细胞沿淋巴管、腺管或纤维组织浸润到皮内并生长,在癌灶周围皮肤形成散在分布的质硬结节。

（4）乳头、乳晕异常:当乳腺肿瘤位于或接近乳头深部,可引起乳头回缩。肿瘤距乳头较远,乳腺内的大导管受到侵犯而短缩时,也可引起乳头回缩或抬高。乳腺Paget病即乳头湿疹样癌,表现为乳头皮肤瘙痒、糜烂、破溃、结痂、脱屑、伴灼痛,以致乳头回缩。

（5）腋窝淋巴结肿:30％以上乳腺癌患者发现时伴有腋窝淋巴结转移。早期表现为同侧腋窝淋巴结肿大,同时发现肿大的淋巴结质硬、散在、可推动。随着病情进展,肿大的淋巴结可逐渐融合,并与皮肤和周围组织粘连、固定。晚期在锁骨上和对侧腋窝也可发现触及转移肿大的淋巴结。

2. 诊断　涉及乳腺原发病灶及区域淋巴结的评估,若怀疑有远处转移,应对远处病灶进行评估。

（1）体格检查:具体症状同上述临床表现。

（2）乳腺X线（钼靶）检查:乳腺癌诊断随访中常用的标准方法。每侧乳房常规应拍摄两个体位包括头足轴（CC）位和侧斜（MLO）位。但因为X线对年轻女性致密乳腺组织穿透力差,所以一般不宜对临床无明确肿瘤证据者或35岁以下女性进行乳腺X线检查。

（3）乳腺及腋窝超声:该方法简单易行,适用于所有年龄和性别的乳腺和区域淋巴结检查,也可作为乳腺X线的联合检查措施。分级参考乳腺超声BIRADS分级,乳腺钼靶检查未能分级者应补充超声检查。图3-5-1为艾滋病合并乳腺癌的超声表现,图3-5-1A为乳腺腺体内不规则的低回声肿块,图3-5-1B为多普勒超声显示肿块内紊乱彩色血流信号,图3-5-1C为乳腺结节超声造影图像,显示肿块造影增强。

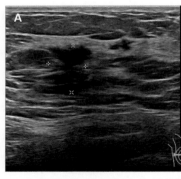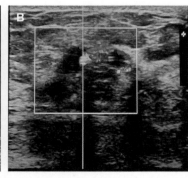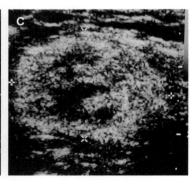

A. 不规则的低回声肿块；B. 多普勒超声显示紊乱彩色血流信号；C. 超声造影增强

图 3-5-1　艾滋病合并乳腺癌的超声表现

（4）乳腺磁共振检查 MRI：是乳腺 X 线检查或乳腺超声检查发现的疑似病例的补充检查措施，也可作为乳腺癌保乳治疗前后的评估。

（5）组织病理学检查是乳腺癌诊断的金标准：在对原发肿瘤实施各种治疗手段之前，均应获得病理学诊断依据。完整的病理报告应至少包括报告病理分类、组织分型及分子标志物 ER、PR、HER2 和 Ki-67 的结果。活检方法包括采用开放性手术活检或肿瘤穿刺活检，肿瘤穿刺活检包括使用空心针穿刺或者真空辅助旋切术。对于已确诊为乳腺癌，需要在治疗前了解区域淋巴结转移情况者可行局部区域淋巴结细针穿刺细胞学诊断。

三、病理分类、组织分级和分子分型

1. 病理分类

（1）非浸润性癌：①导管内癌（癌细胞未突破导管壁基底膜）；②小叶原位癌（癌细胞未突破末梢乳管或腺泡基底膜）；③导管内乳头状瘤；④乳头湿疹样乳腺癌。

（2）早期浸润性癌（早期浸润是指癌的浸润成分＜10％）：①早期浸润性导管癌（癌细胞突破管壁基底膜，开始向间质浸润）；②早期浸润性小叶癌（癌细胞突破末梢乳管或腺泡基底膜，开始向间质浸润，但仍局限于小叶内）。

（3）浸润性癌：①浸润性特殊癌，如乳头状癌、髓样癌（伴大量淋巴细胞浸润）、小管癌（高分化腺癌）、腺样囊性癌、黏液腺癌、大汗腺癌、鳞状细胞癌等。此型分化一般较高，预后尚好；图 3-5-2 为艾滋病合并乳腺癌，图 3-5-2A 为浸润性导管癌（低分化）（HE×200），浸润性导管癌（低分化）中 E-cad 不缺失（图 3-5-2B），34βE12 在低分化浸润性导管癌中细胞质强阳性表达（图 3-5-2C），P120 在低分化浸润性导管癌中细胞膜阳性表达（IHC×200）（图 3-5-2D）。②浸润性非特殊癌，包括浸润性导管癌（临床上最为常见类型）、浸润性小叶癌、硬癌、髓样癌（无大量淋巴细胞浸润）、单纯癌、腺癌等。此型一般分化低，预后较上述类型差，且是乳腺癌中最常见的类型，占 80％，但判断预后尚需结合疾病分期等因素。

（4）其他罕见癌。

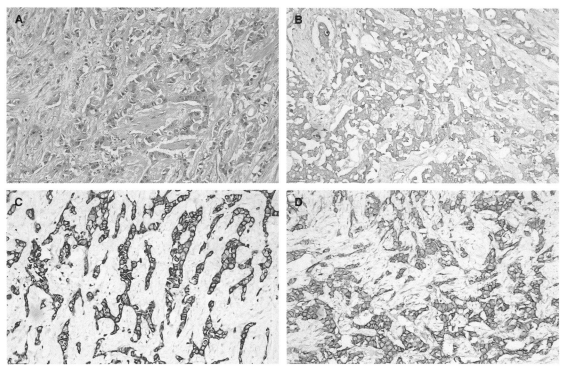

A. HIV 合并乳腺癌(浸润性导管癌)(HE×200)；B. E－Cad；C. 34βE12；D. P120(IHC×200)

图 3－5－2　艾滋病合并乳腺癌

2. 组织分级标准　各标准的 3 项指标所确定的分数相加,3～5 分为Ⅰ级,分化好；6～7分为Ⅱ级,中等分化；8～9 分为Ⅲ级,分化差。

(1) 腺管形成:有多数明显腺管为 1 分；有中度分化腺管为 2 分；细胞呈实性片块或条索状生长为 3 分。

(2) 细胞核大小、形状及染色质不规则:细胞核大小、形状及染色质一致为 1 分；细胞核中度不规则为 2 分；细胞核明显多形性为 3 分。

(3) 染色质增多及核分裂相(×400 倍):1/10HPF 为 1 分；(2～3)/10HPF 为 2 分；＞3/10HPF 为 3 分。

3. 分子分型　目前根据免疫组化报告可将肿瘤分为 Luminal A 型、Luminal B 型、HER2 过表达型以及三阴性乳腺癌 4 种分子分型,代表着不同的临床治疗效果和生存预后结局。

(1) Luminal A 型:是指激素受体阳性(ER＋和/或 PR＋),且 PR＞20%,HER2 阴性,Ki－67(增殖指数)较低。

(2) Luminal B 型:是指激素受体阳性(ER＋和/或 PR＋),HER2 阳性或 Ki－67＞15%。

(3) HER2 过表达型:是指激素受体阴性(ER －和 PR －),HER2 阳性。

(4) 三阴性乳腺癌:ER、PR 和 HER2 均阴性。

四、治疗

目前暂无针对 HIV 合并乳腺癌患者的诊疗方案。由于 HIV 本身的疾病特性及科普教育的缺乏，很多合并 HIV 的乳腺癌患者通常会倾向于放弃就诊治疗，导致临床数据的缺乏，从而无法形成全面的治疗指南，而大多数临床医生则是采用普通人群的乳腺癌指南进行诊疗。

乳腺癌治疗需要结合整体及个体化理念，对不同患者采用不同的治疗方案。其中局部治疗包括放射治疗及手术治疗，全身治疗包括化学药物治疗、靶向治疗及内分泌治疗。合并 HIV 的乳腺癌治疗在临床上具有一定难度，临床上需要及时调整观察。

1. **手术治疗**　HIV 感染对外科手术干预治疗并无明显影响，但其带来的并发症如中性粒细胞下降则可能会影响后续患者术后恢复。需注意的是，中性粒细胞 $<0.2\times10^9/L$ 时禁止手术。术前建议全身检查是否有远处器官转移，IV 期乳腺癌建议姑息性化疗，不建议手术治疗。手术方式包括全乳切除术，其中有乳腺癌根治术、乳腺癌改良根治术、乳腺癌扩大根治术、单纯乳房切除术和腋窝前哨淋巴结活检术；保留乳房的乳腺癌根治术。对大多数 HIV 合并乳腺癌的患者，考虑就诊时患者肿瘤分期较晚及本身预后较差的情况，更多医生及患者本人更倾向于选择全乳切除术，保留乳房的乳腺癌根治术选择较少。

（1）乳腺癌改良根治术：适用于临床 I～II 期及部分 IIIA 期乳腺癌患者，是目前临床上较常见的手术方式。①Patey 术：切除患侧全部乳腺及清扫同侧腋窝淋巴结，保留胸大肌、切除胸小肌；②Auchincloss 术：切除患侧全部乳腺及清扫同侧腋窝淋巴结，保留胸小肌及胸大肌。

（2）乳腺癌根治术：适用于 II～III 期乳腺癌患者，肿瘤与胸大肌有明显粘连或胸肌间淋巴结考虑转移者首选手术方式。切除范围包括全部乳房及腋窝淋巴结、胸大肌及胸小肌。

（3）乳腺癌扩大根治术：适用于 II～III 期乳腺癌患者，若病灶位于内侧则可以考虑，但目前临床上较少采用。切除范围包括全部乳房及腋窝淋巴结、胸大肌、胸小肌及内乳淋巴结。

（4）单纯乳房切除术：适用于早期非浸润型乳腺癌患者、微小癌。切除范围包括乳腺组织、乳头及部分皮肤。术后需配合放射治疗。

（5）前哨淋巴结活检术：适用于临床评估腋窝淋巴结阴性患者。前哨淋巴结定义为原发肿瘤通过淋巴管引流至特定区域的第一个淋巴结。可通过特定的示踪剂如蓝染或放射性核素来定位。若前哨淋巴结阴性则可认为可以免除腋窝淋巴结清扫手术。

（6）保留乳房的乳腺癌根治术：适应证为肿瘤 <5 cm，乳房有适当体积，术后保持较好外观者；III 期乳腺癌患者（不包括炎性乳腺癌）经新辅助治疗降期后达到保乳手术标准时也可以慎重考虑。禁忌证：妊娠期乳腺癌；多中心乳腺癌；炎性乳腺癌；无法获得切缘阴性。切除范围为肿瘤及周围部分正常乳腺组织，病理确认切缘阴性即可。术后需配合放射治疗。

2. **化学药物治疗**　乳腺癌易通过血道转移，单纯局部治疗可能无法完全治愈肿瘤。而乳腺癌术后辅助全身治疗如化疗则可以通过杀死亚临床隐匿微小转移灶来降低局部复发，减少远处转移，从而提高无病生存期及总生存期。

乳腺癌术后辅助化疗适应证包括乳腺癌腋窝淋巴结转移。若腋窝淋巴结阴性、雌、孕激素阳性、HER2阴性、肿瘤直径≤2cm、病理分级为Ⅰ级、无脉管侵犯及年龄≥35岁，则可以考虑免除辅助化疗，但具体选择因人而异。临床上认为术后一月内应开始应用辅助化疗，间隔时间过长可能会影响疗效。

乳腺癌化疗药物与HAART药物之间的相互作用可能会影响某些药物的疗效。既往研究显示接受化疗的HIV感染患者可能会出现更严重的不良反应。Hurley等发表了对佛罗里达州20名HIV感染患者和乳腺癌患者的回顾性研究，发现HIV感染患者对化疗的耐受性很差，3级和4级骨髓抑制发生率较高，而全程完成化疗患者则更容易进展为晚期艾滋病阶段。而Langenhoven等人则认为诊断HIV时的$CD4^+T$细胞计数可能决定了化疗的耐受性。同时该研究发现了在化疗期间$CD4^+T$细胞计数的持续性下降，从477 cells/mL到333个/mL。HAART药物包括核苷逆转录酶抑制剂、非核苷逆转录酶抑制剂、蛋白酶抑制剂、整合酶链抑制剂。MD安德森癌症中心回顾既往临床数据发现INSTI的治疗副作用更少，而PI及NRTI则可能增加副作用，所以NCCN指南推荐首选INSTI药物。

术后化疗方案，则按普通人群NCCN乳腺癌指南进行。研究表明，含蒽环类与紫杉类的方案疗效稍优于不含紫杉类，对于淋巴结阳性患者，在蒽环类为基础的化疗方案中序贯加入紫杉类药物可显著提高疗效。常用的化疗方案有以下5种。

（1）以蒽环为主的药物方案：如AC（多柔比星60 mg/m²，iv，D1；环磷酰胺600 mg/m²，iv，D1；21 d为一个周期，共4周期）、EC（表柔比星100 mg/m²，iv，D1；环磷酰胺600 mg/m²，iv，D1；21 d为一个周期，共8周期）。

（2）蒽环类与紫杉类药物联合方案：如TAC（T：多西他赛75 mg/m²，iv，D1；多柔比星50 mg/m²，iv，D1；环磷酰胺600 mg/m²，iv，D1；21 d为一个周期，共6周期）。

（3）蒽环类与紫杉类药物序贯方案：如AC环类方案（多柔比星60 mg/m²，iv，D1；环磷酰胺600 mg/m²，iv，D1；21 d为一个周期，共4周期）（序贯紫杉醇80 mg/m²，iv，D1，每周一次，共12周；或紫杉醇175 mg/m²，iv，D1，每3周一次，共12周；或多西他赛100 mg/m²，iv，D1，每3周一次，共12周）。

（4）对于有一定复发风险，但蒽环类药物禁忌或不能耐受的患者，则可推荐不含蒽环类药物的联合化疗方案：TC方案（多西他赛75 mg/m²，iv，D1；环磷酰胺600 mg/m²，iv，D1；21 d为一个周期，共4周期）。

（5）卡培他滨的强化（联合或序贯）治疗可考虑在三阴性乳腺癌中使用。

化疗药物引起的骨髓抑制首先表现为中性粒细胞下降，其次为血小板下降，最后表现为红细胞的减少。中性粒下降一般发生在化疗后8～10 d，最低点在10～14 d，之后则缓慢回升。化疗期间应定期复查血常规及肝肾功能，及时对症处理。应用蒽环类药物可能会导致心脏毒性，表现为后负荷增加或收缩能力下降。右丙亚胺可对心脏起保护作用。

3. 内分泌治疗及靶向治疗　激素受体阳性的乳腺癌患者对内分泌治疗十分敏感，可有效改善该分类患者的预后。通常建议在化疗药物应用后再序贯使用内分泌治疗。内分泌治疗包括：选择性雌激素受体调变剂、芳香化酶抑制剂、卵巢去势、孕激素等。绝经前患者建议使用选择性雌激素受体调变剂（他莫昔芬等）、卵巢去势联合他莫昔芬或第三代芳香化酶抑制剂。绝经后患者辅助内分泌治疗的方案建议第三代芳香化酶抑制剂。研究显示HIV合并乳腺癌患者对内分泌治疗耐受较好。但蛋白酶抑制剂（PIs）类药物会减弱他莫昔芬等选择性雌激素受体调变剂药效,或进一步增加芳香化酶抑制剂的毒性作用,所以内分泌治疗时建议尽量较少使用 PI 类药物。对于 HER2 受体阳性的乳腺癌患者,则建议使用曲妥珠单抗靶向治疗,若淋巴结阳性,则考虑与帕妥珠单抗联合双靶治疗,同样 HIV 合并乳腺癌患者对靶向治疗耐受较好。有条件使用内分泌治疗及靶向治疗药物的患者都应积极治疗。

4. 临床病例分享　患者女,55 岁,已绝经。因"发现左乳肿块 8 个月"收治入院。患者 8 个月前发现左乳肿块,未予重视,近期自觉肿块增大。入院时体检见双乳形态对称,发育正常,乳房皮肤正常。左乳外上象限可扪及大小为 30 mm×20 mm 肿块,分叶状,边界欠清,活动度可,无压痛,皮肤无粘连。无乳头溢血溢液。患侧腋窝未扪及淋巴结,对侧腋窝未及淋巴结。左右侧锁骨上未及淋巴结。双侧无副乳。入院时我院彩超:见左乳外上象限低回声团块,边界清,形态不规则,大小 27 mm×13.8 mm,CDFI 见少量血流,BI-RADS 4b 级。左侧腋窝见数枚低回声团块,边界清,大者 16.7 mm×8.4 mm,见淋巴门及血流。患者已发现 HIV 抗体阳性 20 年,HAART 治疗 10 余年。否认高血压、糖尿病等其他基础疾病,否认手术病史。

入院后完善相关检查,术前血常规、肝肾功能正常。CD4 绝对值为 336.71 cells/μL,CD4/CD8 比值为 0.51,甲胎蛋白为 7.61。入院后 2 d 全麻下行左侧乳腺癌改良根治术(左乳切除术+左侧腋窝淋巴结清扫),手术顺利,术后恢复可。术后病理:(左乳)浸润性导管癌,伴神经内分泌分化,SBR 分级Ⅲ级(腺管形成 3 分,核级 3 分,核分裂象 2 分,总分 8 分),伴导管原位癌(约占 20%,中等核级,粉刺样坏死)。浸润癌最大径 3 cm。未见明确脉管癌栓及神经侵犯。周围乳腺呈腺病改变。乳头、乳腺表面皮肤及基底切缘均未见癌累及。腋窝淋巴结(2/24)见癌转移。免疫组化:ER(5%+)、PR(-)、Her-2(+++)、Ki-67(70%+),FISH(阳性)。

术后予以 AC-THP(多柔比星 90 mg+环磷酰胺 900 mg×4 周期序贯多西他赛 130 mg×4 周期+赫赛汀首剂 384 mg,后续 288 mg+帕妥珠单抗首剂 840 mg,后续 420 mg)化疗方案,定期随访未见肿瘤复发。

五、问题及展望

艾滋患者群中乳腺癌患者预后较差涉及多种因素,内部因素包括艾滋病乳腺癌更具侵袭性,以及运用 HARRT 药物之后与化疗药物本身的相互抑制作用,外部因素则考虑患者本身依从性及就医困难性等。本中心近 6 年来总共收治并手术的 HIV 合并乳腺癌患者共 19 例,其临床病理资料如表 3-5-1 所示。我们发现,HIV 合并乳腺癌就诊时中位年龄在 51.7 岁,其中 50 岁以下人群约占 42.1%,这与普通人群中乳腺癌发病年龄似乎类似,Ⅲ期及Ⅳ期的患者共 6 例(31.6%),较普通人群偏高。患者的 3 年无病生存率及总体生存率分别为 41.5% 和 42.7%,预后较正常人群差。如何兼顾艾滋病及乳腺癌的治疗,使患者的总体生存率延长则需要进一步研究。

表 3-5-1 HIV 合并乳腺癌患者临床病理资料

基本特征	数量(n/N,%)	基本特征	数量(n/N,%)
年龄(岁)	51.7±10.7	腋窝淋巴结	
<50	8(42.1%)	有转移	11(57.9%)
≥50	11(57.9%)	无转移	8(42.1%)
HIV 确诊至乳腺癌确诊时间(月)	62.8±99.6	分子分型	
≤12	9(47.4%)	Luminal A	1(5.3%)
>12	10(52.6%)	Luminal B	10(52.6%)
		HER2	4(21.1%)
ER/PR		TNBC	4(21.1%)
阳性	11(57.9%)	分期	
阴性	8(42.1%)		
HER-2		0-I	3(15.8%)
阳性	7(58.3%)	II	10(52.6%)
阴性	12(41.7%)	III	4(21.1%)
		IV	2(10.5%)
Ki-67		随访	
高表达	18(94.7%)	进展	6(31.6%)
低表达	1(5.3%)	死亡	5(26.3%)
浸润深度			
原位癌	1(5.3%)		
浸润癌	18(94.7%)		

到目前为止,很少有研究对中国艾滋病人群中的乳腺癌进行调查,也普遍存在对艾滋病的认识不足和歧视态度的客观情况。大多数 HIV 感染者在得知自己的疾病后,倾向于选择放弃治疗或表现出较差的依从性。我们认为,不仅要对人们进行有关艾滋病的教育,而且要对患有艾滋病的女性进行定期的乳腺癌筛查和相关知识的普及,就像欧洲艾滋病临床协会提出的建议一样。

(吴茜、李泽环撰写,练士贤审阅)

参考文献

[1] Patel P, Hanson DL, Sullivan PS, et al. Incidence of types of cancer among HIV-infected persons compared with the general population in the United States, 1992-2003[J]. Ann Intern Med, 2008,148(10):728-736.

[2] Coghill AE, Shiels MS, Suneja G, et al. Elevated cancer-specific mortality among HIV-infected patients in the United States [J]. J Clin Oncol, 2015,33(21):2376-2383.

[3] Sung H, Ferlay J, Siegel RL, et al. Global cancer statistics 2020: GLOBOCAN estimates of incidence and mortality worldwide for 36 cancers in 185 countries [J].

CA Cancer J Clin, 2021,71(3):209 - 249.

[4] McCormack VA, Febvey Combes O, Ginsburg O, et al. Breast cancer in women living with HIV: A first global estimate [J]. Int J Cancer, 2018,143(11):2732 - 2740.

[5] Spano JP, Lanoy E, Mounier N, et al. Breast cancer among HIV infected individuals from the ONCOVIH study, in France: therapeutic implications [J]. Eur J Cancer, 2012,48(18):3335 - 3341.

[6] Shiels MS, Pfeiffer RM, Gail MH, et al. Cancer burden in the HIV - infected population in the United States [J]. J Natl Cancer Inst, 2011,103(9):753 - 762.

[7] Ferlay J, Soerjomataram I, Dikshit R, et al. Cancer incidence and mortality worldwide: sources, methods and major patterns in GLOBOCAN 2012 [J]. Int J Cancer, 2015,136(5):E359 - E386.

[8] Salmons B, Gunzburg WH. Revisiting a role for a mammary tumor retrovirus in human breast cancer [J]. Int J Cancer, 2013,133(7):1530 - 1535.

[9] Joshi D, Buehring GC. Are viruses associated with human breast cancer? Scrutinizing the molecular evidence [J]. Breast Cancer Res Treat, 2012,135(1):1 - 15.

[10] Vicari AP, Caux C. Chemokines in cancer [J]. Cytokine Growth Factor Rev, 2002, 13(2):143 - 154.

[11] Velasco-Velazquez M, Xolalpa W, Pestell RG. The potential to target CCL5/CCR5 in breast cancer [J]. Expert OpinTher Targets, 2014,18(11):1265 - 1275.

[12] Endo M, Inatsu A, Hashimoto K, et al. Human immunodeficiency virus-induced apoptosis of human breast cancer cells via CXCR4 is mediated by the viral envelope protein but does not require CD4[J]. Curr HIV Res, 2008,6(1):34 - 42.

[13] Toniolo A, Serra C, Conaldi PG, et al. Productive HIV - 1 infection of normal human mammary epithelial cells [J]. AIDS, 1995,9(8):859 - 866.

[14] Moni MA, Lio P. Network-based analysis of comorbidities risk during an infection: SARS and HIV case studies [J]. BMC Bioinformatics, 2014,15(1):333.

[15] Pantanowitz L, Sen S, Crisi GM, et al. Spectrum of breast disease encountered in HIV - positive patients at a community teaching hospital [J]. Breast, 2011,20(4): 303 - 308.

[16] Gradishar WJ, Moran MS, Abraham J, et al. Breast Cancer, version 3.2022,NCCN clinical practice guidelines in oncology [J]. J Natl Compr Canc Netw, 2022,20(6):691 - 722.

[17] Grover S, Martei YM, Puri P, et al. Breast cancer and HIV in sub-Saharan Africa: A complex relationship [J]. Journal of Global Oncology, 2018,4(9):1 - 11.

[18] Hurley J, Franco S, Gomez-Fernandez C, et al. Breast cancer and human immunodeficiency virus: a report of 20 cases [J]. Clin Breast Cancer, 2001,2(3):215 - 221.

［19］ Langenhoven L, Barnardt P, Neugut AI, et al. Phenotype and treatment of breast cancer in HIV - positive and-negative women in Cape Town, South Africa ［J］. J Glob Oncol, 2016,2(5):284 - 291.

［20］ Torres HA, Rallapalli V, Saxena A, et al. Efficacy and safety of antiretrovirals in HIV - infected patients with cancer ［J］. Clin Microbiol Infect, 2014,20(10):O672 - O679.

［21］ Calvet GA, Grinsztejn BG, Quintana MS, et al. Predictors of early menopause in HIV - infected women: a prospective cohort study ［J］. Am J Obstet Gynecol, 2015, 212(6):761 - 765.

［22］ Gomez A, Montero AJ, Hurley J. Clinical outcomes in breast cancer patients with HIV/AIDS: a retrospective study ［J］. Breast Cancer Res Treat, 2015,149(3):781 - 788.

［23］ Ryom L, De Miguel R, Cotter AG, et al. Major revision version 11. 0 of the European AIDS clinical society guidelines 2021［J］. HIV Med, 2022,23(8):849 - 858.

抗 HIV 药物和抗肿瘤药物

一、常用抗 HIV 药物

自 1981 年美国报告艾滋病的首例病例以来,艾滋病逐渐成为了全球重要的公共卫生问题。首个核苷类逆转录病毒药物(nucleotide reverse transcriptase inhibitors, NRTIs)——齐多夫定(zidovudine, AZT)于 1987 年获美国 FDA 批准用于抗 HIV 治疗;1993 年,二联治疗问世;1996 年 HAART 被提出用于抗 HIV 治疗,即两种核苷类逆转录酶抑制剂(NRTIs)联合一种蛋白酶抑制剂(protease inhibitors, PIs)的治疗方案,又被称为"鸡尾酒疗法",该疗法可以减少单一用药时产生的耐药性,更强地抑制病毒的复制,延缓疾病进程,使艾滋病从不可治愈的传染性强、致死性极高的疾病成为一种可防、可治的慢性传染性疾病。自 2003 年开始,我国对艾滋病患者开展免费 HAART,恢复了患者 CD4$^+$T 细胞水平,延长了患者的生存时间,提高了患者的生活质量,有效控制了 HIV 的传播。之后,不同类别的 HAART 药物不断研发并应用于临床。

(一)抗逆转录病毒药物分类及药物介绍

目前国际上有 30 多种抗逆转录病毒药物,可分为六类,分别为核苷类逆转录酶抑制剂(NRTIs)、非核苷类逆转录酶抑制剂(non-nucleoside reverse transcriptase inhibitors, NNRTIs)、蛋白酶抑制剂(PIs)、整合酶抑制剂(integrase strand transfer inhibitors, INSTIs)、融合抑制剂(fusion inhibitors, FIs)及 CCR5 抑制剂。国内有除 CCR5 抑制剂外其他五大类药物(包括复合制剂),详见表 4-1。

1. *核苷类逆转录酶抑制剂* 目前我国已批准上市的 NRTIs 有:齐多夫定(zidovudine, AZT)、拉米夫定(lamivudine, 3TC)、司他夫定(stavudine, D4T)、去羟肌苷(didanosine)、替诺福韦(tenofovir, TFV)、阿巴卡韦(abacavir, ABC)、丙酚替诺福韦(tenofovir alafenamide, TAF)、阿兹夫定(azvudine)以及恩曲他滨(emtricitabine, FTC),其中阿兹夫定为我国原研品种,司他夫定和去羟肌苷因为不良反应突出临床已不再使用。

(1) 齐多夫定:1987 年由 Glaxo-Wellcome 公司开发,是美国 FDA 第一个批准上市用于治疗 HIV 感染的药物。国内现有胶囊、片剂、口服溶液、糖浆、注射剂以及与拉米夫定组成的

表 4-1 国内常用抗逆转录病毒治疗药物及用法用量

类别	药物名称	用法用量		
		成人	儿童	新生儿/婴幼儿
核苷类逆转录酶抑制剂(NRTIs)	齐多夫定(AZT)	300 mg,q12 h	160 mg/m²,q8 h	2 mg/kg,q6 h
	拉米夫定(3TC)	150 mg,q12 h	4 mg/kg,q12 h	2 mg/kg,q12 h
	阿巴卡韦(ABC)	300 mg,q12 h	8 mg/kg,q12 h,最大剂量 300 mg,q12 h	不建议用本药
	替诺福韦(TDF)	300 mg,qd,与食物同服	—	—
	齐多夫定/拉米夫定(AZT/3TC)	1 片,q12 h	—	—
	恩曲他滨/替诺福韦(FTC/TDF)	1 片,qd	—	—
	恩曲他滨/丙酚替诺福韦(FTC 200 mg/TAF 10 mg)	1 片,qd(和含有增强剂的 PIs 或 EVG/c 联用)	12 岁以上体重≥35 kg 的青少年患者,1 片,qd(和含有增强剂的 PIs 或 EVG/c 联用)	—
	恩曲他滨/丙酚替诺福韦(FTC 200 mg/TAF 25 mg)	1 片,qd(和 NNRTIs 或 INSTIs 联用)	12 岁以上体重≥35 kg 的青少年患者,1 片,qd(和 NNRTIs 或 INSTIs 联用)	—
	拉米夫定/替诺福韦(3TC/TDF)	1 片,qd	—	—
非核苷类逆转录酶抑制剂(NNRTIs)	奈韦拉平(NVP)	200 mg,q12 h	4 mg/kg,q12 h(<8 岁);7 mg/kg,q12 h(>8 岁);治疗前 14 d,半量给药(qd)。如无严重不良反应则加至足量(q12 h)	5 mg/kg,q12 h
	依非韦伦(EFV)	400 mg,qd	体重 15~25 kg,200~300 mg,qd;体重 25~40 kg,300~400 mg,qd;体重>40 kg,400 mg,qd,睡前服用	—
	利匹韦林(RPV)	25 mg,qd,随进餐服用	—	—
	艾诺韦林(Ainuovirine)	150 mg,qd,空腹服用	—	—
	多拉韦林(DOR)	100 mg,qd	—	—
蛋白酶抑制剂(PIs)	洛匹那韦/利托那韦(LPV/r)	2 片,q12 h	7~15 kg,LPV 12 mg/kg 和 RTV 3 mg/kg,q12 h;LPV 15~40 kg,10 mg/kg 和 RTV 2.5 mg/kg,q12 h	—
	达芦那韦/考比司他(DRV/c)	1 片,qd,随餐整片吞服	—	—

（续　表）

类别	药物名称	用法用量		
		成人	儿童	新生儿/婴幼儿
整合酶抑制剂（INSTIs）	拉替拉韦（RAL）	400 mg，q12 h	12 岁及以上的青少年：50 mg，qd。	—
	多替拉韦（DTG）	50 mg，qd（存在 INSTIs 耐药时，餐后服用，以增强暴露）	6～12 岁儿童根据体重确定剂量：15～20 kg，20 mg，qd；20～30 kg，25 mg，qd；30～40 kg，35 mg，qd；>40 kg，50 mg，qd	—
融合抑制剂（FIs）	艾博韦泰（ABT）	第 1，2，3，8 d，320 mg，qd，此后 qw，静脉滴注	16 岁以上青少年用法同成人	—
NRTIs、辅助蛋白、Vif 抑制剂	阿兹夫定（FNC）	3 mg，qd，睡前空腹整片吞服	—	—
NNRTIs＋NRTIs	奈韦拉平齐多拉米（NVP/AZT/3TC）	1 片，q12 h（推荐用于 NVP 200 mg qd 两周导入期后耐受良好患者）	—	—
	多拉米替（DOR 100 mg/3TC 300 mg/TDF 300 mg）	1 片，qd	—	—
STIs＋NRTIs	多替拉韦/拉米夫定（DTG/3TC）	1 片，qd	—	—
	多替拉韦/阿巴卡韦/拉米夫定（DTG/ABC/3TC）	1 片，qd	12 岁及以上且体重≥40 kg 的青少年，1 片，qd	—
	艾维雷韦/考比司他/恩曲他滨/丙酚替诺福韦（EVG/c/FTC/TAF）	1 片，qd，随餐服用	—	—
	比克替拉韦/恩曲他滨/丙酚替诺福韦（BIC/FTC/TAF）	1 片，qd	12 岁及以上及体重≥35 kg 的青少年，1 片，qd，随餐服用	—

复方制剂(齐多拉米双夫定片和奈韦拉平齐多拉米双夫定片)。

齐多夫定进入被 HIV 感染的细胞内后,通过胞质胸苷激酶(cytosolic thymidine kinase)的催化和胸苷酸激酶(thymidylate kinase)的磷酸化作用生成齐多夫定 $5'$-三磷酸酯(AZTTP)。AZTTP 通过竞争性利用脱氧胸苷 $5'$-三磷酸酯(dTTP)和嵌入病毒 DNA 而抑制 HIV 逆转录酶。嵌入的核苷类似物中 $3'$-羟基的缺失,可阻断 DNA 链延长所必需的 $5'$-$3'$磷酸二酯键的形成,从而终止病毒 DNA 的合成。

国内批准本药可与其他 HAART 药物联合使用用于 HIV 感染的成人或儿童,亦可用于 HIV 阳性的孕妇及其新生儿。本药口服吸收良好,成人口服 2 次/d,每次 300 mg;儿童 3 次/d 给药,每次按 160 mg/m²(体表面积)给药;新生儿以及婴幼儿 4 次/d 给药,每次按 2 mg/kg (体重)给药;肝、肾功不全者需要减少剂量,晚期肾衰者每日使用 300~400 mg,肝功能受损者需要在血药浓度监测下进行个体化给药。

齐多夫定的主要不良反应为骨髓抑制、中性粒细胞减少或严重的贫血,还可导致恶心、呕吐腹泻等胃肠道反应,磷酸肌酸激酶和 ALT 升高,乳酸酸中毒和/或肝脂肪变性等。体外试验显示,利巴韦林可能会拮抗齐多夫定的抗病毒活性,因此应避免同时使用;此外,在与潜在骨髓抑制作用或肾毒性的药物如更昔洛韦、复方磺胺甲噁唑、氟胞嘧啶、两性霉素 B、干扰素、阿霉素及长春碱类同时使用,可能使骨髓抑制的不良反应发生概率增加。

本药因为显著的不良反应以及单日服药数量较大,欧洲和美国已不再使用,我国也不作为首选药物推荐,通常用于不能耐受一线药物或者 HIV 耐药患者的替代治疗。

(2)拉米夫定:①本药在国内外指南均作为首选方案组成之一推荐使用。国内现有胶囊、片剂、口服溶液以及与其他 HAART 药物组成的复方制剂(齐多拉米双夫定片、多替阿巴拉米片、拉米夫定多替拉韦片、多拉米替片、拉米夫定替诺福韦片和奈韦拉平齐多拉米双夫定片)可及。②本药在细胞内代谢为拉米夫定三磷酸盐,其可作为核苷类似物掺入病毒的 DNA 中,导致 DNA 链合成受阻,从而抑制 HIV 逆转录酶。本药可与其他 HAART 药物联合用于治疗 HIV 感染的成人或儿童,孕妇也可以使用。③成人常用每次 150 mg,2 次/d,或每次 300 mg,1 次/d;儿童按体重 4 mg/kg,2 次/d,新生儿按体重给药(2 mg/kg),2 次/d。④拉米夫定不良反应较少且较轻微,偶有头痛、恶心、腹泻等不适;与其他药物较少发生药物相互作用;耐药屏障较低,易发生耐药。

(3)替诺福韦:本药体内磷酸化形成二磷酸替诺福韦,也称链末端终止剂;二磷酸替诺福韦通过与 $5'$-三磷酸脱氧腺苷竞争,在与 DNA 整合后终止 DNA 链,从而抑制 HIV-1 反转录酶的活性。替诺福韦以两种前药形式批准使用,富马酸替诺福韦二吡夫酯(tenofovir disoproxil fumarate,TDF)和丙酚替诺福韦(tenofovir alafenamide,TAF)。

TDF 已批准用于成人 HIV-1 感染,以及≥12 岁的慢性乙型肝炎患者,孕妇也可以使用。成人及体重≥35 kg 的 12 岁及以上儿童,每次 300 mg,1 次/d,体重<35 kg 以及 12 岁以下儿童的用药安全性和疗效尚未确定。肾小球滤过率的估算值(eGFR)<60 mL/(min·1.73 m²),不能选择 TDF 或应调整 TDF 剂量。国外已有临床研究数据支持替诺福韦用于 2~18 岁 HIV-1 感染者。TDF 主要的不良反应为肾脏毒性、骨质疏松以及轻至中度的恶心、呕吐、腹泻等消化道反应,此外还可引起代谢异常如脂肪分布异常、低磷酸盐血症、酸中毒和/肝脂肪变性等。TDF 为 P-gp 的底物,避免与利福霉素、阿德福韦合用。与其他可导致

肾功能损害的药物同时使用,可能使发生肾功能损害的概率增加,例如阿德福韦酯、更昔洛韦、西多福韦,需注意加强监测 TDF 相关的不良反应。国内现有片剂、胶囊及其他 HAART 药物组成的复方制剂(恩曲他滨替诺福韦片、多拉米替片、恩曲利替片)可及。

TAF 的单方制剂国内仅批准用于治疗成人和青少年(≥12 岁且体重≥35 kg)慢性乙型肝炎;复方制剂恩曲他滨丙酚替诺福韦片(与其他 HAART 药物联合)、比克恩丙诺片、艾考恩丙替片被批准用于成年或青少年(≥12 岁且体重≥35 kg)的 HIV - 1 感染。成人及体重≥35 kg 的青少年推荐每日一次给药,每次 25 mg,在与包含考比司他或利托那韦等酶抑制剂联合使用时推荐每次 10 mg,每日一次给药。本药主要不良反应包括头痛、头晕、皮疹、瘙痒、关节痛、疲劳、腹泻、呕吐、恶心等消化道不适以及 ALT 增加等。美国于 2022 年 1 月批准 TAF(FTC 120 mg/TAF 15 mg 复方制剂)与其他 HAART 药物联合用于体重 14～35 kg 的儿童患者治疗 HIV - 1 感染。TAF 对孕妇适用性各国指南意见不一,美国作为首选方案组成药物推荐使用,欧洲不推荐孕期前 14 周孕妇使用,我国孕妇使用 TAF 的临床数据有限,FTC/TAF 片可作为怀孕 14 周以上孕妇的备选方案。老年患者、肌酐清除率(creatinine clearance,CrCL)≥30 mL/min 以及接受长期血液透析的终末期肾病患者(CrCL<15 mL/min)无需调整含 TAF 的单方或复方制剂的剂量;对于 CrCL<30 mL/min 或<15 mL/min 未长期血透的患者,应避免使用含 TAF 的单方或复方制剂。TAF 为 P - GP 和 BCRP 的底物,应避免与卡马西平、奥卡西平、苯巴比妥、苯妥英钠、利福霉素、阿德福韦以及贯叶连翘(圣约翰草)合用。

(4)阿巴卡韦:是一种强效的选择性 HIV - 1 和 HIV - 2 抑制剂,对拉米夫定、齐多夫定、扎西他滨、奈韦拉平或去羟肌苷敏感度降低的 HIV - 1 也有良好的抗病毒活性。阿巴卡韦与齐多夫定和奈拉韦平联合有协同作用,与拉米夫定联合有相加作用。成人每次 300 mg,2 次/d 给药;儿童按体重 8 mg/kg,2 次/d 给药;新生儿及婴幼儿不建议使用。本药可能会导致高敏反应,一旦出现应终身停用。此外,还可引起恶心、呕吐、腹泻等消化道不适,心脏毒性。用药前须查 HLA - B * 5701 位点,阳性者禁用;病毒载量≥10^5 copies/mL 的患者也不推荐使用。国内现有单方片剂和口服溶液以及复方制剂多替阿巴拉米片可及。

(5)阿兹夫定:本药是人工合成的核苷类似物,其进入细胞后经过磷酸化成为 5 -三磷酸盐代谢物(阿兹夫定三磷酸盐)。阿兹夫定三磷酸盐能抑制重组 HIV 逆转录酶的活性,导致病毒 DNA 链合成中止。阿兹夫定被批准与 NNRTIs 及 NRTIs 联用,用于治疗高病毒载量(HIV - 1 RNA≥1010^5 copies/mL)的成年 HIV - 1 感染患者,推荐剂量为 3 mg/次,1 次/d,于睡前空腹口服,整片服用,不可碾碎。本药常见不良反应为发热、头晕、恶心、腹泻、肝肾损害等;可能会引起中性粒细胞降低以及总胆红素、谷草转氨酶和血糖升高。

2. 非核苷类反转录酶抑制剂(NNRTIs) NNRTIs 通过与距离逆转录酶(reverse transcriptase,RT)聚合酶活性位点 10～15Å 的变构口袋(NNRTIs binding pocket,NNIBP)以非竞争性方式与酶相互作用,引起酶蛋白构象变化,从而阻止竞争性 RT - DNA - dNTP 复合物的形成。现已有 8 个 NNRTIs 获批上市:奈韦拉平(nevirpine,NVP)、依非韦伦(efavirenz,EFV)、地拉韦啶、依曲韦林(etravirine,ETV)、多拉韦林(doravirine,DOR)、利匹韦林(rilpivirine,RPV)、艾诺韦林(ainuovirine)和艾沙韦林(elsulfavirine)。其中,奈韦拉平、地拉韦啶和依非韦伦属于第一代 NNRTIs,单个氨基酸的突变(如 K103N 和 Y181C)便可使病毒对奈韦拉平和依非韦伦产生耐药;地拉韦啶因不良反应突出、用药便捷度低已撤市。利匹韦林、依曲韦林和多拉韦林属于新一代 NNRTIs,它们对野生型(WT)和临床相关的 HIV-1 突变株均表现出广谱活性,但临床应用中仍会出现 K103N 和 E138K 耐药突变。艾诺维林为我国原研 NNRTIs,目前仅在中国批准使用;艾沙维林仅在俄罗斯批准使用。我国目前可及的 NNRTIs 包括 NVP、EFV、ETV、RPV、DOR 和艾诺维林 6 个品种。

(1)奈韦拉平:是首个批准上市的 NNRTIs,于 1996 年上市。NVP 可与逆转录酶(RT)结合,使酶催化部位断裂,进而阻断 RNA 依赖和 DNA 依赖的 DNA 多聚酶活性。NVP 不能抑制 HIV-2 逆转录酶。被批准与其他 HAART 药物联合用于治疗 HIV-1 感染。孕妇及新生儿也可使用。为降低 NVP 的皮疹发生率,其使用包括导入期和维持期两个阶段。导入期 14 天,成人每次 200 mg,2 月龄以上儿童按体重 4 mg/kg,均每日一次给药;导入期无不适即可进入维持期,成人每次 200 mg,2 月~8 岁儿童按 7 mg/kg 体重,8 岁以上儿童按 4 mg/kg 体重,均每日两次给药;儿童单日总剂量不得超过 400 mg。NVP 最主要的不良反应为皮疹和肝损害,患者如果出现严重的或可致命性的皮疹或重症肝炎或肝功能不全应终身停止使用 NVP。NVP 是 CYP 450 3A4 和 2B6 底物和诱导剂,与较多药物存在相互作用,与其他药物合用时需引起注意,禁止与利福平、利福喷丁、艾尔巴韦格拉瑞韦片、索非布韦维帕他韦片合用。与伊曲康唑、泊沙康唑合用可能导致抗真菌治疗失败,不推荐同时应用。国内有普通片剂、胶囊、口服混悬液、缓释片、分散片以及复方制剂(奈韦拉平齐多拉米双夫定片)。

(2)依非韦伦:是 HIV-1 逆转录酶的选择性非竞争性抑制剂,作用于引物、模板 DNA 或三磷酸核苷,同时有小部分竞争性抑制作用。EFV 被批准与其他 HAART 药物联用治疗 HIV-1 感染的成人、青少年及儿童。推荐剂量,成人每次 400 mg 或 600 mg;3 岁以上儿童根据体重给药:13~15 kg 每次 200 mg,15~20 kg 每次 250 mg,20~25 kg 每次 300 mg,25~32.5 kg 每次 350 mg,32.5~40 kg 每次 400 mg,>40 kg 儿童同成人剂量;均每日一次,睡前空腹服药。EFV 最主要的不良反应是中枢神经系统毒性,如头痛、头晕、失眠、抑郁等,并可产生长期神经精神作用,可能与自杀倾向相关,此外还有皮疹、肝损害、高脂血症等。EFV 主要经由 CYP 450 2B6 代谢,部分经 3A4 和 2A6 的代谢,为 3A4 的抑制剂,也是 3A4、2B6 和 2C19 的诱导剂,与较多药物存在显著的相互作用。禁止与贝达喹啉、艾尔巴韦格拉瑞韦片、索非布韦维帕他韦片以及贯叶连翘(圣约翰草)合用。与伊曲康唑、泊沙康唑合用可能导致抗真菌治疗失败,不推荐同时应用。国内目前可及片剂和胶囊剂。

(3)利匹韦林:通过非竞争性抑制逆转录酶而抑制 HIV-1 的复制。RPV 被批准与其他 HAART 药物联合用于 HIV-1 感染且病毒载量≤10^5 copies/mL 成人及体重≥35 kg 的 12 岁以上青少年的初始治疗。推荐剂量为每次 25 mg,每日一次,随餐服药,孕妇可作为替代方案使用。RPV 的不良反应主要有抑郁、失眠、头痛和皮疹。RPV 是 CYP 450 3A4 底物,与 CYP3A4 的抑制剂和诱导剂存在显著的相互作用,禁止与 PPI、利福布汀、利福平、利福喷丁合用,用药期间使用地塞米松不得超过一次剂量。国内可及单方片剂以及复方制剂——多替拉韦利匹韦林片。

(4)依曲韦林:能够直接与逆转录酶结合,并导致酶催化位点断裂,从而抑制 RNA 依赖性和 DNA 依赖性 DNA 聚合酶活性。ETR 被批准与其他 HAART 药物联合用于 HIV-1 感染的成人患者,不推荐初治患者使用。推荐剂量为每次 200 mg,每日 2 次餐后服用,肾功能损害患者不需调整剂量。不良反应主要表现为皮疹、高甘油三酯血症、恶心和腹泻。ETR

是 CYP 450 3A4、2C9 和 2C19 的底物,为 2C9 和 2C19 的抑制剂,也是 3A4 的诱导剂,与较多药物存在相互作用。禁止与贝达喹啉、利福平、利福喷丁、卡马西平、艾尔巴韦格拉瑞韦片、索非布韦维帕他韦片合用。

(5) 多拉韦林:被批准与其他 HAART 药物联合治疗无 NNRTIs 耐药的 HIV - 1 感染成年患者;对病毒的 K103N、Y181C 和 G190A 突变表现出较强的抑制活性。推荐剂量为每日一次给药,每次 100 mg;妊娠及哺乳妇女用药数据有限。不良反应较少,偶有恶心、头晕、异梦。DOR 为 CYP 450 3A4 和 3A5 的底物,与较多药物存在药物相互作用,禁止与利福平、利福喷丁、奥卡西平、卡马西平合用。相较于其他 NNRTIs,DOR 无明显中枢神经系统不良反应,对脂质代谢影响小,但有研究报道,使用多拉韦林后病毒出现了 V106A、F227L、V108I 和 L234I 耐药突变。国内可及 DOR 片剂及其复方制剂多拉米替片。

(6) 艾诺韦林:是我国首个原研的 NNRTIs,2021 年 6 月在我国批准上市。艾诺维林可通过非竞争性结合 HIV - 1 逆转录酶抑制 HIV - 1 的复制。艾诺维林被批准与 NRTIs 联用治疗成人 HIV - 1 感染的初治患者。推荐剂量为每次 150 mg,每日一次空腹服药。不良反应主要为肝损害、多梦、失眠等。本品主要通过 CYP 2C19 代谢,对 CYP 2C19 有抑制或诱导作用的药品可能会影响艾诺维林的暴露量。

3. 蛋白酶抑制剂

HIV - 1 蛋白酶在病毒复制周期中催化 Gap 和 Gap-Pol 前体多聚蛋白分子水解形成结构蛋白和酶,对于装配产生成熟、具备感染力的病毒颗粒至关重要。1995 年美国 FDA 批准了首个 PI 沙奎那韦(saquinavir, SQV),它的上市开启了“鸡尾酒疗法”即高效抗逆转录病毒治疗的时代。第一代蛋白酶抑制剂主要为拟肽类药物,包括利托那韦(ritonavir, RTV)、沙奎那韦、尼非那韦(nelfinavir, NFV)、茚地那韦(indinavir, IDV)和安普那韦(amprenavir, APV),这些药物的缺点普遍在于:口服生物利用度低、胃肠道反应明显等。第二代 HIV - 1 蛋白酶抑制剂多为非肽类药物,包括替拉那韦(tipranavir, TPV)、阿扎那韦(atazanavir, ATV)、洛匹那韦(lopinavir, LPV)和达芦那韦(darunavir, DRV)。我国批准上市的 PIs 包括茚地那韦、洛匹那韦利托那韦、达芦那韦考比司他,临床现在用品种为洛匹那韦利托那韦和达芦那韦考比司他。

(1) 洛匹那韦/利托那韦(lopinavir/ritonavir, LPV/r):是由洛匹那韦与利托那韦组成的复方制剂。洛匹那韦是 HIV 蛋白酶抑制剂,可以阻断 Gag-Pol 聚蛋白的分裂,导致病毒复制产生未成熟的、无感染力的病毒颗粒;利托那韦是一种针对 HIV - 1 和 HIV - 2 天冬氨酰蛋白酶的活性拟肽类抑制剂,通过抑制 HIV 蛋白酶使其无法处理 Gag-Pol 多聚蛋白的前体,导致生成未成熟的 HIV 颗粒,从而阻断新的感染周期的开启。利托那韦可抑制 CYP3A 介导的洛匹那韦代谢,从而达到更高的洛匹那韦浓度。LPV/r 被批准与其他 HAART 药物联合治疗成人和 2 岁及以上儿童的 HIV - 1 感染。成人及青少年推荐剂量为每次 400/100 mg;2 岁及以上儿童按体重或体表面积给药,体重 15~25 kg(BSA 0.6~0.9 m²)每次 200/50 mg,体重 25~35 kg(BSA 0.9~1.4 m²)每次 300/75 mg,体重>35 kg(BSA>1.4 m²)每次 400/100 mg;均每日两次给药。肾功能不全、轻至中度肝功能不全、孕妇及哺乳期妇女无需调整剂量。该药的不良反应主要为腹泻、血脂异常、恶心、也可出现转氨酶升高和头痛。本品为 CYP450 3A4 和 2D6 的底物,是 3A4 的抑制剂,也是 1A2、2B6、2C8、2C9、2C19 和 UGT1A1

的诱导剂,与较多药物存在显著的相互作用。国内可及片剂、胶囊和口服溶液。

(2) 达芦那韦/考比司他(darunavir/cobicistat, DRV/c):达芦那韦是 HIV 蛋白酶二聚化和催化活性抑制剂,其作用机制为选择性地抑制病毒感染细胞中 HIV 编码的 Gag-Pol 多聚蛋白的裂解,从而阻断感染性病毒颗粒的成熟和形成。考比司他为新型 CYP450 酶的抑制剂(增效剂),不具备抗病毒活性,较达芦那韦选择性更高,无肝酶诱导作用。DRV/c 于 2018年获得我国国家药品监督管理局(National Medical Products Administration, NMPA)批准,与其他 HAART 药物联合用于 HIV 感染成年患者的初始治疗,以及未出现达芦那韦耐药相关突变的既往接受过 HAART 治疗的成年患者。相较于洛匹那韦,达芦那韦更加不容易出现耐药,病毒蛋白酶基因至少发生三个位点突变才会使达芦那韦抑制蛋白酶裂解的活性降低。成人推荐每次 800/150 mg,每日一次,随餐整片吞服,不建议孕妇使用。达芦那韦考比司他的不良反应主要表现为腹泻、恶心和皮疹。达芦那韦和考比司他为 CYP450 3A 的底物,也是 3A 和 2D6 的抑制剂,达芦那韦还是 P-gp 的抑制剂,考比司他对 P-GP、BCRP、MATE1、OATP1B1 和 OATP1B3 也有抑制作用;本品与较多药物存在相互作用,禁止与阿夫唑嗪、决奈达隆、雷诺嗪、伊伐布雷定、全身用利多卡因、阿司咪唑、特非那定、利福平、麦角类生物碱、西沙比利、鲁拉西酮、匹莫齐特、依巴司韦/格佐普韦、三唑仑、全身用咪达唑仑、西地那非、辛伐他汀、洛伐他汀、达泊西汀、卡马西平、苯巴比妥、苯妥英钠、贯叶连翘等合用。国内可及片剂。

4. 整合酶抑制剂

常见整合酶抑制剂有拉替拉韦,艾维雷韦,多替拉韦和比克替拉韦等。2007 年拉替拉韦(raltegravir, RAL)在美国批准上市,从此 HAART 进入了整合酶抑制剂时代。INSTIs 通过结合整合酶活性位点处的金属阳离子来抑制整合酶活性,进而阻止整合酶介导的病毒DNA 整合到宿主基因组 DNA,发挥抗病毒活性,此外 INSTIs 对 HIV 遗传物质逆转录及脱衣壳过程也会产生影响。INSTIs 因高效低毒,在临床广泛应用中表现出良好的安全性和疗效,逐渐成为 HAART 的核心药物,已成为国际上艾滋病治疗指南中 HAART 方案的首选推荐。INSTIs 与多价阳离子(例如钙、镁、铝、铁、锌等)药物同时使用,会使整合酶抑制剂口服吸收减少。现已批准上市的 INSTIs 有拉替拉韦、艾维雷韦(elvitegravir, EVG)、多替拉韦(dolutegravir, DTG)、比克替拉韦(bictegravir, BIC)和卡博特韦(cabotegravir, CAB),其中除卡博特韦外,其他四种均已在我国批准使用。

(1) 拉替拉韦:为第一代整合酶抑制剂,可阻止 HIV-1 DNA 共价插入或整合到宿主细胞基因组上,防止 HIV-1 前病毒的形成,阻止子代病毒产生。RAL 被批准与其他 HAART联合用于治疗 HIV-1 感染。片剂推荐成人及 4 岁及以上体重＞25 kg 的儿童每次 400 mg,每日两次给药;美国 FDA 妊娠分级为 C 级,经评估利大于弊时方可用于孕妇。常见不良反应为恶心、腹泻、发热、头痛等,少见乏力、腹痛、肝肾损害等。本品为 UGT1A1 的底物,禁止与卡马西平合用,与利福平同时使用,RAL 剂量需加倍。国内可及片剂、咀嚼片、干混悬剂,不同剂型间生物不等效,剂量不能直接换算,需参照各自说明书。

(2) 艾维雷韦:通过抑制整合酶阻止 HIV-1 逆转录形成的 DNA 整合到宿主基因DNA,防止 HIV-1 前病毒形成和病毒感染增殖。考比司他是 CYP450 3A 的一种选择性抑制剂,通过抑制 CYP3A 介导的代谢增加艾维雷韦的暴露量。EVG(150 mg)与考比司他(150 mg)、FTC(200 mg)和 TAF(10 mg)组成复方制剂——艾考恩丙替片,被批准用于 HIV-1

感染的且无任何 INSTIs、FTC、TAF 耐药的成人和 12 岁以上体重≥35 kg 的青少年。推荐每日一次给药,每次 1 片,随食物服药。孕妇不推荐使用。常见不良反应为腹泻、恶心、头痛。EVG 主要经 CYP3A 代谢,对 CYP3A 有诱导或抑制作用的药品可能会影响 EVG 的暴露量。EVG 可能具有诱导 CYP2C9 和/或 UGT 的作用;考比司他是 CYP3A 的底物,也是 CYP3A 的强抑制剂,CYP2D6 的弱抑制剂,对 P-GP、BCRP、OATP1B1 和 OATP1B3 也有抑制作用;TAF 是 P-GP 和 BCRP 的底物;艾考恩丙替片与较多药物存在显著的相互作用。禁止与利福平、利福布汀、达比加群、洛伐他汀、辛伐他汀、卡马西平、苯巴比妥、贯叶连翘、苯妥英钠、麦角胺类、咪达唑仑、胺碘酮、三唑仑、西沙比利、奎尼丁、匹莫齐特、阿呋唑嗪和西地那非合用,不建议与阿哌沙班、利伐沙班、沙美特罗合用。

(3) 多替拉韦:为第二代 INSTIs,可通过与整合酶活性位点结合并阻碍 HIV 复制周期中关键的逆转录病毒脱氧核糖核酸(DNA)整合链转移步骤而抑制 HIV 整合酶。本品被批准与其他 HAART 药物联用于治疗 HIV-1 感染的成人和年满 12 岁体重≥40 kg 的儿童患者。推荐成人每次 50 mg,每日一次,餐后服用可增加吸收。常见不良反应有头晕、头痛、失眠、异梦、抑郁等精神和神经系统症状,和恶心、呕吐、疲乏、腹泻、皮疹、瘙痒等少见超敏反应。本品主要通过 UGT1A1 代谢消除,也是 UGT1A3、UGT1A9、P-GP、BCRP 和 CYP450 3A4(弱)的底物,与可诱导或抑制这些酶的药物同时给药可影响 DTG 的血药浓度。与依曲韦林、奈韦拉平、依非韦伦、奥卡西平、卡马西平、苯巴比妥、二甲双胍、利福平、多价阳离子药物、贯叶连翘存在显著相互作用,禁止与多非利特、吡西卡尼同时应用。国内可及单方片剂以及复方制剂——拉米夫定多替拉韦片和多替阿巴拉米片。

(4) 比克替拉韦:为第二代 INSTIs,可抑制 HIV-1 整合酶的链转移活性,从而阻止线性 DNA 整合到宿主 DNA 中,阻断 HIV-1 前病毒的形成和病毒增殖。BIC(50 mg)与 FTC(200 mg)、TAF(25 mg)组成复方制剂——比克恩丙诺片,批准用于 HIV-1 感染的成人,且患者目前和既往无对 INSTIs、FTC 或 TAF 产生耐药。推荐每次 1 片,每日一次给药,妊娠妇女用药的数据有限。常见不良反应为头痛、腹泻和恶心。BIC 是 CYP450 3A4、P-gp、BCRP 和 UGT1A1 的底物,与具有诱导或抑制这些酶的药物存在显著的相互作用。禁止与利福平、贯叶连翘合用,不建议与利福布汀、利福喷丁合用,与多价阳离子药物合用需注意间隔时间,与环孢素需在治疗药物监测(Therapeutic drug monitoring,TDM)下谨慎合用。

5. 融合抑制剂

常见融合抑制剂有恩夫韦肽(enfuvirtide,T-20)和艾博韦泰(albuvirtide,ABT)。

(1) 恩夫韦肽:是首个融合抑制剂类药物,它是 HIV-1 糖蛋白 gp41 结构重组的抑制剂,能够在细胞外特异性与该病毒蛋白结合,从而阻断病毒进入细胞内。被批准与其他 HAART 药物联合用于治疗 HIV-1 感染的患者。推荐成人每次 90 mg,6~16 岁儿童按体重 2 mg/kg(不超过 90 mg),每日两次于上臂、前股部或腹部皮下注射。CrCL≥35 mL/min 的患者无需调整剂量。T-20 最主要的不良反应是注射部位反应,包括疼痛/不适、硬化、红斑、硬结和囊肿、瘙痒症和瘀斑。本品与经 CYP450 酶代谢的药物无显著相互作用。

(2) 艾博韦泰:是我国原研的长效 HIV-1 融合抑制剂,以 gp41 病毒膜蛋白为靶点,抑制病毒包膜与人体细胞膜的融合,阻止病毒进入细胞,体外试验显示其对欧美和中国流行株及耐药病毒均有广谱高效活性。2018 年被我国批准与其他 HAART 药物联合用于 HIV-1

感染的成人及 16 岁以上青少年患者；不推荐孕妇使用。推荐剂量每次 320 mg，第 1、2、3、8 d 每天一次静脉滴注，此后每周一次给药。体外试验显示，ABT 不是 CYP450 酶的抑制剂，对 CYP 1A2、2C8、2C9、2C19、2D6 和 3A4 没有明显的抑制作用，与其他药物相互作用相对较少，与 LPV/r 合用使 LPV/r 暴露量降低但不需要调整剂量。其常见不良反应为头晕、头痛、腹泻、皮疹和发热。

6. CCR5 拮抗剂

马拉维罗（maraviroc，MVC）：为 CCR5 抗剂，可选择性地与人趋化因子受体 CCR5 结合，从而阻断 CCR5 向性 HIV - 1 进入靶细胞，对能够利用 CXCR4 作为入胞辅助受体的 HIV - 1 毒株（双重向性或 CXCR4 向性 HIV - 1，下面统称为 CXCR4 利用病毒）无抗病毒活性。被批准与其他 HAART 药物联用，用于治疗经检测仅有 CCR5 向性且对多种 HAART 药物耐药的 HIV - 1 感染的成人患者。推荐成人剂量根据合用药物不同而定，与 CYP3A 强效抑制剂（伊曲康唑、克拉霉素、伏立康唑、泊沙康唑、考比司他、利托那韦）合用时每次 150 mg，与 CYP3A 强效诱导剂（依非韦伦、利福平、卡马西平、依曲韦林、苯妥英钠、苯巴比妥）且不合用 CYP3A 强效抑制剂时每次 600 mg，与其他药物（NVP、NRTIs、恩夫韦肽）合用时每次 300 mg，均为每日两次给药。MVC 的不良反应常见恶心、腹泻、疲倦和头痛。MVC 为 P-gp 和 CYP450 3A4 的底物，与诱导或抑制这些酶的药物合用可能产生药物相互作用，MVC 不建议与利福平和 EFV 同时使用，不与贯叶连翘及其制剂合用，禁止与利福喷丁合用。妊娠及哺乳期妇女使用 MVC 的数据有限。

7. 国外已批准上市的其他抗 HIV 药物

国外已上市新的抗 HIV 药物有新型 INSTI 卡博特韦、CD4T 细胞附着后抑制剂 ibalizumab 以及 gp120 黏附抑制剂 fostemsavir。

（1）卡博特韦：通过与整合酶活性位点结合，阻断 HIV 复制的重要步骤——逆转录病毒 DNA 整合的链转移，从而抑制 HIV 复制。CAB 口服的半衰期为 40 h，制成注射用 CAB 纳米混悬液——长效 CAB（CAB long-acting，CAB LA），肌内注射半衰期可达 40 d。CAB 于 2021 年在美国上市，有片剂（30 mg/片）、注射用纳米混悬液（600 mg/3 mL）两种剂型，此外还有 CAB LA 与注射用 RPV 混悬液——长效 RPV（RPV long-acting，RPV LA）的组合包装（CAB 400 mg/RPV 600 mg，600 mg/900 mg）。CAB LA 被美国 FDA 批准用于暴露前预防 HIV 感染；CAB LA/RPV LA 用于病毒有效抑制（HIV - RNA<50 copies/mL），且未发生过耐药或治疗失败的成年及 12 周岁以上体重>35 kg 的 HIV - 1 感染者；口服片剂主要用于注射剂使用前的 1 或 2 个月口服导入期，详细用法见表 4 - 2；CAB 片剂的不良反应有疲劳、头痛、腹泻、恶心、头晕、异梦、焦虑、失眠、腹部不适、腹胀、乏力等；CAB LA 的不良反应包括注射部位反应、腹泻、头痛、发热、疲劳、睡眠障碍、恶心、头晕、胀气、腹痛、呕吐、肌痛、皮疹、食欲下降、嗜睡、背痛和上呼吸道感染；CAB LA/RPV LA 的常见不良反应有注射部位反应、发热、疲劳、头痛、肌肉骨骼疼痛、恶心、睡眠障碍、头晕和皮疹。CAB 主要经 UGT 1A1 代谢，部分经 UGT 1A9 代谢，UGT 1A1 和 UGT 1A9 的诱导剂可能会降低 CAB 的血药浓度，进而导致抗 HIV 治疗失败，因此 CAB 禁止与 UGT 1A9 代谢，UGT 1A1 和 UGT 1A9 的诱导剂合用，例如卡马西平、奥卡西平、苯巴比妥、苯妥英钠、利福平和利福喷丁；RPV 主要经由 CYP3A 代谢，CYP3A 的诱导剂可能降低 RPV 的血药浓度，进而降低 CAB LA/RPV LA 的抗病毒疗效;因此 CAB LA/RPV LA 组合包装禁止与 CYP 3A、UGT 1A1 和 1A9 的诱导剂合用,例如卡马西平、奥卡西平、苯巴比妥、苯妥英钠、利福平、利福布汀、利福喷丁、地塞米松(单剂量使用除外)和贯叶连翘;RPV 可能引起 QT 间期延长,CAB LA/RPV LA 组合包装需谨慎与可引起 QT 间期延长的药物合用。

表 4 - 2　卡博特韦(CAB)的用法介绍

适应证	用　法				
	1st month(28d)	2nd month	3rd month	4th month	5th month
暴露前预防	CAB 片,30 mg,qd po(随餐)	口服导入治疗结束前 1 d 或 3 d 内,CAB LA,600 mg/3 mL,im(臀部)qm		/	CAB LA,600 mg/3 mL,im(臀部)q2m
	CAB LA,600 mg/3 mL,im(臀部)qm	/		CAB LA,600 mg/3 mL,im(臀部)q2m	
抗 HIV 治疗	CAB 片,30 mg,qd po(随餐);RPV 片,25 mg,qd po(随餐)	口服导入治疗结束前 1 d 内,CAB LA/RPV LA,600 mg/3 mL 或 900 mg/3 mL im	CAB LA/RPV LA,400 mg/2 mL 或 600 mg/2 mL im qm		
	CAB 片,30 mg,qd po(随餐);RPV 片,25 mg,qd po(随餐)	口服导入治疗结束前 1 d 内,CAB LA/RPV LA,600 mg/3 mL 或 900 mg/3 mL,im	口服导入治疗结束前 1 d 内,CAB LA/RPV LA,600 mg/3 mL 或 900 mg/3 mL,im	CAB LA/RPV LA,600 mg/3 mL 或 900 mg/3 mL,im q2m	

(2) Ibalizumab(IBA):是一种 CD4T 细胞结构域-2 的 4 型 IgG 人源单克隆抗体,通过与宿主 $CD4^+T$ 细胞受体竞争性结合,抑制趋化因子受体 5 和趋化因子受体 4 的表达,从而抑制 HIV-1 识别 $CD4^+T$ 细胞受体,阻止病毒进入 $CD4^+T$ 细胞。2018 年在美国上市,批准与其他 HAART 药物联合用于耐多药的 HIV-1 感染且多种 HAART 方案治疗失败的成人;本药需静脉注射,首次给予负荷剂量 2 000 mg,然后每 2 周维持剂量 800 mg;与其他 HAART 药物(如 NRTIs、NNRTIs、PIs 和 INSTIs 抑制剂)无交叉耐药;常见的不良反应有腹泻、头晕、疲劳、恶心和皮疹,严重的不良反应表现为皮疹和免疫重建综合征。

(3) Fostemsavir(FTR):口服后可在肠道中转变为活性成分 temsavir(TMR),TMR 通过与 HIV 包膜上的 gp120 糖蛋白结合,从而干扰 HIV 黏附于 $CD4^+T$ 淋巴细胞等宿主细胞,抑制 HIV 入侵,中断 HIV 感染进程。2020 年在美国上市,批准与其他 HAART 药物联合用于因耐药、不耐受或不良反应等导致治疗失败的耐多药 HIV-1 感染成人,一日 2 次口服,一次 600 mg,整片吞服;体外显示与其他 HAART 药物无交叉耐药,对 ibalizumab、T-

20、MVC 耐药的 HIV-1 也有抑制活性；常见不良反应包括恶心、腹泻、头痛、腹痛、消化不良、疲乏、皮疹、失眠、免疫重建综合征、嗜睡、呕吐以及转氨酶、胆红素、血脂、肌酐、肌酸激酶、血糖、脂肪酶和尿酸升高，血红蛋白和中性粒细胞降低。FTR 是 CYP3A、酯酶、p-gp 和 BCRP 的底物，这些酶的诱导剂或抑制剂都可能影响 FTR 的血药浓度；研究显示与 CYP3A 强诱导剂合用可显著降低 FTR 的血药水平，与中等强度的 CYP3A 诱导剂以及 CYP3A、P-gp 和 BCRP 强抑制剂合用对 FTR 血药浓度的影响无显著临床意义；此外，FTR 还是 OATP1B1、OATP1B3 和 BCRP 的抑制剂，与这些酶代谢有关的药物合用可能会影响合用药物的血药浓度。本品与炔雌醇及他汀类药物合用可增加合用药物的血药水平；炔雌醇与 FTR 合用时建议后者日剂量不超过 30 μg，血栓高风险人群需谨慎合用；瑞舒伐他汀、阿托伐他汀、氟伐他汀、匹伐他汀、辛伐他汀与 FTR 合用时需从最小剂量开始，注意监测他汀类药物的不良反应；FTR 禁止与 CYP3A 的强诱导剂［如卡马西平、苯妥英钠、利福平、米托坦（mitotane）、恩扎鲁胺（enzalutamide）和贯叶连翘］合用。

（二）目前成人及青少年初始 HAART 推荐及替代方案

初治患者推荐方案为两种或一种 NRTIs 类药物联合第三类药物治疗。第三类药物可以为增强型 PIs（含利托那韦或考比司他）或 NNRTIs 或 INSTIs；也可以选用复方单片制剂。基于我国已上市的抗病毒药物，成人及青少年初治患者 HAART 推荐及替代方案见表 4-3。

表 4-3　成人及青少年初治患者 HAART 推荐及替代方案

治疗方案	药物组成	优先级别
2NRTIs＋NNRTIs	替诺福韦（TDF）＋拉米夫定（3TC）或恩曲他滨（FTC）＋依非韦伦（EFV）[a] 或利匹韦林（RPV）[b]； 丙酚替诺福韦（TAF）/恩曲他滨（FTC）＋依非韦伦（EFV）[a] 或利匹韦林（RPV）[b]	推荐方案
	多拉韦林（DOR）/拉米夫定（3TC）/多替拉韦（DTG） 齐多夫定（AZT）或阿巴卡韦（ABC）[c]＋拉米夫定（3TC）＋依非韦伦（EFV）[a] 或奈韦拉平（NVP）[e] 或利匹韦林（RPV）[b] 或艾诺韦林； 替诺福韦（TDF）＋拉米夫定（3TC）或恩曲他滨（FTC）＋艾诺维林； 替诺福韦（TDF）＋阿兹夫定（FNC）[f]＋依非韦伦（EFV）[a]	推荐方案 替代方案
2NRTIs＋PIs	替诺福韦（TDF）＋拉米夫定（3TC）或恩曲他滨（FTC）＋洛匹那韦利托那韦（LPV/r）； 丙酚替诺福韦（TAF）/恩曲他滨（FTC）＋洛匹那韦利托那韦（LPV/r）	推荐方案
	齐多夫定（AZT）或阿巴卡韦（ABC）[c]＋拉米夫定（3TC）＋洛匹那韦利托那韦（LPV/r）或达芦那韦考比司他（DRV/c）	替代方案

（续　表）

治疗方案	药物组成	优先级别
2NRTIs＋INSTIs	替诺福韦（TDF）＋拉米夫定（3TC）或恩曲他滨（FTC）＋多替拉韦（DTG）或拉替拉韦（RAL）； 丙酚替诺福韦（TAF）/恩曲他滨（FTC）＋多替拉韦（DTG）或拉替拉韦（RAL）	推荐方案
	齐多夫定（AZT）或阿巴卡韦（ABC）[c]＋拉米夫定（3TC）＋多替拉韦（DTG）或拉替拉韦（RAL）	替代方案
	丙酚替诺福韦（TAF）/恩曲他滨（FTC）/比克替拉韦（BIC）； 丙酚替诺福韦（TAF）/恩曲他滨（FTC）/艾维雷韦考比司他（EVG/c）； 阿巴卡韦（ABC）[c]/拉米夫定（3TC）/多替拉韦（DTG）； 多拉韦林（DOR）/拉米夫定（3TC）/替诺福韦（TDF）	推荐方案
NRTIs＋INSTIs[d]	多替拉韦（DTG）/拉米夫定（3TC）； 多替拉韦（DTG）＋拉米夫定（3TC）	推荐方案

注：a. 依非韦伦（EFV）不推荐用于病毒载量＞5×10^5 copies/mL 的患者；b. 利匹韦林（RPV）仅用于病毒载量＜10^5 copies/mL 和 CD4[+] T 细胞计数＞200 cells/μL 的患者；c. 阿巴卡韦（ABC）用于 HLA－B5701 阴性者；d. 拉米夫定（3TC）＋多替拉韦（DTG）用于 HBsAg 阴性、病毒载量＜5×10^5 copies/mL 的患者；e. 对于基线 CD4[+] T 细胞计数＞250cells/μL 的患者要尽量避免使用奈韦拉平（NVP），合并 HCV 感染的避免使用奈韦拉平（NVP）；f. 阿兹夫定（FNC）为附条件批准上市，与 NRTIs 及 NNRTIs 联用，治疗病毒载量≥10^5 copies/mL）的成年患者。

二、常用抗肿瘤药物分类

恶性肿瘤一直是人类健康的主要威胁之一。2020 年全世界有近千万人死于恶性肿瘤。化学治疗（化疗）是治疗恶性肿瘤的传统方法，但其有一定的局限性，如低靶向性、严重的毒性和耐药性。抗肿瘤药物种类繁多，按其治疗的作用方式可分为化学治疗药物、靶向治疗药物和免疫治疗药物。肿瘤的化学治疗可用于治疗体内任何部位的肿瘤。对于特定的某个患者，通常肿瘤医师会选择少数的化疗药物组合进行治疗。化疗药物进入血液后会在体内迅速扩散。化疗的目的是抑制肿瘤细胞增殖，从而避免肿瘤的侵袭和转移。

根据药物的化学结构以及来源，可分为：烷化剂（氮芥类、乙烯亚胺类、亚硝脲类等）；抗代谢药物（嘌呤、叶酸、嘧啶等类似物等）；抗生素类抗肿瘤药物（博来霉素等）；植物来源的抗肿瘤药物（紫杉醇类、喜树碱类、长春碱类、鬼臼毒素衍生物等）和其他类抗肿瘤药物。

或根据抗肿瘤药物的作用机制，可分为：作用于核酸代谢的药物，包括二氢叶酸还原酶抑制剂、胸腺核苷合成酶抑制剂、DNA 多聚酶抑制剂；作用于 DNA 化学结构的药物，包括烷化剂、铂类、抗生素类；干扰转录或干扰 RNA 合成的药物；以及干扰蛋白质合成的药物，包括拓扑异构酶 I 抑制剂、拓扑异构酶 II 抑制剂、干扰微管蛋白合成的药物。

还可根据药物作用的细胞周期特异性进行分类，可分为细胞周期特异性药物如长春碱类药物、抗代谢药物，以及细胞周期非特异性药物如铂类配合物、烷化剂等。

三、细胞毒类抗肿瘤药

尽管抗肿瘤治疗取得了很多进展,经典化疗仍然是肿瘤,尤其是转移性肿瘤的一线治疗方案。细胞毒性药物通过各种机制破坏细胞周期而起作用。

（一）作用于 DNA 结构和功能的药物

1. 烷化剂　烷化剂通过促进 DNA 烷化导致 DNA 损伤,阻止 DNA 复制,最终导致细胞死亡。氮芥作为烷化剂最早在 1942 年被发现。烷化剂是细胞周期非特异性药物,可用于治疗多种肿瘤,如肺癌、卵巢癌、淋巴瘤、白血病、乳腺癌等。常用的烷化剂有环磷酰胺、白消安、卡莫司汀、洛莫司汀和塞替派等。

（1）环磷酰胺(cyclophosphamide, CTX):又称环磷氮芥,是氮芥与磷酸氨基结合形成的化合物。环磷酰胺是前药,在体外时无活性,其进入体内后经细胞色素 P450 氧化,生成中间产物醛磷酰胺。由于一些癌细胞高水平表达能裂解磷-氮键的磷酰胺酶,醛磷酰胺在肿瘤细胞内分解成氮芥后,与细胞内的 DNA 发生烷化作用,导致 DNA 交叉联结,阻止 DNA 复制,从而抑制肿瘤细胞的生长。环磷酰胺抗瘤谱广,治疗恶性淋巴瘤效果显著,也常用于卵巢癌、急性淋巴细胞白血病、多发性骨髓瘤、乳腺癌等。环磷酰胺常见的不良反应有恶心、呕吐、骨髓抑制、脱发等。大剂量环磷酰胺可能会导致出血性膀胱炎,其发生机制与环磷酰胺的代谢物丙烯醛通过泌尿道排泄有关,用药的同时应用美司钠可预防出血性膀胱炎的发生。

（2）白消安(busulfan),又被称为马利兰,属于甲烷磺酸酯类,是一种双功能烷化剂,能够与 DNA 和核蛋白反应,白消安的双功能 DNA 烷化导致 DNA－DNA 交联,并通过亲核取代产生与鸟嘌呤的链内或链间反应。白消安在小剂量时即可明显抑制粒细胞生成,治疗慢性粒细胞性白血病疗效显著。白消安早在 1950 年代被用于口服姑息治疗慢性粒细胞白血病,但其在儿童和成人中的口服吸收的生物利用度和峰值血浆浓度不同。白消安被用于治疗各种血液系统恶性肿瘤(如白血病、淋巴瘤)。白消安的绝大部分在代谢成甲烷磺酸后由尿排出。白消安主要不良反应为骨髓抑制、消化道反应,久用可能导致闭经或雄性不育。

（3）卡莫司汀(carmustine):属于亚硝脲类烷化剂。亚硝基脲类烷化剂的细胞毒作用基于其对 DNA、RNA 以及蛋白质合成的抑制作用。卡莫司汀具有高度脂溶性,分子量小,血浆蛋白结合率低,能迅速透过血脑屏障,是颅内胶质瘤化疗的标准方案。卡莫司汀是广谱抗癌药,对霍奇金淋巴瘤和急性白血病有较好的疗效,对乳腺癌、肺癌、恶性淋巴瘤、骨髓瘤、脑瘤以及癌的骨转移等,也有一定的疗效。卡莫司汀的高烷基化活性可能通过损伤肺泡内衬细胞导致肺毒性,其他的不良反应有胃肠道反应、骨髓抑制等。卡莫司汀必须静脉给药,因其口服给药可能因为导致呕吐而导致药物剂量摄取不足。

（4）洛莫司汀(lomustine):属于亚硝基脲家族烷化剂,除了氨基酸氨甲酰化外,它可将 DNA 和 RNA 烷基化,并可使 DNA 交联,从而发挥细胞毒作用。洛莫司汀脂溶性强,可以通过血脑屏障,是复发性胶质母细胞瘤的标准治疗药物。洛莫司汀具有广谱抗肿瘤活性,临床上用于治疗霍奇金淋巴瘤以及原发性和转移性脑瘤病。洛莫司汀口服后经肝脏和肠道转化为单羟基代谢物。肺纤维化是洛莫司汀罕见但危险的副作用，应对有肺部风险的患者在接受洛莫司汀治疗前后接受肺功能检查；肺纤维化患者应避免使用。洛莫司汀口服吸收完全，应空腹服用，服用后约 2 h 应摄入食物/饮料。洛莫司汀可能引起恶心、呕吐，通常发生在给药 1~2 h 后，持续不超过 24 h。

（5）塞替派（thiotepa）：此药为合成的抗肿瘤药，具有三个烷基化功能团，是乙烯亚胺类烷化剂的代表，其对 DNA 的烷化有两种作用通路。塞替派抗瘤谱较广，对多种实体瘤均有效，临床上主要用于治疗肝癌、膀胱癌、乳腺癌、卵巢癌和恶性黑色素瘤等。其主要不良反应为胃肠道反应（恶心、呕吐、腹泻）、肝脏毒性、骨髓抑制等。高剂量给药可致黏膜炎和中枢神经系统毒性。塞替派局部刺激小，可肌内注射、静脉注射、动脉内注射和腔内给药。

2. 铂类药物　铂类抗肿瘤药物属于细胞周期非特性药物，常用药物有顺铂、卡铂、奥沙利铂等，在消化道肿瘤、妇科肿瘤中应用广泛。其抗癌机制为，药物在进入细胞核后与 DNA 分子反应形成 Pt-DNA 化合物，导致 DNA 结构发生变化，进一步导致 DNA 的复制和转录出现障碍，最终导致细胞死亡。常见的铂类药物有顺铂、卡铂、奥沙利铂等。

（1）顺铂（cisplatin, DDP）：此药为二价铂与氯和氨基形成的金属配合物，其化学结构是平面四边形。顺铂进入细胞后发生解离反应，生成水合配离子，此后与 DNA 配位形成 Pt-DNA 加合物，导致 DNA 的合成受阻。顺铂是细胞周期非特异性抗肿瘤药物，其抗肿瘤谱广，在临床上常与其他化疗药组合用于治疗肺癌、卵巢癌等。顺铂的主要不良反应有骨髓抑制、肾毒性、消化道反应、耳毒性、周围神经炎。顺铂引起肾毒性的重要原因是顺铂在水化代谢过程中产生大量的氧自由基。临床应用顺铂时通常对患者水化（补液和电解质），保证顺铂治疗后至少 6 h 内尿量在 100~200 mL/h 来减轻顺铂的肾毒性。此外，由于顺铂的肾毒性，在治疗过程中可能需要调整某些抗逆转录病毒药物的计量，尤其是替诺福韦。

（2）卡铂（carboplatin, CBP）：又名碳铂，为第二代铂类配合物。卡铂的作用机制与顺铂类似。卡铂与 DNA 配位结合后与 DNA 交叉联结，从而影响 DNA 复制，抑制肿瘤细胞生长。相比顺铂，卡铂的主要特点是稳定的化学性质，更好的水溶性以及较顺铂更低的副作用。临床上用于治疗卵巢癌、宫颈癌、非小细胞肺癌等。卡铂的主要不良反应是骨髓抑制。

（3）奥沙利铂（oxaliplatin）：第三代铂类抗肿瘤药物，与顺铂无交叉耐药。其 2002 年获得美国 FDA 批准，2005 年在中国上市。临床上，奥沙利铂常与卡培他滨或 5-氟尿嘧啶联用，用于治疗转移性结肠癌，此外其在临床上还常用于胰腺癌、胆管细胞癌与胃癌等。在一项二期临床研究中，卡培他滨/奥沙利铂联合放疗被用于治疗局部肛门癌，该方案疗效显著，安全性较好。奥沙利铂对骨髓、肝肾和胃肠道的毒性较顺铂和卡铂明显减轻，耐受性良好。奥沙利铂的主要不良反应有胃肠系统损伤、血液系统受损、周围神经病变等，主要临床表现有恶心、呕吐、腹泻、白细胞减少、贫血等。

3. 破坏 DNA 的抗生素类　临床上常见的有博来霉素和丝裂霉素。

（1）博来霉素（bleomycin）：一种含有多种糖肽的复合抗生素，由日本学者梅泽滨夫于 1966 年从轮枝链霉菌的培养液中分离得到。博来霉素的抗肿瘤作用机制是：博来霉素先与铜或铁离子结合,再与 O_2 结合活化,活化的博来霉素-金属离子-氧复合物可导致 DNA、RNA 链断裂,从而干扰细胞分裂繁殖。博来霉素对鳞状上皮癌(宫颈、头颈部等)、恶性淋巴瘤、睾丸癌等有效。博来霉素还被用于治疗艾滋病相关的卡波西肉瘤。博来霉素不引起骨髓移植,也不抑制机体的免疫功能,其不良反应有恶性、呕吐、发热、脱发等,最严重的不良反应是可导致肺纤维化或间质性肺炎。

(2) 丝裂霉素(mitomycin):Wakaki 等人从头状链霉菌(*streptomyces caespitosus*)中提取到的一种 DNA 烷化剂,属于细胞周期非特异性抗生素。丝裂霉素可以产生氧自由基/烷基化物,与 DNA 发生反应,导致 DNA 交联,抑制 DNA 合成,从而产生细胞毒作用。丝裂霉素可用于治疗恶性淋巴瘤、慢性白血病和一些上皮肿瘤。丝裂霉素的主要不良反应是血小板减少和白细胞减少,罕见但严重的不良反应是溶血性尿毒症综合征、心力衰竭和肺炎,在大多数情况下可以通过糖皮质激素来预防。

4. 拓扑异构酶抑制剂　临床常用的拓扑异构酶抑制剂有依托泊苷和伊立替康。

(1) 依托泊苷(etoposid):又称为依托泊苷,是鬼臼毒素(鬼臼属植物的有效成分)的半合成衍生物。依托泊苷可抑制 DNA 拓扑异构酶Ⅱ活性,从而干扰 DNA 结构和功能。依托泊苷主要作用于 S 期和 G2 期,是细胞周期非特异性抗肿瘤药物。依托泊苷对白血病、恶性淋巴瘤、肺癌、睾丸肿瘤等有良好效果。临床上,依托泊苷被用于治疗艾滋病相关卡波西肉瘤;依托泊苷联合顺铂常被用于治疗非小细胞肺癌。依托泊苷毒性较低,不良反应有骨髓抑制及消化道反应等。

(2) 伊立替康:半合成水溶性喜树碱类衍生物,1994 年在日本首先上市。伊立替康特异性地抑制 DNA 拓扑异构酶Ⅰ,干扰 DNA 的复制和细胞分裂。伊立替康在体内的活性代谢产物 SN-38(7-乙基-10-羟基喜树碱),可抑制 DNA 单链断裂后的修复,具有比伊立替康更强的细胞毒作用。伊立替康于 1998 年获得 FDA 批准,用于转移性结直肠癌。目前已广泛应用于卵巢癌、宫颈癌、肺癌等的治疗。其主要不良反应有延迟性腹泻和骨髓抑制。

(二) 影响核酸生物合成的药物

影响核酸生物合成的药物又被称为抗代谢药,它们的化学结构与叶酸、嘧啶、嘌呤等核酸代谢中的必需物质相似,其发挥抗癌作用的机制为特异性地干扰核酸代谢,阻止细胞分裂繁殖,最终导致肿瘤细胞死亡。临床常见有甲氨蝶呤和培美曲塞。

(1) 甲氨蝶呤(methotrexate):化学结构与叶酸相似,但其与二氢叶酸还原酶的结合力较叶酸更强,通过竞争性地抑制二氢叶酸还原酶,阻止四氢叶酸合成,导致 5,10-甲酰四氢叶酸产生不足,脱氧胸苷酸合成受阻,最终导致 DNA 合成障碍。此外,甲氨蝶呤还可阻止嘌呤核苷酸的合成,因此也能干扰蛋白质的合成。甲氨蝶呤可用于多种恶性肿瘤治疗如白血病,肺癌、乳腺癌、子宫内膜癌、原发性中枢神经系统淋巴瘤等。甲氨蝶呤最严重的不良反应是骨髓抑制,严重者可有全血细胞减少,其他不良反应包括脱发、肝酶升高、肾损害、消化道反应如口腔炎、胃炎、腹泻、便血等。妊娠早期应用甲氨蝶呤可导致畸胎、死胎。临床上为了减轻甲氨蝶呤的毒性,常在应用大剂量甲氨蝶呤(剂量 $>500\ mg/m^2$)后应用亚叶酸钙作为救援剂。

(2) 培美曲塞(pemetrexed):新一代抗叶酸抗癌药物,是多靶点叶酸抑制剂,培美曲塞可抑制 DNA 和 RNA 中间体合成中所需的几种叶酸依赖性酶。培美曲塞的主要靶点是胸苷酸合成酶,但它也抑制二氢叶酸还原酶和甘氨酰胺核糖核苷酸甲酰转移酶。培美曲塞与叶酸结合,并由叶酸受体转运至细胞。培美曲塞单药可用于非小细胞肺癌的二线治疗,可与顺铂联合用于不可切除的、恶性胸膜间皮瘤,还可用于乳腺癌、胰腺癌、结直肠癌等。通过常规补充叶酸和维生素 B 可以显著减少培美曲塞的毒性反应如骨髓抑制和上皮毒性,而不影响疗效。

(3) 氟尿嘧啶(fluorouracil,5 - FU):又被称为 5 -氟尿嘧啶,由尿嘧啶结构改造而来,是尿嘧啶 5 位上的氢被氟取代的产物。5 - FU 在细胞内转化为 5 -氟尿嘧啶脱氧核苷酸,继而抑制脱氧胸苷酸合成酶,阻碍脱氧胸苷酸的合成,通过影响 DNA 的合成而发挥细胞毒性作用。此外,5 - FU 还可转化为 5 -氟尿嘧啶核苷,以伪代谢产物的形式掺入到 RNA 和 DNA 中,干扰蛋白质的正常合成。5 - FU 口服吸收不规则,因此需采用静脉给药。其吸收后分布于全身体液,在肝和肿瘤组织中浓度较高,5 - FU 主要在肝代谢,被灭活、代谢为 CO_2 和尿素,分别由呼吸和尿液排出,$t_{1/2}$ 为 10~20 min。5 - FU 广泛应用于实体肿瘤的治疗,对消化系统癌(肝癌、胰腺癌、食管癌、胃癌、肠癌)和乳腺癌疗效较好,对头颈部肿瘤、膀胱癌、卵巢癌、宫颈癌、绒毛膜上皮癌也有效,还可用于肛门癌的局部治疗。因其放射增敏特性,5 - FU 常与放疗同步使用。5 - FU 对消化道毒性大,出现出血性腹泻应立即停药,可引发骨髓抑制、皮肤色素沉着、脱发,偶见肝、肾损害。

(4) 卡培他滨(capecitabine):是氟尿嘧啶(5 - FU)的前药,改善了 5 - FU 由于口服吸收不良而导致的局限性。口服卡培他滨后在肝脏和肿瘤组织经过一系列的酶促反应,最终转化为氟尿嘧啶而发挥抗肿瘤作用。这些酶促反应中最后一项催化酶是胸苷磷酸化酶,而该酶在肿瘤细胞中较在正常细胞中高表达。卡培他滨在临床上被广泛用于实体肿瘤治疗,如胃肠道癌、胰腺癌、头颈肿瘤等。卡培他滨的主要不良反应有骨髓抑制、手足综合征、恶心、呕吐、腹泻等。

(5) DNA 多聚酶抑制剂:阿糖胞苷(cytosine arabinoside)是一种脱氧胞苷核苷类似物,进入体内后,在脱氧胞苷激酶的作用下转化为二/三磷酸胞苷,从而抑制 DNA 多聚酶的活性,也可掺入 DNA 中,导致 DNA 无法复制,最终导致细胞死亡。阿糖胞苷与临床常用的其他抗肿瘤药无交叉耐药性。临床上用于治疗白血病(单核细胞白血病、成人急性粒细胞性白血病)、淋巴瘤(非霍奇金淋巴瘤和霍奇金淋巴瘤)以及肿瘤性脑膜炎。阿糖胞苷的主要不良反应是胃肠道反应和骨髓抑制,静脉注射可能导致静脉炎,此外对肝功能有一定影响。

(三) 抑制蛋白质合成与功能的药物

微管(microtubule)是真核细胞骨架的动态结构,在细胞分裂过程中形成有丝分裂纺锤体。干扰微管形成会导致有丝分裂停滞并最终导致细胞死亡,常见药物有长春碱类和紫杉醇。长春碱(vinblastine)和长春新碱(vincristine)为从夹竹桃科植物长春花(catharanthus roseus)中提取得到的生物碱。长春地辛(vindesine)和长春瑞滨(vinorelbine)为对长春碱进行结构改造后得到的半合成衍生物,已作为抗肿瘤药物上市。长春碱类是细胞周期特异性药物,其作用机制为与微管蛋白结合,抑制微管聚合,使纺锤丝不能形成,从而使细胞不能正常进行有丝分裂。长春碱、长春新碱可用于卡波西肉瘤的治疗,反应率为 $50\%\sim90\%$。长春碱类药物的主要不良反应有骨髓抑制、消化道反应、神经毒性等。此外,长春碱与抗病毒药物利托那韦和洛匹那韦有显著相互作用,与神经毒性和血液毒性有关。

紫杉醇(paclitaxel)是第一个被发现的微管稳定药物,是从太平洋紫杉(Taxus brevifolia)树皮中分离出来的疏水化合物。紫杉醇类药物的作用机制为促进微管聚合并抑制微管的解聚,导致纺锤体不能正常发挥功能,细胞有丝分裂受阻。由于紫杉醇的独特作用机制,其对耐药的细胞也有效,在临床上受到广泛重视。紫杉醇在临床上广泛用于治疗卵巢癌、乳腺癌、肺癌、卡波西肉瘤、宫颈癌等。但由于紫杉醇极低的脂溶性,紫杉醇注射液使用了聚氧乙烯蓖麻油进行配方,这一辅料可能会导致严重的过敏反应,这也导致临床上在使用紫杉醇进行化疗前需预先使用地塞米松等药物来预防过敏。而白蛋白紫杉醇使用人血白蛋白为载体运载紫杉醇分子的制剂,该制剂可显著减少紫杉醇注射液引起的过敏反应,降低紫杉醇的毒性反应。

(四)干扰转录过程和阻止 RNA 合成的药物

目前主要有多柔比星(doxorubicin),多柔比星又被称为阿霉素,是蒽环类抗生素,其作用机制为通过嵌入 DNA 碱基对之间,阻断细胞 DNA 的合成与转录。多柔比星是细胞周期非特异性药物,但 S 期细胞对其更敏感。多柔比星抗瘤谱广,疗效好,临床上主要用于对常用抗肿瘤药耐药的粒细胞白血病或急性淋巴细胞白血病、恶性淋巴肉瘤、卵巢癌、乳腺癌、肝癌胃癌、小细胞肺癌及膀胱癌等。聚乙二醇化脂质体多柔比星(pegylated liposomal doxorubicin,PLD)可用于治疗艾滋病相关的卡波西肉瘤,且相比紫杉醇治疗方案可进一步增加预期寿命。多柔比星最严重的不良反应为心脏毒性,可引起心肌间质水肿和心肌退行性病变,其发生机制可能与多柔比星生成自由基有关,对接受多柔比星治疗的患者给予右雷佐生(dexrazoxane)可减少多柔比星所致心脏毒性的发生率和严重程度。此外,多柔比星还有消化道反应、骨髓抑制、脱发及皮肤色素沉着等不良反应。

四、免疫治疗及非细胞毒类抗肿瘤药

根据临床实践中各种实验和临床研究,人们已经发现,肿瘤免疫治疗具有传统抗肿瘤疗法无法比拟的优势,它可以延长总生存期(OS)和无进展生存期(PFS),免疫治疗已经成为恶性肿瘤治疗的一个新的支柱,从新辅助治疗、辅助治疗到晚期治疗阶段,在许多恶性肿瘤中都有应用,其治疗潜力巨大而有望成为肿瘤治疗的主流。目前,在该领域主要有五种治疗方式,包括过继性细胞疗法、溶瘤病毒疗法、肿瘤疫苗疗法、免疫检查点阻断疗法、细胞因子疗法(图 4-1)。近些年来,许多恶性肿瘤免疫治疗的临床试验取得了积极疗效,且严重不良反应发生率较传统抗肿瘤疗法明显降低,这些证据预示了免疫治疗在抗肿瘤方面良好的临床前景。

1. 过继性细胞疗法 过继性细胞疗法(adoptive cell transfer therapy,ACT)是指从肿瘤患者自身提取免疫能力强的细胞,并在体外对该细胞进行大规模扩增或基因改造,以提高其免疫活性,然后将其重新注入肿瘤患者体内,增强机体的抗肿瘤免疫功能。包括嵌合抗原

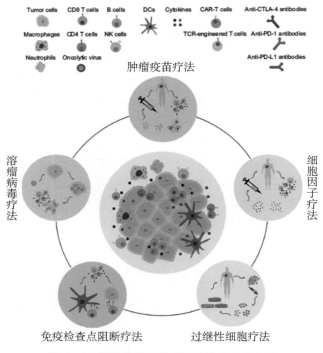

图 4-1 恶性肿瘤免疫治疗的五种治疗方式

受体修饰的 T 细胞(CAR-T)、淋巴因子激活的杀伤细胞(Lymphokine-activated killer cell, LAK)、T 细胞受体工程化 T 细胞(T cell receptor engineered T cells, TCR-T)、嵌合抗原受体修饰的自然杀伤细胞(chimeric antigen receptor-modified natural killer cells, CAR-NK)、肿瘤浸润淋巴细胞(tumor-infiltrating lymphocytes, TILs)和细胞因子诱导的杀伤细胞(cytokine-induced killer cells, CIK)。TILs、TCR-T 细胞和 CAR-T 细胞的应用是所有过继性细胞疗法中研究最多的。Rosenberg 等人首次报道 TILs 可以促进转移性黑色素瘤患者的肿瘤消退。转移性黑色素瘤患者接受 TILs 治疗,客观反应率(overall response rate, ORR)为 40%~50%,其中可以完全缓解的肿瘤占 10%~20%。但可扩增的抗肿瘤 TILs 只在少数类型的肿瘤中可发现,且扩增过程很复杂。成功利用 CD137 分离和选择 TILs 给我们提供了一个富集肿瘤反应性 TILs 的好办法。用 TILs 治疗的关键是提高 T 细胞的质量和功能,如何简化获得肿瘤特异性 T 细胞的方法将是接下来研究的重点。

　　基因组编辑方法也促进了过继性细胞疗法的发展。CRISPR 的全称是 clustered regularly interspaced short palindromic repeats,是指成簇规律间隔的短回文重复序列,该序列与 CRISPR associated(Cas)蛋白组成 CRISPR/Cas 系统。CRISPR/Cas 系统是原核生物的一种自我保护机制,是细菌抵抗外来遗传物质入侵的适应性免疫防御系统。其发挥免疫的功能包括适应、表达和干扰 3 个阶段。带有转基因 T 细胞的过继性细胞疗法可以通过相关的肿瘤反应性 TCR 或 CAR 识别肿瘤抗原。一项对 20 名晚期骨髓瘤患者的研究证实,NY-ESO-1 特异性 TCR-T 细胞可以介导持续的抗原特异性的抗肿瘤作用。一项研究中,经过 NY-ESO-1 特异性 TCR-T 细胞治疗后,滑膜细胞肉瘤患者的 3 年和 5 年总生存率估计分别为38%和14%,而黑色素瘤患者的生存率为33%,同时也需注意,有2名患者在输注 TCR - T 细胞后出现了心源性休克,并在几天内死亡。TCR - T 对肿瘤显示出一定的疗效,但也有一定的个体差异,这不仅导致抗肿瘤疗效的差异,甚至可能威胁到患者的生命。为了减少毒性,找到在肿瘤上表达而不在健康组织上表达的个性化可靶向抗原是极为必要的,肿瘤特异性突变导致的新抗原必将成为未来的一个热点。此外,MHC I 类复合物在肿瘤细胞中通常会被下调。TILs 和 TCR 修饰的 T 细胞,这也限制了它们的临床应用。CAR - T 细胞的抗原识别能力以肿瘤表面蛋白为基础,可以消除 MHC 限制。免疫学家从患者血液收集 T 细胞,收集之后对 T 细胞进行基因工程改造,使其表面表达能够识别特异性肿瘤抗原的特殊受体,这种受体被称为嵌合抗原受体,同时在受体的胞内段加上引起 T 细胞活化的信号传递区域。嵌合抗原受体是一种蛋白质受体,可使 T 细胞识别肿瘤细胞表面的特定蛋白质(抗原),表达嵌合抗原受体的 T 细胞可识别并结合肿瘤抗原,进而攻击肿瘤细胞。这种表达嵌合抗原受体的 T 细胞被称为 CAR - T。经过设计的 CAR - T 细胞可在实验室培养生长,达到数十亿之多后将扩增后的 CAR - T 细胞注入到患者体内,注入体内的 T 细胞也会在患者体内增殖,并杀死有相应特异性抗原的肿瘤细胞。CAR - T 细胞治疗在临床试验中显示出了良好的靶向性、杀伤性和持久性,展示了巨大的应用前景。目前已经在美国 FDA 获批的 CAR - T 细胞药物有 kymriah(tisagenlecleucel, CTL - 019)用于治疗儿童和年轻成人(2～25 岁)的急性淋巴细胞白血病(ALL)。Yescarta(axicabtagene ciloleucel, KTE - C10)用于治疗其他疗法无效或者既往至少接受过2种方案治疗后复发的特定类型的成人大 B 细胞淋巴瘤患者。CD19 CAR - T 用于治疗难治性慢性淋巴瘤患者,3名患者的疗效超过半年,其中2名患者完全缓解。此外,针对 CD22 和 CD30 的 CAR - T 治疗试验也在进行中。

CAR - T 细胞治疗不仅是一种能够有效治疗血液肿瘤的方法,对实体瘤也有巨大的治疗潜力。虽然以前的研究显示效果不佳,而且有不同程度的毒性。最近一种针对 IL - 13R 的 CAR - T 细胞可以使转移性胶质母细胞瘤完全消退。但是像脱靶效应、细胞因子释放综合征(CRS)、非肿瘤毒性等不良反应也不容忽视。为了减少毒性,人们研究了许多方法,如增强 T 细胞对肿瘤特异性抗原的靶向性,非特异性地抑制免疫,以及开发新的药物输送系统等。但总体效果不是很理想,需要进一步研究。

2. 溶瘤病毒疗法 溶瘤病毒(oncolytic virus, OV)疗法利用基因工程的手段对溶瘤病毒进行改造,使其失去毒性并保留病毒的复制能力,靶向递送到肿瘤细胞处,特异性感染并杀伤肿瘤细胞,达到治疗的目的,同时对正常细胞不会造成过多的有害影响。目前常用的病毒包括痘苗病毒、腺病毒、呼肠孤病毒、疱疹病毒、新城疫病毒、细小病毒、柯萨奇病毒等。由于病毒的特性,这种疗法既可以局部给药,也可以全身给药。瘤内注射因其安全性而被采用,它可以防止体液免疫对病毒的清除,反复的瘤内注射可以诱发针对肿瘤的强烈免疫反应。而大多数恶性肿瘤是转移性的,静脉注射则是转移性晚期肿瘤的理想给药方式。当肿瘤细胞被病毒感染后破裂死亡时,肿瘤细胞内新生成的病毒颗粒会被释放,进一步感染周围的肿瘤细胞。从机制上看,它不仅能对肿瘤进行直接杀伤,还有望刺激人体的免疫反应,增强抗肿瘤效果。溶瘤病毒疗法利用具有基因工程修饰的或天然溶瘤活性病毒,对肿瘤细胞进行定向消灭,在病毒复制和裂解细胞过程中,病毒还会重复感染邻近细胞以扩大反应,而基因修饰如腺病毒基因组引入 ADP 基因则可进一步增强该效应。另一方面,裂解的肿瘤细胞还可以通过释放肿瘤相关抗原、细胞因子、DAMPs 或通过引入人粒细胞巨噬细胞集落刺激因子(human granulocyte macrophage colony-stimulating factor, GM－CSF)、HSP70 等来增强抗原呈递,进而激活机体免疫系统产生抗肿瘤免疫反应,进一步"追杀"肿瘤细胞。为了让溶瘤病毒有效地针对肿瘤细胞,对肿瘤的特异性靶向是研发中的一大重点。有趣的是,肿瘤很适合成为溶瘤病毒的攻击对象——当诸如 *TP53*、*RAS*、*PTEN* 以及 *RB1* 等基因出现变异后,肿瘤细胞的抗病毒感染能力会变弱,给了溶瘤病毒可乘之机。

2015 年美国 FDA 批准 T－VEC(Imlygic)作为第一种感冒病毒治疗黑色素瘤标志着溶瘤病毒疗法的成熟。T－VEC 是一种改良型单纯疱疹 1 型病毒(HSV－1),其中特定基因的缺失导致癌细胞内选择性复制,并增加病毒和肿瘤抗原的表达。为了促进免疫应答,将人粒细胞巨噬细胞集落刺激因子(GM－CSF)插入 HSV－1 基因组。人粒细胞巨噬细胞集落刺激因子是一种免疫调节细胞因子,能促进体液和细胞免疫的发展和延长。而后全球的研究人员展开了一系列的研究,如今有超过 160 种不同的溶瘤病毒正在进行临床前研究及临床试验。虽然溶瘤病毒具有靶向性好、杀伤效率高、副作用小、多种杀伤肿瘤途径避免耐药性和成本低廉等优势,但与其他治疗策略一样,溶瘤病毒疗法也面临挑战,如渗透到肿瘤体、抗病毒免疫反应、靶向感染、肿瘤微环境中的不利条件以及缺乏特异性预测和治疗生物标志物。溶瘤病毒具有很强的免疫原性,当其经静脉注入体内后,会引发机体产生不同程度的免疫应答,导致病毒被机体快速清除。此外,溶瘤病毒的肿瘤靶向性有限,无法通过血液循环特异性地到达肿瘤部位,严重影响了溶瘤病毒的抑瘤效果,还会因此产生不同程度的不良反应。为了解决上述弊端,研究者构建了不同类型的载体对溶瘤病毒进行装载以封闭其免疫原性,延长其在血液中的循环时间,并进一步将溶瘤病毒与放疗、化疗、光动力治疗、免疫治疗、光热治疗等肿瘤治疗手段联合以提高其肿瘤治疗效果。

3. *肿瘤疫苗疗法*　肿瘤疫苗通常是含有肿瘤相关抗原(tumor associated antigen, TAA)或肿瘤特异性抗原(tumor specific antigen, TSA)的肿瘤细胞或碎片、片段。肿瘤疫苗进入人体后,可激活患者自身免疫系统,诱发特异性免疫反应,提高自身免疫力,特别是激活 CD8$^+$ T 细胞强大而持久的免疫反应来抑制肿瘤的生长、转移和复发,是一种主动免疫治疗方法。肿瘤疫苗根据具体用途,可以分为两种:一种是预防性疫苗,旨在通过诱导免疫反应来预防肿瘤的发生,如将与某些特殊肿瘤发生有关的基因制备成为疫苗,接种于有遗传易感性的健康人群,进而控制肿瘤的发生。另一种是治疗性疫苗,它以肿瘤相关抗原为基础,通过诱导或增强肿瘤特异性免疫反应来达到根除肿瘤细胞的目的,主要用于化疗后的辅助治疗。

目前,相对成功的预防性肿瘤疫苗是针对人乳头瘤病毒的宫颈癌疫苗。已获批准的宫颈疫苗 Gardasil 和 Cervarix 通过在青春期注射疫苗,降低了年轻女性宫颈癌的发病率。然而,一旦患了宫颈癌或慢性感染了 HPV,它们大多是无效的。因此,不仅需要预防性的癌症疫苗,还需要治疗性的肿瘤疫苗。令人振奋的是,sipuleucel-T(Provenge)可以将激素抵抗性前列腺癌患者的总体生存能力平均延长 3 个月,其已被 FDA 批准用于治疗转移性去势抵抗性前列腺癌。近年来,随着分子生物学、肿瘤药理学及免疫学等相关学科的快速发展和交叉渗透,伴随相关抗原、载体、佐剂的开发、免疫技术的进步,抗原/佐剂疫苗、基因修饰的肿瘤细胞疫苗、全肿瘤细胞疫苗、质粒(裸)脱氧核糖核酸(DNA)疫苗、病毒基因转移载体疫苗、多肽疫苗、树突细胞相关疫苗等各种形式的肿瘤疫苗相继开发并进入临床试验。虽然肿瘤疫苗耐受性好、不良反应轻微、兼具治疗和预防的作用，且一些晚期肿瘤患者亦取得良好的临床效果，但部分缓解（Partial response, PR）或完全缓解（Complete remission, CR）率基本上低于 10%，甚至低于 5%。

到目前为止，在Ⅲ期随机临床试验中，除了 sipuleucel-T，还没有其他治疗性肿瘤疫苗显示出值得关注的临床疗效。肿瘤疫苗的开发目前亟待解决以下问题：①缺乏特异性强的肿瘤特异性抗原和肿瘤相关抗原；②难以进行有效性评价；③难以确定最大耐受剂量；④缺乏合适的临床Ⅲ期试验的临床终点；⑤需要调控被癌症搅乱的通路，激活癌细胞抑制的免疫通路；⑥如何克服肿瘤的免疫逃避；⑦晚期患者免疫功能低下、个体差异性大、先期治疗带来的免疫抑制问题、免疫应答起效慢；⑧长期安全性等。肿瘤疫苗要发展成为一个成熟的治疗体系，仍然任重道远。目前的多种免疫因子以及混合疫苗的制作，也许是一个新的方向。

4. 基因疗法　不同于其他治疗方法，肿瘤的基因疗法的原理是将某些可用于肿瘤治疗的目的基因进行克隆，将目的基因在体外转染受体细胞后回输体内，或直接体内注射目的基因，使目的基因在体内有效表达，改善肿瘤微环境或增强抗肿瘤免疫力。目前常用的抗肿瘤基因治疗目的基因有：肿瘤抗原基因（如编码 *MAGE*、*CEA* 等的基因），细胞因子基因（如编码 *IL-2～12*、*IFN*、*TNF*、*CSF* 等细胞因子基因），肿瘤自杀基因（如 *TK*、*CD* 基因等），*MHC* 基因，协同刺激分子基因（如编码 *B7*、*CD54*、*LFA-3* 等的基因），肿瘤抑癌基因（如 *RB* 基因、*P53* 基因等）。常采用的受体细胞如下。

（1）体外培养细胞：淋巴细胞（以 T 细胞为主、TIL、LAK 细胞等），造血干细胞，巨噬细胞，肿瘤细胞，成纤维细胞，其他细胞。

（2）体内细胞：常采用的转导基因方法有两种。①离体法：将目的基因转导或转染体外培养受体细胞后回输体内。离体的转导基因方法包括非病毒转导法（如显微注射、DNA 转磷酸钙共沉淀法等）、病毒介导法（常用腺病毒、逆转录病毒、痘苗病毒、疱疹病毒等作为基因载体）。②直接体内法：将目的基因表达载体（如质粒等），直接注射体内（如 DNA 直接体内注射、基因枪），使其在体内细胞中有效表达。

5. 细胞因子及其相关分子免疫疗法　细胞因子治疗肿瘤的基本原理是利用免疫细胞释放的细胞因子刺激机体免疫系统杀伤肿瘤细胞。根据功能的不同，细胞因子可分为干扰素、白细胞介素、集落刺激因子、肿瘤坏死因子超家族、生长因子、趋化因子等，其中干扰素（Interferon, INF）和白细胞介素（Interleukin, IL）是目前肿瘤治疗的两大主要细胞因子。

干扰素 α（IFN-α）可以在抗肿瘤免疫反应和机体的免疫调节中发挥重要作用，其不仅能直接激活免疫细胞，还能通过逆转效应间质细胞（effector interstitial cells, MSCs）的免疫抑制，有效激活全身免疫反应。IFN-α 于 1986 年被批准用于治疗毛细胞白血病，1995 年被批准用于治疗黑色素瘤。然而，使用 IFN-α 可能有相当大的毒性，特别是在高剂量下。肝酶升高、中性粒细胞减少、血小板减少和白细胞减少是常见的毒性反应。

白细胞介素-2（IL-2）具有很强诱导 NK 细胞和杀伤性 T 细胞的能力。事实证明，高剂量 IL-2（HDIL-2）具有优越的抗肿瘤效果，而低剂量 IL-2 可以诱导调节 T 细胞增殖，从而抑制免疫系统的激活，削弱抗肿瘤的功效。美国 FDA 于 1992 年批准高剂量 IL-2 用于治疗转移性肾细胞癌，1998 年又批准用于治疗转移性黑色素瘤。细胞因子疗法中的 IL 和 IFN

是人工制造的,并不是来自细胞自然分泌,而外部注射的细胞因子有利于帮助自身免疫细胞进一步分泌抗肿瘤的细胞因子,关系较复杂,很多问题尚处于科研阶段。比较典型的细胞因子疗法有 IL-2、IFN-α、IFN-β、IFN-γ,运用于临床已经超过 20 年,目前仍在开发更有效的细胞因子制剂 IL-7、IL-8、IL-10、IL-12、IL-15、IL-21、转化生长因子-β(TGF-β)、粒细胞-巨噬细胞集落刺激因子(GM-CSF)和肿瘤坏死因子 α(Tumor Necrosis Factor-α,TNF-α)等,或单独使用,或与其他免疫疗法联合抗肿瘤。

值得注意的是,一些细胞因子的半衰期短,客观反应率相对较低,以及大剂量给药的高毒性,严重限制了细胞因子的广泛研究和临床应用。为了打破这些限制,采取了很多方法。人们尝试将细胞因子注射到肿瘤病灶中,并设计了细胞因子融合蛋白以增强抗肿瘤效果。免疫导向疗法是将单克隆抗体与具有细胞毒作用的杀伤因子偶联制成"生物导弹",并利用单抗能特异性与肿瘤抗原结合的特性使杀伤因子"导向"集中到肿瘤病灶,杀伤肿瘤细胞。常用杀伤因子有:抗肿瘤药物(阿霉素、甲氨蝶呤)、放射性核素(^{131}I)、毒素(铜绿假单胞菌外毒素、白喉毒素、蓖麻毒素等)。其中,放射性核素标记简便,应用方便、易定位定量检测及显像,并能破坏邻近未被单抗结合的肿瘤细胞,因此应用最多。今后应设法使鼠源性单抗"人源化"或研制人源性单克隆抗体,以避免或减少因反复使用鼠源性单抗导致的副作用。

(1) 单克隆抗体:除了常见涉及免疫检查点抑制剂的单抗外,目前抗肿瘤的单抗已有曲妥珠单抗、利妥昔单抗等。

曲妥珠单抗(trastuzumab)是人源化单克隆抗体,能高选择地与人表皮生长因子受体蛋白 2(HER2)的细胞外区域结合,从而抑制 HER2 过表达的肿瘤细胞增殖。该单抗可激活抗体依赖性细胞介导的细胞毒反应,主要用于治疗 Her2 过表达(HER2 在 20%~30% 的乳腺癌中过表达)的转移性乳腺癌,可单药治疗或与紫杉醇类联合应用。

利妥昔单抗(rituximab)是靶向 B 细胞特异性抗原 CD20 的嵌合单克隆抗体,能与跨膜 CD20 抗原特异性结合。CD20 抗原是一种疏水性跨膜蛋白,位于前 B 和成熟 B 细胞,但在原 B 细胞、造血干细胞、其他正常组织或正常血细胞中未发现。该抗原在 95% 以上的 B 细胞型非霍奇金淋巴瘤中表达。与抗体结合后,B 细胞表面 CD20 抗原不会从细胞膜上脱落到周围环境或发生内化。CD20 不会作为游离抗原在血液中循环。利妥昔单抗可与 B 细胞上的 CD20 结合,导致 B 细胞溶解。细胞溶解的机制可能包括补体依赖的细胞毒作用(complement-dependent cytotoxicity, CDC)和抗体依赖的细胞毒作用(antibody-dependent cytotoxicity, ADCC)。此外,还可恢复耐药的 B 细胞系对某些化疗药物的敏感性。利妥昔单抗适用于 CD20 阳性血液恶性肿瘤,包括滤泡性淋巴瘤、侵袭性和惰性 B 细胞非霍奇金淋巴瘤,以及慢性淋巴细胞白血病。利妥昔单抗治疗通常耐受性较好,常见输液相关反应,表现为轻度到中度的类似流感的症状,出现次数随输注次数的增加而降低。约 10% 的患者可能出现严重的输液相关反应,如支气管痉挛、低血压,这些患者需要适当的干预和支持性护理。

(2) 信号转导抑制剂:目前常用抗癌药涉及的信号转导抑制剂有伊马替尼、吉非替尼、阿法替尼、奥希替尼、厄洛替尼、埃克替尼等。

伊马替尼(imatinib)是第一个获美国 FDA 批准的酪氨酸激酶抑制剂。在慢性髓细胞白血病中,Bcr-Abl 酪氨酸激酶是由于费城染色体异常所表达产生的一种异常酪氨酸激酶,在几乎所有慢性粒细胞白血病病例中表达,伊马替尼抑制费城染色体阳性的慢性髓细胞白血病的白血病细胞和 Bcr-Abl 阳性细胞系增殖并诱导其凋亡,主要用于治疗费城染色体阳性的慢性髓细胞白血病急变期、加速期或慢性期,或者干扰素 α 治疗无效的慢性期患者。伊马替尼也能抑制表达 c-kit 突变的胃肠道间质肿瘤细胞增殖和诱导其凋亡,适于治疗 c-kit(CD117)阳性不能手术切除的和/或转移性恶性胃肠道间质肿瘤。伊马替尼常见不良事件(>10%)为血小板减少、中性粒细胞减少、头痛、贫血、水肿、消化不良、体重增加、恶心、呕吐、肌肉骨骼痛、肌肉痉挛、皮疹、腹泻、腹痛和疲劳。

吉非替尼(gifitinib)是表皮生长因子受体(epidermal growth factor receptor, EGFR)酪氨酸激酶抑制剂。EGFR 是糖蛋白的跨膜受体(也称 HER-1,Transmembrane receptor for glycoprotein),在调节肿瘤细胞增殖、分化和存活上发挥重要作用。其与化疗和放疗合用能起到协同作用。吉非替尼联合化疗药物(如顺铂、紫杉醇等)治疗能显著抑制卵巢癌、乳腺癌、结肠癌的增殖。吉非替尼用药期间必须注意腹泻和皮肤黏膜反应;应特别注意眼部症状、肝脏毒性和间质性肺炎的发生。

阿法替尼(afatinib)是第二代口服小分子酪氨酸激酶抑制剂,适用于晚期非小细胞肺癌一线治疗以及鳞状非小细胞肺癌的二线治疗。阿法替尼用药期间必须注意皮肤相关不良反应、腹泻、间质性肺炎等不良事件。

奥希替尼(osimertinib)是第一个专门针对肺癌 EGFR 突变的第三代酪氨酸激酶抑制剂,同时也是我国首个批准用于临床治疗 EGFR-T790M 突变阳性的局部晚期或转移性非小细胞肺癌的抗肿瘤药物。奥希替尼常见的副作用有痤疮样皮疹、鼻腔出血、轻微腹泻、血小板升高、失眠等。

厄洛替尼(erlotinib)是小分子表皮生长因子酪氨酸激酶抑制剂,用于化疗失败后非小细胞肺癌患者的二线和三线治疗。厄洛替尼可以阻断 ATP 与蛋白酪氨酸激酶的结合,选择性地抑制表皮生长因子酪氨酸激酶的磷酸化,阻断信号转导并干预细胞生长过程。厄洛替尼可抑制 P27 蛋白的表达,使癌细胞阻滞在 G1 期。其突出优点是不良反应较轻,与化疗药物联用时不增加毒性反应。

埃克替尼(Icotinib)是中国自主研发的第一个 EGFR 抑制剂。适应证为晚期非小细胞肺癌,一直被视为"国产的易瑞沙"。对于晚期 NSCLC 患者,埃克替尼比吉非替尼和厄洛替尼在安全性方面可能更具优势。目前国内广泛用于晚期 NSCLC 的治疗。临床前研究显示,埃克替尼是高效的 EGFR 抑制剂,其不良反应主要为常见的腹泻和 1~2 级皮疹,此外应特别关注间质性肺炎的发生,其他不良反应有心悸、头晕、食欲下降等。

(3) 新生血管生成抑制剂:主要是指重组人血管内皮抑素,重组人血管内皮抑素(rh-endostatin)由我国科学家自主研发,于 2005 年上市,是内源性肿瘤新生血管抑制剂,主要通过抑制肿瘤内皮细胞的生长抑制肿瘤血管生产、诱导肿瘤细胞凋亡、防止肿瘤侵袭和转移。重组人血管内皮抑素安全性好,疗效确切,其联合化疗治疗非小细胞肺癌被收入 NCCN 非小细胞肺癌临床实践指南。重组人血管内皮抑素于 2001 年在中国医学科学院肿瘤医院进行了Ⅰ期临床试验,试验结果表明人体对重组人血管内皮抑素耐受性良好。2002 年 3 月,重组人血管内皮抑素开展了Ⅱ期多中心临床试验,试验结果表明,重组人血管内皮抑素单药使用有一定的抗肿瘤作用,而联合顺铂和长春瑞滨(NP 方案)对于非小细胞肺癌具有较好的疗效。

2003 年 4 月重组人血管内皮抑素开展了Ⅲ期多中心临床试验,结果表明恩度联合 NP 方案治疗晚期非小细胞肺癌能够明显地提高客观有效率、中位疾病进展时间及总生存期,且安全性较好。此后有多项研究证明恩度联合化疗可以增强抗肿瘤效果。

(4) 免疫检查点抑制剂:免疫检查点是一系列抑制性分子信号通路,调控免疫系统反应,避免正常组织的损伤。在肿瘤发生、发展进程中,免疫检查点分子的活化和高表达是肿瘤细胞免疫耐受的主要原因之一,其能够抑制免疫细胞功能,介导肿瘤细胞免疫逃逸。T 细胞是抗肿瘤免疫应答的核心,但是肿瘤通过诱导多种抑制性共刺激分子导致 T 细胞耗竭,包括免疫检查点分子细胞毒 T 细胞相关抗原-4(cytotoxic T-lymphocyte antigen-4,CTLA-4)、程序性死亡受体-1(PD-1)、程序性死亡配体-1(PD-L1)等。利用相应的抗体或重组配体/受体可以调控和阻断免疫检查点受体-配体的相互作用,逆转 T 细胞的免疫耗竭状态,增强或恢复机体的抗肿瘤免疫反应。CTLA-4 在激活的 $CD8^+$ 和 $CD4^+$ T 细胞上表达。在 T 细胞的早期激活过程中,CTLA-4 与 CD28 竞争,与抗原提呈细胞(APCs)上表达的配体 B7-1 和 B7-2 结合,然后诱发免疫反应的下游负调控,导致 T 细胞增殖和 IL-2 的分泌受到抑制,从而抑制了对肿瘤细胞的免疫反应。与 CTLA-4 相似,PD-1 跨膜蛋白只表达在活化的效应性 T 细胞上。PD-L1 是其配体,表达在肿瘤细胞、T 细胞和抗原提呈细胞上。当 PD-1 与 PD-L1 结合时,它通过 PI3K-AKT 和 JAK-STAT 信号通路减少 T 细胞对 T 细胞受体(TCR)刺激信号的反应,从而抑制抗肿瘤 T 细胞反应。

目前,美国 FDA 批准了三种抗 PD-1 药物:帕博利珠单抗(pembrolizumab)、纳武利尤单抗(nivolumab)和西米普利单抗(cemiplimab);三种抗 PD-L1 药物:阿替利珠单抗(atezolizumab)、度伐利尤单抗(durvalumab)和阿维单抗(avelumab),用于各种癌症亚型。其中纳武利尤单抗、帕博利珠单抗、度伐利尤单抗和阿替利珠单抗已在我国上市。目前已有少量研究 PD-1 在 HIV 感染者中的安全性,初步安全性和有效性证据表明,PD-1 或 PD-L1 单克隆抗体治疗 FDA 批准的适应证是可以用于 HIV 感染者。未来会有更多的临床试验,单独或联合抗 PD-1 和抗 PD-L1 疗法,用于 HIV 相关癌症的治疗。

PD-1 是 T 细胞上表达的主要抑制性检查点,可调节 T 细胞活化,帮助平衡免疫刺激和针对自身免疫保护。PD-L1 在多种细胞上表达,包括其他免疫细胞以及寻求逃避免疫检测的癌细胞。抗 PD-(L)1 药物通过阻断 T 细胞上 PD-1 受体激活传递的抑制信号发挥作用,从而改善免疫监视,并对表达病毒抗原或由肿瘤基因组改变引起的新抗原的癌细胞进行细胞毒性杀伤。与大多数传统的细胞毒性化疗和放疗不同,这些药物不会引起进一步的免疫抑制,因此对于艾滋病患者具有吸引力。但是,这些药物并非没有毒性。在生理条件下,上调这些抑制性受体对于抑制 T 细胞受体活化、防止细胞因子过度产生和抑制自身反应性 T 细胞很重要。鉴于其作用机制,靶向该通路的单克隆抗体与一系列特征明确的免疫相关不良事件相关,包括肺炎、结肠炎、肝炎、皮炎和自身免疫性内分泌疾病。多个专业组织已经发布了免疫检查点抑制剂治疗人群的免疫相关不良事件的管理指南。未确诊的合并感染如乙型肝炎或丙型肝炎病毒感染可能会增加免疫相关不良反应的风险。在接受免疫检查点抑制剂的人群中也有关于结核分枝杆菌(MTB)结核免疫重建综合征(TB-IRIS)的罕见病例的报告。

免疫治疗正在迅速地成为一种能够治疗大多数恶性肿瘤的关键方式,其研究前景不可估量。对肿瘤免疫基础研究的持续关注将提升我们在该领域研发新疗法的能力，并在肿瘤免疫治疗方面已经取得的成功基础上继续推动其广泛发展和快速进步，为治愈恶性肿瘤带来新的曙光和希望。然而在过去十年中，PD-1 和 PD-L1 抑制剂在多种癌症亚型中获得了广泛使用，这些药物改变了许多癌症的治疗模式，如非小细胞肺癌和霍奇金淋巴瘤。这些癌症在 HIV 感染者中的发病率高于普通人群。然而 HIV 感染者在大多数这些药物进行临床试验时即被排除在外。目前已有少量回顾性研究评价了免疫检查点抑制剂在感染 HIV 的癌症患者中的安全性。一项系统综述纳入了 13 篇研究论文和 4 篇会议摘要，共 73 例患者，其中 1 例接受序贯伊匹木单抗和纳武利尤单抗治疗，4 例接受抗 PD-1/CTLA-4 治疗，6 例接受抗 CTLA-4 治疗，62 例患者接受抗 PD-1 治疗。研究结果认为免疫检查点抑制剂可能是该患者群体安全有效的治疗选择。一项观察性研究，报告了纳武利尤单抗或帕博利珠单抗单抗在感染 HIV 的癌症患者中的有效性和耐受性，研究结果认为 PD-1 抑制剂在感染 HIV 的患者中疗效信号和耐受性较好。一项回顾性研究纳入了 16 名使用纳武利尤单抗的感染 HIV 的癌症患者，研究结果认为纳武利尤单抗在感染 HIV 的患者中不良反应发生率与在未感染 HIV 感染患者中相当。CITN-12 是一项在美国进行的 1 期多中心前瞻性研究，招募了 30 名 HIV 受控、$CD4^+T$ 细胞计数 $>100 \, cells/\mu L$ 的参与者。参与者按 $CD4^+T$ 细胞计数分为 3 个队列，队列 1：$CD4^+T$ 细胞计数 $100\sim200 \, cells/\mu L$，队列 2：$CD4^+T$ 细胞计数 $200\sim350 \, cells/\mu L$，队列 3：$CD4^+T$ 细胞计数 $>350 \, cells/\mu L$，各队列之前的安全信号和免疫相关不良反应发生率没有显著区别。帕博利珠单抗在癌症、接受 HAART 治疗的 HIV 且 $CD4^+T$ 细胞计数 $>100 \, cells/\mu L$ 的患者中具有可接受的安全性，但可能与 KSHV 相关的 B 细胞淋巴细胞增生有关。另一项 DURVAST 2 期研究在欧洲招募了 20 名感染 HIV 的癌症患者（$CD4^+T$ 细胞计数 $>200 \, cells/\mu L$），验证 PD-L1 药物度伐利尤单抗（durvalumab）的安全性。试验结果显示，相比普通人，度伐利尤单抗未增加艾滋病患者中严重免疫相关不良反应的发生率。

基于有回顾性和前瞻性研究已证明抗 PD-(L)1 药物的安全性，应考虑在有指征的 HIV 合并肿瘤患者中使用抗 PD-1、抗 PD-L1 药物。目前抗 PD-1、抗 PD-L1 药物经 FDA 批准的适应证有经典霍奇金淋巴瘤、非小细胞肺癌、宫颈癌、头颈鳞状细胞癌、默克尔细胞癌和肝细胞癌。需要注意的是，在卡波西肉瘤相关疱疹病毒感染患者中使用抗 PD-1/PD-L1 治疗可能会增加患者患卡波西肉瘤相关疱疹病毒炎症因子综合征或多中心巨大淋巴结增生症的风险。接受分枝杆菌治疗的患者应谨慎使用抗 PD-1/PD-L1 治疗，以防结合再激活。

五、HAART 与抗肿瘤药物的相互作用及 HIV 相关肿瘤常用抗肿瘤药物方案

如前所述，常见 HAART 药物由于其药物代谢途径和本身不良反应等特点，与很多其他种类的药物存在药物相互作用。如考比司他、利托那韦和蛋白酶抑制剂是 CYP3A4 的抑制剂，可能导致与其他药物通过该代谢途径发生相互作用。非核苷类逆转录酶抑制剂中除多拉韦林和利匹韦林外，会诱导 CYP3A4，可能会导致与诱导剂相反的药物相互作用。建议癌症治疗时不要使用含利托那韦、考比司他的 HAART 方案。对于 HIV 相关肿瘤的患者，尽量选用药物间药物相互作用少、骨髓抑制作用弱的 HAART 方案如含 INSTs 或 FIs 的方案。

此外,临床上需要关注患者合并用药情况、密切监测不良反应发生情况,根据用药情况及时调整药物剂量或治疗方案。

一般而言,CYP450 抑制剂(或其他酶和载体的抑制剂)可能会增加底物暴露导致毒性风险,而诱导剂可能减少暴露导致作用药效降低。存在明显药物相互作用的治疗方案,考虑进行治疗药物监测。在存在重叠毒性或潜在的药物相互作用时按以下顺序考虑调整治疗方案:①更换药物相互作用潜力较小的抗逆转录病毒方案;②更换药物相互作用潜力较小的抗肿瘤治疗方案;③如果①或②不可行,采用姑息治疗方案时,可考虑暂停 HAART 进行抗肿瘤治疗(咨询抗 HIV 专家的情况下)。

常见 HAART 方案与抗肿瘤药物间相互作用见表 4-4,可根据发生药物相互作用的潜力和药物代谢途径重叠情况,判断药物相互作用的可能。HIV 相关肿瘤常用抗肿瘤方案见表 4-5,建议所有 HIV 相关肿瘤患者进行 HAART。在肿瘤化疗期间应避免 HAART 的中断,因为它们会增加免疫功能受损、机会性感染和死亡的风险。优先使用基于整合酶链转移抑制剂的方案;由于利托那韦、考比司他强烈抑制 CYP3A,增加蛋白酶抑制剂如阿扎那韦、地瑞那韦、沙奎那韦的暴露量,更易产生不良反应,应尽量避免使用。齐多夫定有骨髓抑制作用,当选用的化疗方案预期有骨髓抑制的副作用时,应避免使用齐多夫定。回顾性研究表明,同时使用基于利托那韦的 HIV 治疗和长春碱可导致不可逆的神经毒性。

表 4-4 常见 HAART 案与抗肿瘤药物相互作用

ART	是否有复方制剂	代谢/消除的主要影响酶或转运蛋白	对 CYP450 酶系或转运体的作用	具有潜在临床意义的药代动力学相互作用	
				抗肿瘤药物对 HAART 的影响	HAART 对抗肿瘤药的影响
多替拉韦/阿巴卡韦/拉米夫定(DTG/ABC/3TC)	有	主要:UGT1A1 次要:P-gp,ALDH,CYP3A4,肾脏排泄	抑制剂:MATE1,OCT2	可能通过 UGT1A1 发生潜在的相互作用。一般地说,不需要修改 ARV 方案。无法密切监测时考虑修改 ARV 方案	可能通过抑制 SLC 蛋白产生相互作用。对肿瘤治疗方案的修改不是必需的,但需要监测毒性。在无法紧密监测时考虑修改癌症治疗方案
多替拉韦/替诺福韦/恩曲他滨(DTG/TFV/FTC)	无	主要:UGT1A1 次要:BCRP,P-gp,CYP3A4,肾脏排泄	抑制剂:MATE1,OCT2	可能通过 UGT1A1 发生潜在的相互作用。一般地说,不需要修改 ARV 方案。无法密切监测时考虑修改 ARV 方案	可能通过抑制 SLC 蛋白产生相互作用。不一定需要修改肿瘤治疗方案,但需要监测毒性。在无法密切监测时考虑修改癌症治疗方案

（续　表）

ART	是否有复方制剂	代谢/消除的主要影响酶或转运蛋白	对 CYP450 酶系或转运体的作用	具有潜在临床意义的药代动力学相互作用	
				抗肿瘤药物对 HAART 的影响	HAART 对抗肿瘤药的影响
艾维雷韦/考比司他/替诺福韦/恩曲他滨 EVG/COBI/TFV/FTC	有(TAF 和 TDF 复方片均有)	主要:CYP3A4 次要:BCRP,P-gp, UGT1A1, 肾脏排泄	主要抑制剂:CYP3A4 次要抑制剂:P-gp, CYP2D6 次要诱导剂:CYP2C9	可能通过 CYP3A4 发生潜在的相互作用。一般地说,不需要修改 ARV 方案。无法密切监测时考虑修改 ARV 方案	可能通过 CYP3A4 发生严重的相互作用。抗肿瘤药物是 CYP3A4 底物时修改抗肿瘤方案
拉替拉韦/替诺福韦/恩曲他滨(RAL/TFV/FTC)	无	主要:UGT1A1 次要:BCRP,P-gp,肾脏排泄	无严重影响	可能通过 UGT1A1 发生潜在的相互作用。一般地说,不需要修改 ARV 方案。无法密切监测时考虑修改 ARV 方案	可能通过次要途径产生相互作用。总的来说,不需要修改肿瘤治疗方案
比克替拉韦/替诺福韦艾拉酚胺/恩曲他滨(BIC/TAF/FTC)	有	主要:CYP3A4,UGT1A1 次要:BCRP,P-gp,肾脏排泄	抑制剂:MATE1,OCT2	可能通过 CYP3A4 或 UGT1A1 发生重要相互作用。无法密切监测时考虑修改 HAART 方案(由于 CYP3A4)	可能通过抑制 SLC 蛋白产生相互作用。对肿瘤治疗方案的修改不是必需的,但需要监测毒性。在无法紧密监测时考虑修改癌症治疗方案
依非韦伦/富马酸替诺福韦二吡呋酯/恩曲他滨(EFV/TDF/FTC)	有	主要:CYP2B6,CYP3A4 次要:BCRP,P-gp, CYP2A6,肾脏排泄	主要抑制剂:CYP2C9,CYP2C19 CYP3A4 主要诱导剂:CYP2B6,CYP3A4	可能通过 CYP2B6 和 CYP3A4 发生重要相互作用。无法密切监测时考虑修改 HAART 方案	可能通过抑制 SLC 蛋白产生相互作用。对肿瘤治疗方案的修改不是必需的,但需要监测毒性。在无法紧密监测时考虑修改癌症治疗方案
利匹韦林/替诺福韦/恩曲他滨(RPV/TFV/FTC)	有 TAF 和 TDF 复方片	主要:CYP3A4 次要:BCRP,P-gp,肾脏排泄	无严重影响	可能通过 CYP3A4 发生潜在的相互作用。无法密切监测时考虑修改 ARV 方案	可能通过次要途径发生相互作用。一般不需要修改肿瘤治疗方案

（续　表）

ART	是否有复方制剂	代谢/消除的主要影响酶或转运蛋白	对CYP450酶系或转运体的作用	具有潜在临床意义的药代动力学相互作用	
				抗肿瘤药物对HAART的影响	HAART对抗肿瘤药的影响
多替拉韦/利匹韦林（DTG/RPV）	有	主要:CYP3A4,UGT1A1 次要:P-gp	抑制剂:MATE1,OCT2	可能通过CYP3A4或UGT1A1发生重要相互作用。无法密切监测时考虑修改HAART方案（由于CYP3A4）	可能通过抑制SLC蛋白产生相互作用。对肿瘤治疗方案的修改不是必需的,但需要监测毒性。在无法紧密监测时考虑修改癌症治疗方案
拉米夫定/多替拉韦（3TC/DTG）	有	主要:UGT1A1,次要:肾脏少量排泄,CYP3A	抑制剂:OCT2,MATE1	可能通过UGT1A1发生潜在的相互作用。一般地说,不需要修改ARV方案。无法密切监测时考虑修改ARV方案	可能通过抑制SLC蛋白产生相互作用。对肿瘤治疗方案的修改不是必需的,但需要监测毒性。在无法紧密监测时考虑修改癌症治疗方案
卡博特韦/利匹韦林（CAB/RPV）	有	主要:UGT1A1,CYP3A 次要:UGT1A9	抑制剂:OAT1,OAT3	可能通过CYP3A4或UGT1A1发生重要相互作用。无法密切监测时考虑修改HAART方案	可能通过抑制SLC蛋白产生相互作用。对肿瘤治疗方案的修改不是必需的,但需要监测毒性。在无法紧密监测时考虑修改癌症治疗方案

表 4-5　HIV 相关肿瘤常用抗肿瘤药物方案

肿瘤类型	抗肿瘤药物方案	备　注
卡波西肉瘤	多柔比星脂质体	一线全身治疗首选方案,每2~3周20 mg/m² 静脉给药
	紫杉醇	一线全身治疗其他推荐方案,每2周100 mg/m² 静脉给药或每3周135 mg/m² 静脉给药或每周60 mg/m² 静脉给药
	泊马度胺	复发/难治性治疗剂量的后续全身治疗优先选择方案;28 d 为一周期,4~5 mg po qd,21 d

（续　表）

肿瘤类型	抗肿瘤药物方案	备　注
卡波西肉瘤	硼替佐米	复发/难治性治疗剂量的后续全身治疗其他推荐方案；每个 28 d 周期的第 1、8 和 15 d 用 1.6 mg/m²
	吉西他滨	复发/难治性治疗剂量的后续全身治疗其他推荐方案；每 2 周静脉注射 1 000 mg
	来那度胺	复发/难治性治疗剂量的后续全身治疗其他推荐方案；每个 28 d 周期中 21 d 口服 25 mg/d
	白蛋白紫杉醇	复发/难治性治疗剂量的后续全身治疗其他推荐方案；每个 28 d 周期的第 1、8 和 15 d 用 100 mg
	长春瑞滨	复发/难治性治疗剂量的后续全身治疗其他推荐方案；每 2 周静脉注射 30 mg/m²
	咪喹莫特乳膏	局部治疗
	长春碱：0.2 mg/mL 溶液，每 0.5 cm² 病灶面积注射 0.1 mL	小病灶（即≤1 cm）病灶内化疗；常规注射引起疼痛，非甾体抗炎药可能有助于缓解疼痛
霍奇金淋巴瘤	ABVD：多柔比星＋博来霉素＋长春碱＋达卡巴嗪	ABVD 方案的毒性低于 Stanfod V 或 BEACOPP，可能是 HIV 相关霍奇金淋巴瘤患者的首选，其肿瘤治疗效果与 HIV 阴性患者相似。不建议在 ABVD 中常规使用生长因子。博来霉素在 2 周期治疗且 PET‐CT 显示缓解后可以停用
	Stanfod V：即多柔比星＋长春碱＋甲氯乙胺＋长春新碱＋博来霉素＋依托泊苷＋泼尼松	
	BEACOPP：博来霉素＋依托泊苷＋多柔比星＋环磷酰胺＋长春新碱＋丙卡巴肼＋丙卡巴肼＋泼尼松	
	AAVD 方案：多柔比星＋维布妥昔单抗＋长春碱＋达卡巴嗪	
	GVD 方案：吉西他滨＋长春瑞滨＋多柔比星脂质体	二线及后续治疗
	ICE 方案：异环磷酰胺＋卡铂＋依托泊苷	二线及后续治疗
	IGEV 方案：异环磷酰胺＋吉西他滨＋长春瑞滨	二线及后续治疗
	苯达莫司汀＋卡铂＋依托泊苷	对至少 3 种治疗方案难以治疗的疾病的治疗
	C‐MOPP：环磷酰胺＋长春新碱、丙卡巴肼、泼尼松	对至少 3 种治疗方案难以治疗的疾病的治疗

（续　表）

肿瘤类型	抗肿瘤药物方案	备　注
霍奇金淋巴瘤	GCD:吉西他滨＋顺铂＋地塞米松	对至少 3 种治疗方案难以治疗的疾病的治疗
	GEMOX:吉西他滨＋奥沙利铂	对至少 3 种治疗方案难以治疗的疾病的治疗
	MINE:依托泊苷＋异环磷酰胺＋美司钠＋米托蒽醌	对至少 3 种治疗方案难以治疗的疾病的治疗
	Mini-BEAM:卡莫司汀＋阿糖胞苷＋依托泊苷＋美法仑	对至少 3 种治疗方案难以治疗的疾病的治疗
非霍奇金淋巴瘤	苯达莫司汀＋奥妥珠单抗或利妥昔单抗	一线治疗首选方案
	CHOP（环磷酰胺、多柔比星、长春新碱、强的松）＋奥妥珠单抗或利妥昔单抗	一线治疗首选方案
	CVP（环磷酰胺、长春新碱、强的松）＋奥妥珠单抗或利妥昔单抗	一线治疗首选方案
	来那度胺＋利妥昔单抗	一线治疗首选方案
	来那度胺＋奥妥珠单抗	一线治疗其他推荐方案
	利妥昔单抗	一线治疗其他推荐方案
	奥妥珠单抗	二线治疗其他推荐方案
	来那度胺	二线治疗其他推荐方案
宫颈癌（鳞状细胞癌、腺癌或腺鳞癌）	一线联合治疗首选方案	
	帕博利珠单抗＋顺铂/紫杉醇±贝伐珠单抗	适用于 PD-L1 阳性肿瘤
	帕博利珠单抗＋卡铂/紫杉醇±贝伐珠单抗	适用于 PD-L1 阳性肿瘤
	顺铂＋紫杉醇＋贝伐珠单抗	
	卡铂＋紫杉醇＋贝伐珠单抗	
	一线联合治疗其他推荐方案	
	顺铂＋紫杉醇	
	卡铂＋紫杉醇	
	拓扑替康＋紫杉醇＋贝伐珠单抗	
	拓扑替康＋紫杉醇	
	顺铂＋拓扑替康	
	可选一线单药治疗方案	
	顺铂	首选方案
	卡铂	其他推荐方案
	紫杉醇	其他推荐方案
	二线或后续治疗	
	帕博利珠单抗	首选方案,适用于 PD-L1 阳性或 MSI-H/dMMR 的肿瘤

（续 表）

肿瘤类型	抗肿瘤药物方案	备 注
宫颈癌（鳞状细胞癌、腺癌或腺鳞癌）	纳武利尤单抗 贝伐珠单抗 白蛋白结合型紫杉醇 多西他赛 氟尿嘧啶 吉西他滨 异环磷酰胺 伊立替康 丝裂霉素 培美曲塞 拓扑替康 长春瑞滨	适用于 PD-L1 阳性肿瘤
	帕博利珠单抗	适用于 TMB-H 的肿瘤
	拉罗替尼或恩曲替尼	适用于 *NTRK* 基因融合的肿瘤
宫颈癌（小细胞 NECC）	一线联合治疗首选方案	
	顺铂＋依托泊苷 卡铂＋依托泊苷	
	二线或以上治疗	
	见鳞状细胞癌、腺癌或腺鳞癌的一线治疗或二线治疗	
艾滋病合并肺癌	EP 方案：依托泊苷＋顺铂	广泛期小细胞肺癌患者的一线治疗
	依托泊苷＋洛铂	广泛期小细胞肺癌患者的一线治疗
	EC 方案：依托泊苷＋卡铂	广泛期小细胞肺癌患者的一线治疗
	IP 方案：伊立替康＋顺铂	广泛期小细胞肺癌患者的一线治疗
	IC 方案：伊立替康＋卡铂	广泛期小细胞肺癌患者的一线治疗
	长春瑞滨、顺铂 培美曲塞＋卡铂或顺铂 紫杉醇＋顺铂或卡铂	
	奥希替尼或吉非替尼或厄洛替尼或埃克替尼或阿法替尼或阿美替尼或化疗＋吉非替尼或厄洛替尼＋贝伐珠单抗或达克替尼（无脑转移）	非鳞状细胞癌 EGFR 突变阳性且不伴有耐药基因突变患者
	阿来替尼或塞瑞替尼或恩沙替尼或克唑替尼或布格替尼	非鳞状细胞癌 ALK 融合基因阳性患者
	克唑替尼或含铂双药化疗＋贝伐珠单抗	非鳞状细胞癌 ROS1 融合基因阳性患者
	赛沃替尼	无法耐受化疗的 MET14 外显子跳突的晚期非鳞状细胞癌患者
	帕博利珠单抗	PD-L1 表达阳性（≥1%）的非鳞状细胞癌驱动基因阴性患者

（续　表）

肿瘤类型	抗肿瘤药物方案	备　注
艾滋病合并肺癌	阿替利珠单抗	PD-L1 高表达(≥50%)的非鳞状细胞癌驱动基因阴性患者
	吉西他滨＋顺铂 吉西他滨＋长春瑞滨 吉西他滨＋多西他赛	
艾滋病合并肾癌	透明细胞肾细胞癌一线首选方案	
	阿昔替尼＋帕博利珠单抗 卡赞替尼＋纳武利尤单抗 仑伐替尼＋帕博利珠单抗	
	透明细胞肾细胞癌其他推荐方案	
	卡赞替尼 伊匹木单抗＋纳武利尤单抗 培唑帕尼 舒尼替尼	
	透明细胞肾细胞癌的后续治疗方案	
	仑伐替尼＋依维莫司	

（胡振夏、张莉、谭月、柴冉冉撰写，程晓博、董平审阅）

参考文献

［1］中华医学会感染病学分会艾滋病丙型肝炎学组，中国疾病预防控制中心.中国艾滋病诊疗指南(2021 年版)[J].中华传染病杂志,2021,39(12):715-735.

［2］世界卫生组织.艾滋病病毒[EB/OL].(2022-11-01)[2023-07-25].https://www.who.int/zh/news-room/fact-sheets/detail/hiv-aids.

［3］卢洪洲,李太生.整合酶抑制剂临床应用专家共识[J].中华临床感染病杂志,2018,11(6):433-440.

［4］李见春,胡齐胜,高署,等.齐多夫定片剂人体生物等效性研究[J].蚌埠医学院学报,2008,33(2):217-219.

［5］肖婷,陈怡,汪淼,等.HIV-1 非核苷类逆转录酶抑制剂的研究进展(2016-2021)[J].中国药物化学杂志,2022,32(10):786-809.

［6］Collier AC, Coombs RW, Schoenfeld DA, et al. Treatment of human immunodeficiency virus infection with saquinavir, zidovudine, and zalcitabine, AIDS Clinical Trials Group [J]. N Engl J Med, 1996.334(16):1011-1017.

［7］周慧宇,朱梅,张国宁,等.新型 HIV-1 蛋白酶抑制剂的研究进展(2015～2019 年)[J].中国药物化学杂志,2020,30(7):428-443-452.

［8］Deeks ED. Darunavir: a review of its use in the management of HIV-1 infection [J]. Drugs, 2014,74(1):99-125.

［9］ 赵紫楠,郭思瑞,金鹏飞,等.蛋白酶抑制剂达芦那韦的研究进展［J］.中国合理用药探索,2020,17(6):1-4.

［10］ 张仁芳,卢洪洲.含整合酶抑制剂抗 HIV 单片复方制剂与中国 HIV 感染者常见合并用药的相互作用及临床管理［J］.中国艾滋病性病,2021,27(9):1036-1039.

［11］ 梁梦然,邹潇白,陈曦.HIV-1 整合酶抑制剂的发展和基因耐药研究［J］.中国热带医学,2021,21(12):1197-1216.

［12］ Singh RK, Kumar S, Prasad DN, et al. Therapeutic journey of nitrogen mustard as alkylating anticancer agents: Historic to future perspectives ［J］. European journal of medicinal chemistry, 2018, 151:401-433.

［13］ Chen XL, Liang MY, Wang D. Progress on the study of the mechanism of busulfan cytotoxicity ［J］. Cytotechnology, 2018, 70(2):497-502.

［14］ Seliger C, Nürnberg C, Wick W, et al. Lung toxicity of lomustine in the treatment of progressive gliomas ［J］. Neuro-oncology advances, 2022, 4(1):vdac068.

［15］ Oun R, Moussa YE, Wheate NJ. The side effects of platinum-based chemotherapy drugs: a review for chemists ［J］. Dalton transactions, 2018, 47(19):6645-6653.

［16］ 广东省药学会.铂类药物临床应用与不良反应管理专家共识［J］.今日药学,2019,29(9):577-585.

［17］ Eng C, Jácome AA, Das P, et al. A Phase Ⅱ study of capecitabine/oxaliplatin with concurrent radiotherapy in locally advanced squamous cell carcinoma of the anal canal ［J］. Clinical colorectal cancer, 2019, 18(4):301-306.

［18］ Kang L, Tian Y, Xu S, et al. Oxaliplatin-induced peripheral neuropathy: clinical features, mechanisms, prevention and treatment ［J］. Journal of neurology, 2021, 268(9):3269-3282.

［19］ Liew YC, Tam YC, Oh CC. Treatments for AIDS/HIV-related Kaposi sarcoma: A systematic review of the literature ［J］. International journal of dermatology, 2022, 61(11):1311-1324.

［20］ Serretta V, ScaliciGesolfo C, Alonge V, et al. Mitomycin C from birth to adulthood. Urologia ［J］, 2016, 83 (Suppl 2):2-6.

［21］ Freeman EE, McCann NC, Semeere A, et al. Evaluation of four chemotherapy regimens for treatment of advanced AIDS-associated Kaposi sarcoma in Kenya: a cost-effectiveness analysis ［J］. The Lancet. Global health, 2022, 10(8):e1179-e1188.

［22］ Kciuk M, Marciniak B, Kontek R. Irinotecan-still an important player in cancer chemotherapy: A comprehensive overview ［J］. International journal of molecular sciences, 2020, 21(14).

［23］ Jiang R, Mei S, Zhao Z. Leucovorin (folinic acid) rescue for high-dose methotrexate: A review ［J］. Journal of clinical pharmacy and therapeutics, 2022, 47(9):1452-1460.

［24］ Requena C, Alsina M, Morgado-Carrasco D, et al. Kaposi sarcoma and cutaneous angiosarcoma: Guidelines for diagnosis and treatment [J]. Actas dermo-sifiliograficas, 2018,109(10):878 – 887.

[25] 王金万,孙燕,刘永煜,等. 重组人血管内皮抑素联合 NP 方案治疗晚期 NSCLC 随机、双盲、对照、多中心Ⅲ期临床研究[J].中国肺癌杂志,2005,8(4):283 – 290.

[26] Wherry EJ, Kurachi M. Molecular and cellular insights into T cell exhaustion. Nature reviews [J]. Immunology, 2015,15(8):486 – 99.

[27] Stevanovi S, Pasetto A, Helman SR, et al. Landscape of immunogenic tumor antigens in successful immunotherapy of virally induced epithelial cancer [J]. Science, 2017,356(6334):200 – 205.

[28] Thompson JA, Schneider BJ, Brahmer J, et al. Management of immunotherapy-related toxicities, version 1.2022, NCCN clinical practice guidelines in oncology [J]. Journal of the National Comprehensive Cancer Network: JNCCN, 2022,20(4):387 – 405.

[29] Puzanov I, Diab A, Abdallah K, et al. Managing toxicities associated with immune checkpoint inhibitors: consensus recommendations from the Society for Immunotherapy of Cancer (SITC) Toxicity Management Working Group [J]. Journal for immunotherapy of cancer, 2017,5(1):95.

[30] Schneider BJ, Naidoo J, Santomasso BD, et al. Management of immune-related adverse events in patients treated with immune checkpoint inhibitor therapy: ASCO guideline update [J]. Journal of clinical oncology: official journal of the American Society of Clinical Oncology, 2021,39(36):4073 – 4126.

[31] Byeon S, Cho JH, Jung HA, et al. PD – 1 inhibitors for non-small cell lung cancer patients with special issues: Real-world evidence [J]. Cancer medicine, 2020,9(7): 2352 – 2362.

[32] Spano JP, Veyri M, Gobert A, et al. Immunotherapy for cancer in people living with HIV: safety with an efficacy signal from the series in real life experience [J]. AIDS, 2019,33(11):F13 – f19.

[33] Zhang Y, Zhang Z. The history and advances in cancer immunotherapy: understanding the characteristics of tumor-infiltrating immune cells and their therapeutic implications [J]. Cell Mol Immunol, 2020,17(8):807 – 821.

[34] Xu Y, Gao Z, Hu R, et al. PD – L2 glycosylation promotes immune evasion and predicts anti-EGFR efficacy [J]. J Immunother Cancer, 2021,9(10):e002699.

[35] Barclay J, Creswell J, Leon J. Cancer immunotherapy and the PD – 1/PD – L1 checkpoint pathway [J]. Arch EspUrol, 2018,71(4):393 – 399.

[36] Grunwald V. T-cell checkpoint inhibitors in metastatic renal cell carcinoma [J]. Curr OpinUrol, 2015,25(5):411 – 415.

[37] Sloan EA, Ring KL, Willis BC, et al. PD – L1 expression in mismatch repair-deficient endometrial carcinomas, including lynch syndrome-associated and MLH1

promoter hypermethylated tumors [J]. Am J Surg Pathol, 2017, 41(3):326 – 333.

[38] Xue G, Zheng N, Fang J, et al. Adoptive cell therapy with tumor-specific Th9 cells induces viral mimicry to eliminate antigen-loss-variant tumor cells [J]. Cancer Cell, 2021, 39(12):1610 – 1622 e9.

[39] Guedan S, Ruella M, June CH. Emerging cellular therapies for cancer [J]. Annu Rev Immunol, 2019, 37:145 – 171.

[40] Seliktar-Ofir S, Merhavi-Shoham E, Itzhaki O, et al. Selection of shared and neoantigen-reactive T cells for adoptive cell therapy Based on CD137 separation [J]. Front Immunol, 2017, 8:1211.

[41] Butiuc-Keul A, Farkas A, Carpa R, et al. CRISPR-Cas system: The powerful modulator of accessory genomes in prokaryotes [J]. Microb Physiol, 2022, 32(1 – 2): 2 – 17.

[42] Kaufman HL, Kohlhapp FJ, Zloza A. Oncolytic viruses: a new class of immunotherapy drugs [J]. Nat Rev Drug Discov, 2016, 15(9):660.

[43] Marelli G, Howells A, Lemoine NR, et al. Oncolytic viral therapy and the immune system: A double-edged sword against cancer [J]. Front Immunol, 2018, 9:866.

[44] Ott PA, Wu CJ. Cancer vaccines: Steering T cells down the right path to eradicate tumors [J]. Cancer Discov, 2019, 9(4):476 – 481.

[45] Saxena M, van der Burg SH, Melief CJM, et al. Therapeutic cancer vaccines [J]. Nat Rev Cancer, 2021, 21(6):360 – 378.

[46] Liu J, Fu M, Wang M, et al. Cancer vaccines as promising immuno-therapeutics: platforms and current progress [J]. J Hematol Oncol, 2022, 15(1):28.

[47] Bonati L, Tang L. Cytokine engineering for targeted cancer immunotherapy [J]. Curr Opin Chem Biol, 2021, 62:43 – 52.

[48] Chen X, Ai X, Wu C, et al. A novel human IL – 2 mutein with minimal systemic toxicity exerts greater antitumor efficacy than wild-type IL – 2[J]. Cell Death Dis, 2018, 9(10):989.

[49] Davar D, Ding F, Saul M, et al. High-dose interleukin-2 (HD IL – 2) for advanced melanoma: a single center experience from the University of Pittsburgh Cancer Institute [J]. J Immunother Cancer, 2017, 5(1):74.

第五章

HIV 相关肿瘤的临床检验诊断学

一、HIV 的临床检测

尽管二十多年前高效抗逆转录病毒疗法（HAART）已被用来治疗 HIV 阳性患者，但在发展中国家，艾滋病的流行率和病死率通常比发达国家更为明显。先进的诊断设备以及医疗基础设施的整体匮乏严重影响了 HIV 感染/艾滋病的诊断，阻碍了抗逆转录病毒疗法的启动和定期监测。短时间准确诊断 HIV 感染以及筛查出携带 HIV 感染患者是关键，是感染患者进入治疗级联的切入点，从而确保感染人群的高存活率并大大减少病毒的传播。2018 年我国艾滋病疫情评估结果显示 HIV 感染/艾滋病存活人数约 125 万（110 万～140 万）。

HIV 感染分析主要是对 HIV 进行检测，常用于 HIV 检测的临床常见样本：全血、血清、血浆、口腔黏膜渗出液、尿液、干血斑，血清是实验室比较常见的检测样本之一，从患者抽取 5 mL 的血样，以 3 000 rpm 的转速离心 10 min 以获得血清样本，一般实验室进行初筛检测，需要确诊的需送地区 CDC 或有资质的确诊实验室。初筛实验室主要的筛查方法有：快速检测、酶联免疫吸附试验、化学发光或免疫荧光试验等方法，检测结果出现有反应性或大于参考区间上限值时，不能出具阳性报告，必须进入复检试验。对初筛有反应的样本，用原试剂双孔或双份，或者两种不同试剂进行复检试验。如均有反应或一有反应一无反应，报告"HIV 感染待确定"。然后进行确认实验，采用蛋白质印迹（HIV 2.2 WB, Genelabs Diagnostics, Singapore）分析和 HIV 核酸定量或定性检测。对确诊的 HIV 感染病例还需进行 $CD4^+ T$ 细胞计数和病毒载量检测来判断病情疗效和预后。还可通过血清 LAg - EIA 测定对近期感染状态进行分类。如果初次测试结果为有反应，则由医生提供结果通知和测试后咨询。

对于 HIV 感染检测结果呈阳性的患者，检测后咨询则应包括心理健康辅导和个人健康教育，以及标准化的医疗和预防护理转诊。在初次随访期间对所有在急诊室就诊期间检测出 HIV 感染呈阳性的患者进行确认性试验。艾滋病的实验室检查主要是进行中度以上细胞免疫缺陷分析，即 $CD4^+ T$ 细胞耗竭：T 细胞功能下降，外周血淋巴细胞显著减少，$CD4 < 200/\mu L$，$CD4/CD8 < 1.0$（正常人为 $1.25 \sim 2.1$），迟发型变态反应皮试阴性，和有丝分裂原刺激反应低等。

HIV 感染的实验室检测在 HIV 感染诊断、疾病进展监测、抗病毒治疗疗效评价和 HIV

耐药监测中至关重要。值得强调的是临床上患者一旦涉及 HIV 感染,其检测手段和内容主要涉及 HIV 抗体检测、HIV-1 p24 抗原检测、HIV RNA 病毒载量检测、CD4$^+$ T 细胞计数和 HIV 耐药检测等,任何单一的检测方法都有一定的局限性,应该根据实验室不同类型的检测方法和临床表现来综合诊疗。

1. HIV 抗原抗体检测　HIV 抗原抗体检测一般用于辅助诊断、血液筛查和监测,实验室常常选择经国家药品监督管理局注册且在有效期内的试剂。推荐使用临床质量评估敏感性和特异性高的方法及试剂。HIV 抗体检测分为筛查试验和确认试验,可用于诊断(确定个体 HIV 感染状况)、监测(了解不同人群 HIV 感染率及其变化趋势)及血液筛查(防止输血传播 HIV)。抗体筛查试验根据检测原理不同分为酶联免疫吸附法(enzyme-linked immunosorbent assay,ELISA)、快速凝集法和层析法、化学发光或免疫荧光试验。HIV 快速检测在 20 年代初开始投入使用,用于外科手术之前快速检测患者血清状态。开发的第一个 HIV 快速检测方法是微基因凝集试验和 Abbott Murex 单次使用诊断系统,但是存在很高的假阳性和假阴性率。后来一些检测平台的出现提高了检测的准确性,例如流式细胞仪(Insti HIV-1/2)和改良的凝集测定等。这些平台的出现能够保证在 30 min 中内获得检测结果。按照不同品牌的试剂盒可选用免疫层析试验、明胶颗粒凝集试验和免疫渗滤试验等技术。快速检测法的优势是即使没有经过专业培训的非实验室工作人员也可进行操作。自 1985 年第一代 ELISA 试剂问世以来,随着医学技术的发展,到 20 世纪 80 年代中后期,基因工程技术迅速发展,DNA 重组和多肽合成技术出现。到 20 世纪 90 年代,包被抗原已从第一代的全病毒裂解物发展为目前以基因重组和多肽抗原包被和标记、有着良好灵敏度和特异度的第三代双抗原夹心试剂。第三代试剂检测亚型包括 HIV-1、HIV-2 和 HIV-1 型的 O 亚型,窗口期由 10 周缩短至 3~4 周。再到如今的第四代和四代＋的出现,可以同时检测 HIV 抗体和 HIV p24 抗原,提高了检测灵敏度;检测结果能够区分 HIV 抗体和 p24 抗原,更有利于判断 HIV 感染的阶段。该种试剂在临床诊断、血液筛查等领域得到了广泛应用。目前疑似 HIV 感染者常见 HIV 抗原抗体检测包括有 HIV 自我检测平台和 HIV 感染初筛和确认实验等。

(1) HIV 自我检测(HIV self-testing,HST):这是全球都在推广的扩大检测的有效手段。HIV 自我检测是一种创新方法,可用于接触 HIV 感染高危人群的检测。美国 FDA 批准了使用全血作为样本的 Autotest VIH 和 Inst HIV-1/2 抗体检测,使用口腔分泌物的 OraQuick Advance 口腔液 HIV-1/2 抗体检测。用户可以自行在药店购买测试试剂盒,利用指尖血或口腔黏膜液进行检测,按照说明书结果判断标准来确定自己是否感染。没有经过任何专业培训的受试者可以在更加私密和方便的环境中来检测感染状况,并在 20 min 内得到结果。

(2) HIV 抗体初筛试验

1) 快速检测(rapid Test,RT):主要用于艾滋病门急诊、普通实验室检测、血液筛查和按需查体等,为了快速筛查 HIV 感染状况。可检测单独抗体或抗原,也可检测抗体抗原等,操作简单便捷,按照试剂说明书进行检测即可。按照不同品牌的试剂盒可选用免疫层析试验、明胶颗粒凝集试验和免疫渗滤试验等技术。

2) 酶联免疫吸附试验(ELISA):主要用于实验室和体检筛查等,需要酶标仪,将 HIV 抗原/抗体包被于固相载体,加入待检样本和酶标记的 HIV 抗原/抗体,加底物显色,用仪器读出 OD 值,根据 cut-off 值进行判断得出测定结果。ELISA 法具有高敏感度和高特异度,可以将窗口期缩短至 21 d,适用于广泛筛查。但是该技术存在一定的局限性,对仪器以及操作人员的专业性要求较高,获取结果的时间长,不适用于需要快速出结果的检测。

3) 化学发光或免疫荧光试验(CLIA/IFA):采用发光或荧光底物,可使用血液(包含血清和血浆)样本中的 P24 抗原和 HIV1/HIV2 抗体结合相应的抗体抗原,再与生物标志物进行结合,测量产生的化学发光反应,通过比较化学发光信号和 cut-off 信号,检测样本中是否有 HIV 抗原或抗体样本信号的 cut-off 值,得出结果。既可检测抗体或抗原,也可联合检测抗体抗原(同时检测血液中 HIV-1 p24 抗原和 HIV-1/2 抗体)。

(3) HIV-1 p24 抗原检测:HIV-1 p24 抗原是 HIV 感染者体内最早出现的病毒蛋白之一,可作为诊断标志物将检测窗口期缩短至 14 d 左右。HIV-1 p24 抗原检测可用于 HIV-1 抗体不确定时或窗口期的辅助诊断、HIV-1 抗体阳性母亲所生婴儿的早期辅助鉴别诊断以及第四代 HIV-1 抗原/抗体 ELISA 试剂检测呈阳性但 HIV-1 抗体确认阴性者的辅助诊断。

全国艾滋病检测技术规范(2020 修订版)中提到的常规检测方法为酶联免疫吸附试验、电化学发光法、酶联荧光分析法等,通常作为筛查试验。HIV-1 p24 抗原检测一般用 ELISA 双抗体夹心法试剂,在有效期内,其阳性结果必须依据试剂说明书经中和试验确认。HIV-1 p24 抗原检测的灵敏度为 30%～90%,该结果仅作为 HIV 感染的辅助诊断依据,不能据此确诊。但其方法受灵敏度限制并不对抗原进行单独检测,而是抗原抗体联合检测。检测结果阴性只表示在本试验中无反应,不能排除 HIV 感染,临床上一般不作为常规诊断项目。

目前 HIV-1 p24 的常规检测方法如 ELISA 检测、超敏酶免疫测定法、免疫复合物解离测定法和化学发光法等可提高检出率。如今针对检测 HIV-1 p24 抗原的新技术越来越多,像纳米技术在生物传感器方面的应用,已研发出利用金纳米粒子与光等离子体的三明治式免疫的检测方法,检测限为 1×10^{-17} g/mL,大大提高了灵敏度;另外,基于生物素耦联的铁蛋白笼形纳米颗粒的研究,利用链霉亲和素与生物素的特异性结合,已应用于 HIV-1 p24 抗原的酶联免疫吸附试验。

(4) HIV 感染确认试验:主要采用免疫印迹试验(Western Blot, WB)。它由各地区有资质的 CDC 和 HIV 确诊实验室完成,主要用于初筛抗原抗体有反应性的样本。根据病毒蛋白的分子量不一样,用醋酸纤维试剂膜条上结合了天然灭活的 HIV-1 型病毒单板的分离颗粒和特异性的 HIV-2 型合成多肽,在醋酸纤维试剂膜条分别加入稀释的血清或者血浆样本或对照进行孵育。如果样本中含有 HIV-1 和 HIV-2 型的特异性抗体,则抗体会与试剂膜条上的 HIV-1 单板和 HIV-2 多肽结合,通过清洗去除试剂条上的未结合物,与 HIV 蛋白特异性结合的抗体再通过与带有碱性磷酸酶的抗人 IgG 抗体结合,加入底物等一系列反应即可显色。

WB 是一种高度准确的诊断方法,但是操作繁琐需要专业的人员进行操作,整体的诊断成本较高,一般不适宜用于大规模的筛查,适用于与其他检测手段结合使用,是一种确认型的检验手段。自 1985 年,第一个 HIV 抗体检测试剂问世,用于筛查血液制品。在过去快 40

年中,伴随着艾滋病防治的需要、对 HIV 感染和病毒学认识的不断深入及分子生物学技术的进步,HIV 血清学检测方法有了长足的进展,目前已经发展到"第 5 代试剂",但是由于在一项检测中同时结合抗体、抗原两种成分,增加了相互的干扰,影响了检测的灵敏度和特异度,特别是 p24 的灵敏度。用其检测血清阳转前后的标本,如果 p24 抗原水平下降,HIV 抗体尚未上升至检测限,还可能出现"第二窗口期"。此外,第四代试剂筛查阳性后,还须通过确认试验及 p24 抗原检测才能确定是抗体还是抗原阳性,操作的复杂性也限制了其在临床的应用。

2. HIV RNA 载量检测　世界卫生组织强烈建议在监测抗逆转录病毒和确认治疗效果时使用病毒载量(VL)检测。目前的 HIV 检测方法中,基于抗体的血清学检测窗口期为20~30 d,而核酸检测可将窗口期缩短至 10 d 左右。HIV 载量检测可用于辅助诊断 HIV 感染、监控病程、指导治疗方案、判定疗效、预测疾病进展等方面。

值得注意的是,每一种 HIV RNA 定量系统都有其最低检测限,即可以测出的最低拷贝数。RNA 定量检测时未测出不等于样品中不含有 HIV RNA;HIV RNA 定性检测阴性只报告本次实验结果为阴性,但不能排除 HIV 感染;HIV RNA 定性检测阳性可作为诊断 HIV 感染的辅助指标,不能单独用于 HIV 感染的诊断。

常用的 HIV 载量检测方法包括逆转录 PCR 检测、核酸序列扩增试验和分支 DNA 杂交试验。虽然不同的检测方法之间具有一定的可比性,但目前尚无法将不同仪器的检测结果统一标准化,因此,建议在对同一位感染者进行随访或评价其治疗效果时,尽量采用同种方法。病毒载量检测的主要进展为实时荧光定量 PCR 法,通过荧光标记探针,进行累积产物的实时检测,减少了操作步骤,具有更宽的线性范围,降低了残留物污染的风险。该方法不仅提高了检测血浆病毒载量的速度和灵敏度,还可检测外周血单个核细胞中的前病毒含量;此外,其可在同一平台进行其他病毒如 HBV、HCV 等的检测,对于艾滋病合并感染疾病的诊断具有参考意义。

随着技术的不断发展,研究人员不断开发出在有限的环境中脱离高试验要求的核酸检测技术。包括环介导的等温扩增技术(loop-mediate isothermal amplification, LAMP)、重组酶聚合酶扩增(recombinase polymerase amplification, RAP)等。使用 LAMP 可以用于HIV 急性检测,窗口期要比快速检测短 1~3 周。RAP 不需要对 DNA 样品进行预处理或者热变形,体温即可催化 RAP,15 min 即可完成样本的检测。另外,基于成簇的规律间隔的短回文序列(CRISPR)与反转录重组酶介导的等温扩增(RTRAA)技术检测 HIV 的方法,在HIV 的即时检测中发挥着巨大潜力。

3. CD4$^+$T 细胞计数　CD4$^+$T 细胞是人体免疫系统最重要的细胞之一。HIV 以 CD4$^+$T 细胞为靶细胞,HIV 感染后可导致 CD4$^+$T 细胞数进行性下降,使机体免疫功能受损,患者最终因机会性感染及肿瘤而死亡。CD4$^+$T 细胞绝对值的检测在 HIV 感染的以下方面发挥了重要作用:了解机体的免疫状态以确定疾病分期,监测疾病进程,评估疾病预后,制定抗病毒治疗方案及机会性感染预防性治疗方案,评估抗病毒治疗疗效等。目前,用于 CD4$^+$T 细胞检测的方法分为自动检测方法和手工操作方法。自动检测方法主要是应用流式细胞仪或专门的细胞计数仪。手工操作方法则需要显微镜或酶联免疫试验设备。目前,检测 CD4$^+$T 细胞计数的标准方法为利用流式细胞仪得出 CD4、CD8 细胞的绝对值及占淋巴细胞数量的百分比。

4. HIV 耐药检测　HIV 耐药性检测方法主要有基因型耐药检测和表型耐药检测。基因型耐药检测的灵敏度因所用的方法不同导致范围有所不同,在血浆 HIV-1 RNA 低水平,基因型耐药检测很可能体现出唯一的病毒变种。表型耐药检测利用体外药敏方法,即利用梯度稀释的抗逆转录病毒药物处理细胞后对病毒复制能力进行直接的评价,结果通过 50% 抑制浓度（IC_{50}）及其倍数改变（fold change, FC）来评估耐药程度。目前有许多重组病毒或假病毒的表型耐药检测方法,但没有一种方法可以同时满足对病毒所有酶区、所有药物靶点及其相互作用检测的要求。基于以上多种原因,有专家设计了基于 Gateway 重组技术成功构建包含 LTRgagpol 整体序列的载体 HIV-1 表型耐药检测载体构建方法及试剂盒,并且该 LTRgagpol 序列具有通过限制性内切酶被拆分成几部分任意单独扩增的特点,这样可以通过组合扩增有效地完成涵盖所有耐药靶点的基因构建,通过单次耐药检测完成对多种药物的检测。正是采用上述设计和技术,成功构建了检测 HIV-1 逆转录酶、蛋白酶和整合酶抑制剂等的表型耐药检测系统,通过将经过扩增纯化的患者基因片段插入到 T 载体上,得到单克隆质粒,再将酶切后的质粒连接到载体上,经入门载体转移到表达载体上,从而得到含有患者基因的骨架质粒,骨架质粒与包膜质粒共感染 293T 细胞得到假病毒,再经药物抑制试验最终得到表型耐药结果,实现这一新型 HIV-1 表型耐药体系的临床检测应用研究。

HIV 的临床实验室检测在艾滋病防治中十分重要。我们要在 HIV 检测的试剂盒开发上提出更高的要求,在兼顾检测效率与降低成本之外,还要提高检测的灵敏度与特异性,满足临床需求,更好地服务于艾滋病防治工作。

二、肿瘤生物标志物及其预后分析

肿瘤标志物（tumor marker, TM）是指特征性存在于恶性肿瘤细胞内,或由恶性肿瘤细胞异常产生的物质,或是宿主对肿瘤的刺激反应而产生的物质,并能反映肿瘤发生、发展,监测肿瘤对治疗反应的一类物质。肿瘤标志物存在于肿瘤患者的组织、体液和排泄物中,能够用免疫学、生物学及化学的方法检测到。肿瘤的生物标志物按其来源可有:①肿瘤细胞的代谢产物,如糖酵解产物、组织多肽抗原、核酸分解产物;②分化紊乱的细胞基因产物,如异位的促肾上腺皮质激素（adrenocorticotropic hormone, ACTH）片段、甲胎蛋白、癌胚抗原、胎儿同工酶;③肿瘤细胞坏死崩解、释放进入血液循环的物质,主要是某些细胞骨架蛋白成分,如细胞角质素片段抗原 21-1（Cyfra21-1）、多胺类物质;④肿瘤宿主细胞的细胞反应性产物,如 VCA-IgA、EA-IgA。肿瘤的生物标志物按成分可分为蛋白类、核酸类等。

1. 蛋白质类　已知蛋白质是生物体中重要的生物分子,与执行生物功能息息相关。对于癌症诊断,蛋白质生物标志物通常包括癌细胞本身或其他细胞对癌症做出反应产生的物质。蛋白质生物标志物主要存在于血液中,有时也存在于尿液中。大多数与癌症相关的蛋白质生物标志物在疾病进展的早期或晚期具有多种临床目的,可用于监测治疗反应和/或在治疗后随访期间检测复发或进展。蛋白质生物标志物是最早用于癌症诊断的标志物之一,包括酶类、抗原类和激素。

（1）酶类：酶是由体内活细胞产生的具有催化作用的蛋白质，某些酶的异常表达与多种癌症的发生息息相关，所以临床上可以通过检测酶标志物来作为早期诊断以及预后的指标。碱性磷酸酶（alkaline phosphatase, ALP）是一种膜结合酶，在磷酸水解中起着重要作用。越来越多的证据表明，ALP 活性水平在许多癌症如淋巴瘤、前列腺癌、肝癌等中，可以明显观察到 ALP 活性水平明显升高；ALP 也与癌症的骨转移有关。硝基还原酶（nitroreductase, NTR）是缺氧肿瘤细胞中的关键标志物，在恶性肿瘤进展、转移、侵袭中起着巨大作用。现在还有研究表明端粒酶在正常体细胞和肿瘤细胞之间的差异表达使端粒酶成为有吸引力的诊断和预后肿瘤标志物，也是化疗的潜在治疗靶点。

（2）抗原类

1）胚胎抗原类：可在胚胎发育阶段表达，由胚胎组织合成分泌，在胚胎后期逐渐减少，而当细胞发生癌变时，胚胎性抗原会重新合成，在血清中的含量升高，可以作为诊断癌症的参考依据。常见的有甲胎蛋白和癌胚抗原，前者是肿瘤细胞产生的分泌性抗原，后者是膜抗原。

2）糖类抗原：糖基化是癌变的重要标志。糖类抗原是一种黏蛋白型的糖类蛋白肿瘤标志物，为细胞膜上的糖脂质，在某些恶性疾病中表达升高。最常见的糖类抗原有 CA12-5、CA15-3、CA19-9、CA72-4。CA12-5 常作为检测卵巢癌的指标，卵巢癌血清 CA12-5 升高，阳性率可达 61.4%；乳腺癌患者 CA15-3 升高，乳腺癌初期的敏感性 60%，乳腺癌晚期的敏感性 80%；在胰腺癌、胆囊癌、胆管壶腹癌中，CA19-9 明显升高，尤其胰腺癌晚期的阳性率可达 75%，是重要的辅助诊断指标，但早期诊断价值不大；CA72-4 在胃癌的阳性率可达 65%～70%，有转移者更高。

（3）激素类：激素是一类由特异的内分泌腺体或者是散在分布的分泌细胞产生的活性物质。当具有分泌功能的细胞发生癌变时，可能导致该激素的含量异常以及不具有分泌功能的细胞开始分泌激素时都可以作为肿瘤诊断的依据。常见的激素类标志物有人绒毛膜促性腺激素（HCG）、降钙素（CT）、促肾上腺皮质激素（ACTH）等。

2. 核酸类　核酸类物质包括 DNA 和 RNA，能够在体液中检测到，在肿瘤的早期诊断、治疗以及预后中发挥重要的作用。其涉及遗传标志物、非编码 RNA、ctDNA 和表观遗传变异标志物等。其中，遗传标志物主要涉及原癌基因/抑癌基因突变，肿瘤的发生发展中会出现基因表达发生改变的情况，所以可以通过检测一些特征性的 DNA 变化来判断肿瘤的发生发展。常见的肿瘤相关基因标志物有 *Cmyc*、*K-ras*、*P53* 等。*Cmyc* 是一种癌基因，在细胞增殖、分化、诱导凋亡等方面起到调节作用，*Cmyc* 在许多肿瘤中存在着异常表达，在细胞周期变化、生长代谢等过程起着重要的调节作用；*K-ras* 也属于癌基因正常时能调控细胞的生长路径，发生异常时，导致细胞生长失去控制；*P53* 属于抑癌基因，具有抑制细胞生长和抑癌作用，当其发生突变时，失去了对细胞生长、DNA 修复的作用，使得抑癌基因转变为癌基因。

非编码 RNA 包括一些 miRNA、lncRNA 和 circRNA 等。其中微小 RNA（microRNA, miRNA）长约 22 个核苷酸，与靶基因的 3'-非翻译区域结合，可以调节转录后基因的表达，在致癌和抑癌中发挥着重要的作用。miRNA 是迄今为止在癌症中研究最多的 ncRNA，miRNA 作为非入侵性生物标志物有着重要的前景。

长链非编码 RNA（long non-coding RNA, lncRNA）属于长度超过 200 个核苷酸的非编

码 RNA。lncRNA 的异常表达与肿瘤的发生、转移和耐药密不可分。虽然从人类肿瘤和癌细胞系中鉴定出超过 60 000 个 lncRNA,但其中绝大多数尚未被注释,其功能作用仍不清楚,但是新出现的证据表明,lncRNA 在循环中可作为非侵入性癌症生物标志物的有希望的来源。HOTAIR、MALAT1 和 PVT1 等 lncRNA 已被证明在多种癌症中始终表达失调,其致癌特性已在后续研究中得到验证。总之,lncRNA 是一种很有前景的癌症液体活检术。

环状 RNA(circRNA)是具有环状结构的 RNA,既没有 5′ 或 3′ 极性,也没有聚腺苷酸化的尾,它可以通过作为"分子海绵"吸附 miRNA 调控靶基因的表达。由于其结构的独特性,可以不易被核酸外切酶消化,与其他线性非编码 RNA 相比更稳定,绝大多数 circRNA 在细胞质中富集。在肿瘤组织中 circRNA 的表达与正常组织之间存在差异,异常的 circRNA 与肿瘤的增殖、侵袭和血管生成有关,所以有作为肿瘤诊断或者预后的标志物的能力。

这些非编码 RNA 既可能存在于肿瘤组织,也可能存在于血浆外泌体中,外泌体是直径为 40～100 nm 细胞外囊泡,可以由多种细胞类型产生,外泌体可以从血液、尿液、唾液和腹水中分离得到,并含有反映起源细胞病理状态的生物活性分子,从而可提供特异生物标志物。由于外泌体在大多数体液中的存在和稳定性,以及其内容物与亲本细胞相似,因此外泌体作为各种疾病的液体活检标本具有巨大潜力,特别是癌症来源的外泌体可能作为早期检测癌症的生物标志物,因为它们携带的内容物反映了癌细胞的遗传或信号改变。外泌体作为一种生物标志物,可以提供丰富、稳定、灵敏和特异的生物信息,是一种具有较高应用价值的液体活检标本。

循环肿瘤 DNA 来源于原发肿瘤、转移瘤、循环肿瘤细胞,是坏死或凋亡的肿瘤细胞释放的肿瘤 DNA 片段,携带突变、缺失、插入、拷贝数异常的特征,广泛存在于体液中。在晚期肿瘤例如乳腺癌、结直肠癌、胰腺癌等 ctDNA 水平高于早期肿瘤。通常将液体活检结合 ctDNA 分析,使其对癌症患者的诊断优于组织活检。癌症早期组织中的 ctDNA 浓度偏低,缺乏相关研究经验,目前 ctDNA 主要用于晚期癌症的检测。

DNA 甲基化修饰是一种属于表观遗传水平的变异,通过 DNA 甲基转移酶的作用,伴随 DNA 复制过程遗传给自带 DNA,DNA 甲基化通常发生在启动子区域,影响对下游基因的表达。研究表明,大多数癌症患者基因组水平均有甲基化的异常,DNA 甲基化的异常往往发生在早期,伴随癌症的全程。而随着高通量技术的不断发展,越来越多的检测手段可以发现异常的 DNA 甲基化,可以提高肿瘤的检出率。

常见血清肿瘤标志物(表 5 - 1)包括:甲胎蛋白(AFP)可以用于对高危人群进行肝癌筛查。CEA 正常值≤3.45 μg/L。最初在结肠癌患者中发现 CEA 升高,后来发现在胃癌、尿道癌、卵巢癌、肺癌、胰腺癌、乳腺癌、甲状腺髓样癌、膀胱癌和宫颈癌患者中,有 30% 的患者 CEA 升高;CA125(糖类抗原 125)是卵巢癌 TM、肺癌预后的独立 TM,正常＜35 U/mL;CA153 是乳腺癌首选 TM,随肿瘤分期升高而升高,正常＜28 U/mL;CA199 为消化来源,胰腺癌最敏感(70%),其次是结直肠癌(45%)、肝癌(30%),正常＜37 U/mL;CA242 为消化来源;NSE(神经元特异性烯醇化酶)是小细胞肺癌 TM、神经胶质瘤 TM,神经内分泌来源,是脑转移的信号;SCC(鳞状细胞癌相关抗原)用如其名,鳞癌特异性,宫颈癌的 TM;TPA(组织多肽抗原)反映活动、分化、浸润性。

表 5 - 1　常见肿瘤生物标志物的检测及其预后的意义

肿瘤	生物标志物	意　义
肺癌	CEA（癌胚抗原）	成人血清含量一般小于 5 mg/L，在各种恶性肿瘤患者血清中都出现明显升高，但是灵敏度低，阳性率不高，是一种广谱的肿瘤标志物
	CA125（糖抗原 125）	在肺癌良性及恶性渗出液中存在，部分肺癌患者血清 CA125 都有不同程度的升高。正常人血清 CA125 中的（RIA）阳性临界值为：男性＞35 kU/L 或 35 U/mL，女性＞40 μg/L 为阳性
	SCC（鳞状上皮细胞癌抗原）	是肺鳞状上皮细胞癌的标志物，是一种特异性很好的鳞癌标志物，阳性率为 46%～90%，但是灵敏度较低，可作为肺癌的辅助诊断指标。放射免疫法：＜1.5 μg/L
	CYFRA 21 - 1（细胞角蛋白 19 片段）	是肺鳞状上皮细胞癌和非小细胞肺癌新的标志物，对鳞状上皮细胞癌患者明显升高，灵敏度和特异度分别为 70% 和 95%。对非小细胞肺癌的早期诊断、疗效观察和预后判断有重要意义。正常血清含量＜3.3 ng/mL
	NSE（神经特异性烯醇化酶）	可用于辅助诊断及监测小细胞肺癌的治疗效果。治疗有效时逐渐降低至正常水平，复发时则升高，用 NSE 监测比临床确定复发要早 4～12 周，血清中正常值应＜16.3 ng/mL
	proGRP（胃泌素释放肽前体）	是小细胞肺癌的一个可靠的指标，具有很好的灵敏度和特异性。正常人血清含量＜50 pg/mL
	TPA（组织多肽抗原）	是一种非特异性肿瘤标志物，也是一种广谱肿瘤标志物参考值：RIA 法为＜130 U/L
肝癌	AFP（甲胎蛋白）	可以用于对高危人群进行肝癌筛查，一般健康成人血清 AFP＜10 μg/L，连续多次测定 AFP 有助于肝癌的诊断，并且 AFP 可以用于肝癌的预后评估，AFP 浓度升高提示预后不良。放射免疫电泳甲胎蛋白 AFP 正常值：≤25 μg/L；放射免疫分析 AFP 正常值：≤20 μg/L；酶联免疫法 AFP 正常值：≤25 μg/L；最常用的定量试验为放射免疫法（正常值为 0～25 μg/L），若超过 25 μg/L 为阳性，25～400 μg/L 为低浓度阳性，超过 400 μg/L 即为高浓度阳性
	AFP - L3	是肝癌细胞所特有，是一个新的肿瘤标志物，表达 AFP - L3 的肝癌细胞有早期血管浸润和肝内转移的倾向。FDA 在 2005 年批准检测甲胎蛋白异质体应用于肝癌预警，与血总 AFP 水平间的相关性较小，以 AFP - L3＞15% 为临界值
	DCP（去饱和-γ-羧基-凝血酶原）	与肿瘤的大小、分级相关，可用于患者的预后判断，其鉴别肝硬化和肝癌的敏感性和特异性高于 AFP[敏感性 90% vs. 77%，特异性 91% vs. 71%，阳性预测值 85% vs. 81%，阴性预测值 90% vs. 74%，接受者操作特征曲线（ROC 曲线）下面积 0.921 vs. 0.815]，联合 AFP 能明显提高肝癌患者诊断的敏感性。临界值为 84 U/L

（续　表）

肿瘤	生物标志物	意　义
肝癌	GPC3（磷脂酰肌醇蛋白聚糖-3）	在正常人群中和肝炎患者的肝细胞中不表达，可见于75％的肝癌患者的肝脏组织标本中
	GP73	是一个潜在的肝癌诊断的肿瘤标志物，尤其是在小肝癌和肝硬化的鉴别诊断
	DKK1	DKK1 蛋白对肝细胞癌总体诊断的敏感性可达 69.1％、特异性为 90.6％；特别是对早期肝细胞癌（BCLC 0＋A）和小肝癌（单个＜2 cm）的诊断敏感性分别可达 70.9％和58.5％、特异性分别为 90.5％和 84.7％；同时，DKK1 蛋白能够弥补甲胎蛋白（AFP）对肝细胞癌诊断能力的不足
	OPN	是一种细胞外基质的分泌型糖蛋白，在早期细胞免疫应答、肉芽肿炎症、肿瘤发生和转移中发挥重要作用，诊断肝癌的敏感度和特异度分别为 88.3％和 85.6％
	AFU（α-L-岩藻糖苷酶）	可作为原发性肝癌诊断的标志物，灵敏性和特异性良好。AFU 的活性检测可协助 AFP 对肝癌进行早期诊断，但无助于鉴别诊断
	HGF	肝癌患者血清 HGF 浓度显著高于慢性肝炎及肝硬化而无肝性脑病的患者。补体蛋白 3、铜蓝蛋白、富组氨酸糖蛋白、白蛋白分化抗原 14 和 HGF 联合检测早期肝癌的敏感性为 72％，特异性为 79％
胃癌	CA19-9	CA19-9 是低聚糖肿瘤相关抗原，结构为 Lea 血型抗原物质与唾液酸化 Lexa 的结合物，正常人血清中含量为 18.5±9.0 U/mL，患者术前血清中含量为 108.5±55.3 U/mL，对胃癌的阳性率为 25％～60％，可用于术后分析疗效，判断复发和专业的指标
	CEA（癌胚抗原）	成人血清含量一般＜5 ng/mL，患者术前血清中含量为27.9±10.8 ng/mL，在各种恶性肿瘤患者血清中都出现明显升高，但是灵敏度低，阳性率不高，是一种广谱的肿瘤标志物
	CA50	CA50 是一种较普通的癌症相关抗原，正常人血清中含量为 10.43±8.35 U/mL，胃癌患者血清中含量为 58.32±43.87 U/mL，早期血清 CA50 含量升高，晚期升高得更加明显，其机制可能与细胞恶性变时糖基转移酶活性改变有一定关系
	sE-Cad（血清上皮钙黏蛋白）	胃癌患者在术前血清 sE-Cad 水平（8.4±5.2 ng/mL）非常显著地高于正常人（2.0±0.7 ng/mL）（$P<0.01$），术后 6 个月则与正常人比较无显著性差异（$P>0.05$），被认为是胃癌患者的诊断和预后标志物
	血清 S100A6	与淋巴结转移、TNM 阶段、嗜神经侵袭和血管侵犯显著相关。在胃癌中，血清 S100A6 水平可以作为一个潜在的预后的生物标志物

（续　表）

肿瘤	生物标志物	意　义
大肠癌	CEA（癌胚抗原）	成人血清含量一般小于 5 ng/mL，患者术前血清中含量为 27.9±10.8 ng/mL，在各种恶性肿瘤患者血清中都出现明显升高，但是灵敏度低，阳性率不高，是一种广谱的肿瘤标志物
	VEGF	大肠癌术后 VEGF 阳性患者的远处复发率为 45%，而 VEGF 阴性者为 10%，表明 VEGF 阳性患者的远处转移率明显增高，VEGF 还与 Dukes 分期呈正相关，可作为评估大肠癌预后的一个参考指标。正常人血清中 VEGF 含量为 43.5±4.3 pg/L，而大肠癌患者不同时期 VEGF 含量分别为 413.1±36.8 pg/L、343.5±23.3 pg/L、369.8±32.4 pg/L
	nm23 - H1	患者体内 nm23 - H1 表达低，肿瘤发生转移或潜在转移的机会大，相反，nm23 - H1 表达高，周六发生转移的概率就低，并且 nm23 - H1 在无淋巴结转移患者中的表达显著高于有淋巴结转移患者
	CXCR4	CXCR4 的表达与大肠癌淋巴结转移状况（N 分期）和 AJCC 临床分期密切相关，随着 N 分期和临床分期的增高，CXCR4 表达的阳性率增高；并且大肠癌肝转移灶 CXCR4 表达明显上调
	p53	P53 表达水平与患者生存率相关，阳性患者的生存率低于阴性患者，随着 P53 蛋白表达强度的增强，生存率逐步下降
	EGFR	EGFR 的高表达与结直肠癌预后差和浸润转移相关，而 c-erbB2 及 EGFR 共同表达的五年生存率则低于其他各组，反映了两者对预后影响的协同作用
	COX - 2	COX - 2 在结肠癌组中的阳性表达率为 81.99%，癌组织中的表达明显高于正常结肠组织，并且与结肠癌有无淋巴结转移有关。由于 COX - 2 高表达在癌前病变、原位癌中即已存在，并明显高于正常组织，因此，一般认为 COX - 2 高表达是肿瘤发生的早期事件

三、艾滋病合并肿瘤分子病理学研究及其生物标志物

与正常人群相比，HIV 阳性的患者更容易并发肿瘤。卡波西肉瘤、非霍奇金淋巴瘤、侵袭性宫颈癌定义为艾滋病定义性肿瘤。卡波西肉瘤是一种多灶性血管增生性软组织肉瘤，与人疱疹病毒 8（HHV - 8）感染有关，累及皮肤和黏膜。在潜伏期，HHV - 8 基因产生大量诱导或维持 KS 损伤的蛋白质，包括 K12、K13/病毒 FADD 样干扰素转换酶抑制蛋白（VFLIP）、vCyclin 和调节细胞转录的 LANA - 1，HHV - 8 LANA - 1 的阳性免疫染色具有很高的敏感性和特异性，是诊断 KS 的一种可靠且经济有效的方法。KS 细胞可产生血管生长因子和细胞因子，如成纤维细胞生长因子（FGFs）、TNF - α、IL - 10、IL - 6、Tat 蛋白

(TAT)等,并表达多种细胞因子的高亲和力受体,KS 患者体内 IL‑1、IL‑6 和 TNF‑α 水平升高。循环 miR‑375 被确定为活动性 KS 的潜在标志物,可能在 HIV/HHV‑8 感染患者中具有预后价值。

EBV 是第一个报道编码 microRNA(miRNA)的病毒,最近的研究表明,这些 EBV 编码的 miRNA 有助于 B 细胞转化和淋巴瘤发生。miR‑BART 在 B 细胞淋巴瘤进展中也起着至关重要的作用,MiR‑BART3、miR‑BART9 和 miR‑BART17‑5p 抑制 DLBCL 中 BCL6 表达。环状 RNA(circRNA)越来越被认为是淋巴瘤病理过程的调节剂,circRNA 可以通过海绵作用靶向结合 miRNA 或调节其靶基因,分别作为癌基因或肿瘤抑制因子发挥作用。circEAF2 对肿瘤的抑制作用,有可能作为 DLBCL 预后良好的生物标志物。LncSMAD5‑AS1 通过海绵作用吸附 miR‑135b‑5p,上调 APC 表达并灭活经典 Wnt/β‑连环蛋白途径来抑制 DLBCL 增殖,这表明 SMAD5‑AS1 可能作为 DLBCL 的潜在生物标志物和治疗靶点。

宫颈癌是一种由于持续感染高危人乳头瘤病毒(hrHPV)类型而发展的疾病,宫颈癌致癌过程的启动和介导是通过上调 HPV E6/E7 癌蛋白来实现的,E6 和 E7 蛋白涉及癌细胞的增殖和存活,可以作为 HIV 相关宫颈癌的标志物。Ki‑67 是细胞增殖标志物,Ki‑67 检测到一种核抗原,该抗原仅存在于增殖细胞中,但在静息细胞中不存在,可用于确认宫颈癌和 CIN 分级的诊断。P16 蛋白是一种细胞周期蛋白依赖性激酶(Cyclin-dependent kinase,CDK)抑制剂,具有特定的生物标志物功能,可用于鉴定鳞状和腺体发育异常的宫颈上皮,有研究表明 P16 蛋白过度表达或是 CINII 更严重的标志。在 HIV 相关宫颈癌的诊断中,Ki67 和 P16 的联用要比单独使用一个的效果要好。细胞角蛋白 17(CK17),不表达在成熟细胞上,例如宫颈腺上皮细胞、鳞状细胞或成熟鳞状化生细胞,其对未成熟的化生细胞和储备细胞具有特异性,可作为未成熟细胞的生物学标志物。CK17 抗体用于区分未成熟鳞状化 CIN 和高级别 CIN 和高级别 CIN 细胞(CINIII)。由 *P53* 基因编码的 P53 蛋白对控制细胞增殖和凋亡发挥着重要作用,*P53* 基因的突变与肿瘤侵袭密切相关,外泌体 miR‑30 d‑5p 和 let‑7 d‑3p 是宫颈癌及其前体非侵入性筛查的有价值的诊断生物标志物。

流行病学研究表明,HIV 阳性患者发生肾脏疾病如艾滋病合并肾病、非塌陷局灶节段性肾小球硬化、免疫复合肾病、共病肾病和长期接受抗逆转录病毒治疗导致的肾脏损伤的风险显著增加。与普通肾细胞癌相比,艾滋病合并肾癌由于缺乏分子标志物,晚期预后差,早期难以发现,且在 HIV 阳性人群中 RCC 的发病率高于非 HIV 人群。在 7 项基于人群的艾滋病合并癌症研究的大型荟萃分析中,涉及超过 40 万 HIV 阳性患者,Grulich 报告了 HIV 阳性人群中 RCC 的标准化发病率为 1.50。作为一种异质性疾病,艾滋病合并肾癌的发生与遗传改变以及表观遗传途径的失调有关。基因组分析产生了数以百万计的蛋白质编码转录本和非编码 RNA,它们参与了几乎所有的癌症细胞过程,这表明在肾癌中,不同基因组改变的光谱可以定义肾癌亚型。

上海市公共卫生临床中心从 2014 年 3 月至 2019 年 6 月期间共收治了 4 027 例 HIV 阳性患者,确诊 RCC 患者为 18 例,我们对纳入的 18 位艾滋病合并肾癌患者的临床基线资料进行统计分析(表 5‑2),发现其 OS 持续时间中位数为 18.50 个月;同时,无梅毒/高血压/冠心病/糖尿病/肝炎患者的 OS(30.92±19.53 个月)长于存在并发症患者的 OS(8.40±3.29 个月)($P=0.023$);采用开放根治性手术方法患者的 OS(31.08 ± 19.31 个月)要长于腹腔镜根治性手术方法患者的 OS(8.00 ± 3.74 个月)($P=0.019$)。RNA 测序分析结果显示:通过与癌旁组织比较,在艾滋病合并肾癌组织中发现了 2 460 mRNAs 的表达水平变化超过 2.0 倍($P\leqslant0.05$)。此外,我们鉴定出 555 个基因表达水平发生了 5.0 倍变化($P\leqslant0.05$),RT-qPCR 证实了 KISS1R、CAIX 和 NPTX2 mRNA 表达水平在艾滋病合并肾癌中特别增加,而 UMOD 和 TMEM213 mRNA 在大多数情况下降低,这些发现与普通人群肾癌相似。然后利用 STRING 数据库进行蛋白-蛋白相互作用(PPI),LncRNA-mRNA 调节网络和信号通路分析:对差异表达的 mRNA 进行 GO 富集分析,发现以下通路:vascular endothelial growth factor-activated receptor activity, IgG binding and lipopolysaccharide receptor activity。同时我们也分析了从 2010 年到 2017 年上海市公共卫生临床中心收治的 50 名艾滋病合并肺癌患者(表 5-3),我们发现Ⅲ～Ⅳ期艾滋病合并肺癌患者(10.57 ± 2.15 个月)和Ⅰ～Ⅱ期(20.17 ± 3.25 个月)的生存期存在显著差异。我们在艾滋病合并肺癌中鉴定了 758 个差异表达基因。SIX1 和 TFAP2A 的表达水平在艾滋病合并肺癌中特别增加,并且与低分化肿瘤组织相关,由此可见,这些肿瘤生物标志物如 KISS1R、CAIX、NPTX2、SIX1 和 TFAP2A 等可能有助于从 HIV 患者中筛查患有或将患艾滋病合并肾癌或肺癌患者。

表 5-2　艾滋病合并肾癌患者的临床病理特征

临床病理特征	患者数量(n)	总体生存率	
		Months$\pm$SD	P 值
年龄(岁)			0.307
＜60	12	28.08 ± 20.46	
≥60	6	17.83 ± 16.88	
性别			
男	1	5.00 ± 0.00	
女	17	25.82 ± 19.43	
吸烟*			0.663
＋	3	29.33 ± 32.81	
－	15	23.73 ± 17.36	
HAART			0.329
＋	15	17.10 ± 2.69	
－	3	12.82 ± 2.94	
并发症*			0.023
＋	5	8.40 ± 3.29	
－	13	30.92 ± 19.53	
CD4$^+$T 细胞计数(cells/μL)			0.399
＜200	2	36.00 ± 43.84	
＞200	16	23.25 ± 16.81	

（续　表）

临床病理特征	患者数量(n)	总体生存率	
		Months±SD	P 值
手术方法*			0.019
开放根治术	13	31.08±19.31	
腹腔镜根治术	5	8.00±3.74	
病理类型#			0.205
透明细胞肾细胞癌	13	27.38±19.31	
乳头状肾细胞癌	3	8.33±3.06	
肾母细胞瘤	1	51.00±0.00	
鳞状细胞癌	1	12.00±0.00	
TMN 分期			0.175
Ⅰ～Ⅱ	8	31.75±26.41	
Ⅲ～Ⅳ	10	19.00±9.71	

注：* 吸烟（－），从未吸烟；& 并发症（－），无梅毒/高血压/冠心病/糖尿病/乙肝的患者；# ,根据 HIV 合并肾癌的病理类型的配对比较分析,组间生存结果无明显差异。 *,根据配对比较分析,组间生存结果有显著差异。

表 5-3　艾滋病合并肺癌患者的临床病理特征

临床病理特征	患者数量(n)	总体生存率	
		（Months±SD）	P 值
年龄（岁）			0.476
<60	30	14.31±2.15	
≥60	20	17.53±3.97	
性别			0.103
男	45	14.00±1.80	
女	5	27.80±11.91	
吸烟*			0.271
+	27	13.69±2.38	
-	23	17.67±3.58	
HAART			0.394
+	31	17.10±2.69	
-	19	12.82±2.94	
并发症&			0.157
+	17	19.8±4.938	
-	32	13.19±1.98	
CD4+ T 细胞计数			0.176
<200	13	11.46±2.98	
>200	34	17.49±2.71	

（续 表）

临床病理特征	患者数量(n)	总体生存率	
		(Months±SD)	P 值
肺癌类型			0.019
NSCLC	45	16.50±2.248	
SCLC	5	6.80±2.518	
病理类型[#]			0.058
AC	35	17.06±2.78	
SCC	10	14.44±2.56	
SCLC	5	6.80±2.52	
TMN 分期			0.009
Ⅰ—Ⅱ	25	20.17±3.25	
Ⅲ—Ⅳ	25	10.57±2.15	

注：*吸烟（—）,从未吸烟；& 并发症（—）,无结核病/梅毒/高血压/肺气肿/慢性阻塞性肺病/冠心病的患者；#,通过配对比较分析,AC 和 SCLC($P=0.034$),或 SCC 和 SCLC 肿瘤($P=0.024$)之间的生存结果有显著差异。

（刘杉杉、李海聪、白智慧、张欣撰写,汪进、沈银忠审阅）

参考文献

[1] 吕繁,陈方方.艾滋病疫情估计及结果解读要点[J].中华流行病学杂志,2019,40(10):1191－1196.

[2] Zhou Y, Huang S, Cui M, et al. Comparison between HIV self-testing and facility-based HIV testing approach on HIV early detection among men who have sex with men: A cross-sectional study [J]. Front Immunol, 2022,13:857905.

[3] Haukoos JS, Hopkins E, Eliopoulos VT, et al. Development and implementation of a model to improve identification of patients infected with HIV using diagnostic rapid testing in the emergency department [J]. Acad Emerg Med, 2007,14(12):1149－57.

[4] Ly TD, Laperche S, Brennan C, et al. Evaluation of the sensitivity and specificity of six HIV combined p24 antigen and antibody assays [J]. Journal of virological methods, 2014,122(2):185－194.

[5] Speers D, Phillips P, Dyer J. Combination assay detecting both human immunodeficiency virus (HIV) p24 antigen and anti-HIV antibodies opens a second diagnostic window [J]. Journal of clinical microbiology, 2005,43(10):5397－5399.

[6] 刘鱼,王憬惺,黄毅. HIV－1 p24 抗原检测方法及应用研究进展[J].中国输血杂志,2009.22(1):65－67.

[7] 张子宁,尚红. HIV 临床检测技术进展及应用[J].传染病信息,2009,22(6):367－370.

[8] Tang MW, Shafer RW. HIV－1 antiretroviral resistance: scientific principles and clinical applications [J]. Drugs, 2012,72(9):e1－25.

［9］徐萌,绳波,袁霖,等. 新型 HIV－1 表型耐药系统临床检测应用研究[J]. 中国病毒病杂志,2014. 4(4):285－292.

［10］Li M, Wang Y, Cheng L, et al. Long non-coding RNAs in renal cell carcinoma: A systematic review and clinical implications ［J］. Oncotarget, 2017, 8(29): 48424－48435.

［11］Grulich AE, van Leeuwen MT, Falster MO, et al. Incidence of cancers in people with HIV/AIDS compared with immunosuppressed transplant recipients: a meta-analysis ［J］. Lancet, 2007, 370(9581):59－67.

［12］Chen CH, Chung CY, Wang LH, et al. Risk of cancer among HIV－infected patients from a population-based nested case-control study: implications for cancer prevention ［J］. BMC cancer, 2015, 15:133.

［13］Durinck S, Stawiski EW, Pavia-Jimenez A, et al. Spectrum of diverse genomic alterations define non-clear cell renal carcinoma subtypes ［J］. Nature genetics, 2015, 47(1):13－21.

［14］Bao J, Ye J, Xu J, et al. Comprehensive RNA-seq reveals molecular changes in kidney malignancy among people living with HIV ［J］. Mol Ther Nucleic Acids, 2022, 29:91－101.

［15］Zheng J, Wang L, Cheng Z, et al. Molecular changes of lung malignancy in HIV infection ［J］. Sci Rep, 2018, 8(1):13128.

3TC:拉米夫定(lamivudine)

β - HCG:β - 人绒毛膜促性腺激素(β - human chorionic gonadotropin)

ABC:阿巴卡韦(abacavir)

ABT:艾博韦泰(albuvirtide)

AC:腺癌(adenocarcinoma)

ACOG:美国妇产科医师学会(American College of Obstetricians and Gynecologists)

ACT:过继性细胞疗法(adoptive cell transfer therapy)

ACTH:促肾上腺皮质激素(adrenocorticotropic hormone)

ADCC:抗体依赖的细胞毒作用(antibody-dependent cytotoxicity)

AFP:α-甲胎蛋白(alpha-fetoprotein)

AID:活化诱导胞苷脱氨酶(activation-induced cytidine deaminase)

AIDS:艾滋病(acquired immunodeficiency syndrome)

AIS:原位腺癌(adenocarcinoma in situ)

ALCL:间变性大细胞淋巴瘤(anaplastic large cell lymphoma)

ALP:碱性磷酸酶(alkaline phosphatase)

APV:安普那韦(amprenavir)

ARL:AIDS 相关性淋巴瘤(AIDS related lymphoma)

ART:抗逆转录病毒治疗(antiretroviral therapy)

ASC:美国癌症协会(American Cancer Society)

ATV:阿扎那韦(atazanavir)

AZT:齐多夫定(zidovudine)

BCLC:巴塞罗那临床肝癌中心(Barcelona Clinic Liver Cancer)

BIC:比克替拉韦(bictegravir)

BL:伯基特淋巴瘤(Burkitt lymphoma)

CA:冷冻消融(cryoablation)

CA:糖类抗原(carbohydrate antigen)

CAR:嵌合抗原受体(chimeric antigen receptor)

CAR-NK:嵌合抗原受体修饰的自然杀伤细胞(chimeric antigen receptor-modified natural killer cells)

cART:组合抗逆转录病毒疗法(combination antiretroviral therapy)

CAR-T:嵌合抗原受体修饰的 T 细胞(chimeric antigen receptor-modified T cells)

CBP:卡铂(carboplatin)

ccRCC:透明肾细胞癌(clear cell RCC)

CDC:补体依赖的细胞毒作用(complement-dependent cytotoxicity)

CDC:美国疾病预防与控制中心(Centers for Disease Control and Prevention)

CDK:细胞周期蛋白依赖性激酶(cyclin-dependent kinase)

CEA:癌胚抗原(carcinoembryonic antigen)

cHCC-CC:混合型或肝细胞型-胆管细胞型肝癌(combined hepatocellular carcinoma-cholangiocarcinoma)

CHL:经典型霍奇金淋巴瘤(classical Hodgkin's lymphoma)

CIK:细胞因子诱导的杀伤细胞(cytokine-induced killer cell)

CIN：子宫上皮内瘤变（cervical intraepithelial neoplasia）

CMV：巨细胞病毒（cytomegalovirus）

CNS：中枢神经系统（central nervous system）

CR：完全缓解（complete remission）

CRISPR：成簇规律间隔的短回文重复序列（clustered Regularly Interspaced Short Palindromic Repeats）

CSS：癌症特异性生存率（cancer specific survival rate）

CT：降钙素（calcitonin）

CTC：循环肿瘤细胞（circulating tumor cells）

ctDNA：循环肿瘤 DNA（circulating tumor DNA）

CTL：杀伤性 T 细胞（cytotoxic T cell）

CTLA-4：细胞毒 T 细胞相关抗原-4（cytotoxic T-lymphocyte antigen-4）

CTX：环磷酰胺（cyclophosphamide）

DCP：去 γ-羧基凝血酶原（des-γ-carboxy prothrombin）

DDP：顺铂（cisplatin）

DLBCL：弥漫大 B 细胞淋巴瘤（diffuse large B-cell lymphoma）

DN：退行性变性结节（dysplastic nodules）

DOR：多拉韦林（doravirine）

DRV/c：达芦那韦考比司他（darunavir/cobicistat）

DRV：达芦那韦（darunavir）

DTC：分化较好型（differentiated dhyroid carcinma）

DTG：多替拉韦（dolutegravir）

E6AP：人类 E6 相关蛋白（E6 associated protein）

EBV：EB 病毒（epstein-barr virus）

ECOG：美国东部肿瘤协作组（Eastern Cooperative Oncology Group）

EFV：依非韦伦（efavirenz）

EGFR：表皮生长因子受体（epidermal growth factor receptor）

ELISA：酶联免疫吸附法（enzyme-linked immunosorbent assay）

ETV：依曲韦林（etravirine）

EVG：艾维雷韦（elvitegravir）

FIGO：国际妇产科联盟（International Federation of Gynecology and Obstetrics）

FIs：融合抑制剂（fusion inhibitor）

FLICEIP：病毒 FLICE 抑制蛋白（viral FADD-like interleukin-1 beta-converting enzyme inhibitory protein）

FNA：银针穿刺（fine needle aspiration）

FTC：滤泡状腺癌（follicular Thyroid Carcinoma）

GM-CSF：人粒细胞巨噬细胞集落刺激因子（human granulocyte macrophage colony-stimulating factor）

HAART：高效抗逆转录病毒治疗（highly active antiretroviral therapy）

HbsAg：乙型肝炎表面抗原（hepatitis B surface antigen）

HBV：乙型肝炎病毒（hepatitis B virus）

HCC：肝细胞型肝癌（hepatocellular carcinoma）

HCG：人绒毛膜促性腺激素（human chorionic gonadotropin）

HCV：丙型肝炎病毒（hepatitis C virus）

HDV：丁型肝炎病毒（hepatitis D virus）

HER-1：人表皮生长因子受体 1（也称为 EGFR）

HHV-8：人疱疹病毒 8（human herpesvirus 8）

HIF：缺氧诱导因子（hypoxia-inducible factor）

HIFU：高强度聚焦超声（high-intensity focused ultrasound）

HIV：人类免疫缺陷病毒（human immunodeficiency virus）

HL：霍奇金淋巴瘤（Hodgkin's lymphoma）

HPV：人乳头瘤病毒（human papillomavirus）

Hsp90α：人热激蛋白 90α（human heat shock protein 90α）

HST：HIV 自我检测（HIV self-testing）

HTLV-1：人类 T 细胞淋巴细胞病毒 1 型（human T-cell lymphotropic virus type 1）

ICI：免疫检查点抑制剂（immune checkpoint inhibitor）

IDV：茚地那韦（indinavir）

IL：白细胞介素（interleukin）

INF：干扰素（interferon）

INSTIs：整合酶链抑制剂（integrase strand transfer inhibitors）

IRE：不可逆电穿孔（irreversible electroporation）

KICS：KSHV 炎性细胞因子综合征（KSHV inflammatory cytokine syndrome）

KS：卡波西肉瘤（Kaposi sarcoma）

KSHV：卡波西肉瘤疱疹病毒（Kaposi sarcoma

herpesvirus)

LAK:淋巴因子激活的杀伤细胞(lymphokine-activated killer cell)

LAMP:环介导的等温扩增技术(loop-mediate isothermal amplification)

LANA－1:潜在核抗原－1(latency-associated nuclear antigen)

LCA:扁豆凝集素(lens culinaris agglutinin)

LDHL:淋巴细胞消减型(lymphocytic depletion HL)

LEEP:宫颈环形电切术(loop electrosurgical excision procedure)

LI-RADS:肝脏成像报告和数据系统(liver imaging reporting and data system)

lncRNA:长链非编码RNA(long non-coding RNA)

LPV/r:洛匹那韦利托那韦(lopinavir/ritonavir)

LPV:洛匹那韦(lopinavir)

LR:富于淋巴细胞型HL(lymphocyte-rich HL)

MAPK:丝裂原活化蛋白激酶(mitogen-activated protein kinase)

MC:混合细胞型HL(mixed cellularity HL)

MCD:多中心Castleman病(multicentric Castleman disease)

MCP－1:单核细胞趋化因子蛋白－1(monocyte chemoattractant protein-1)

MCV:Merkel细胞多瘤病毒(merkel cell polyoma virus)

miRNA:微小RNA(microRNA)

MKI:多激酶抑制剂(multikinase inhibitor)

mRCC:微小肾癌(microrenal renal carcinoma)

MSCs:效应间质细胞(effector interstitial cells)

MSM:男男性行为(men who have sex with men)

MTC:髓样癌(medullary thyroid carcinoma)

MVC:马拉维罗(maraviroc)

MWA:微波消融(microwave ablation)

NADCs:非艾滋病定义肿瘤(non-AIDS determined tumors)

NCCN:美国国家癌症综合网络(national comprehensive cancer network)

nccRCC:非透明细胞癌(nonclear cell carcinoma)

NES:神经元特异性烯醇化酶(neuron-specific enolase)

NFV:尼非那韦(nelfinavir)

NHL:非霍奇金淋巴瘤(non-Hodgkin lymphoma)

NNRTIs:非核苷逆转录酶抑制剂(non-nucleoside reverse transcriptase inhibitors)

NRTIs:核苷逆转录酶抑制剂(nucleoside reverse transcriptase inhibitors)

NSCLC:非小细胞肺癌(non-small cell lung cancer)

NSE:神经特异性烯醇化酶(neuron-specific enolase)

NTR:硝基还原酶(nitroreductase)

NVP:奈韦拉平(nevirpine)

ORR:总反应率(overall response rate)

OS:总生存期(overall survival)

OV:溶瘤病毒(oncolytic virus)

PBL:浆母细胞淋巴瘤(plasmablastic lymphoma)

PCNSL:原发性中枢神经系统淋巴瘤(primary central nervous system lymphoma)

PD－1:程序性死亡受体－1(programmed death－1 receptor)

PD－L1:程序性死亡配体－1(programmed death ligand－1)

PDTC/ATC:低分化或者未分化癌(poorly differentiated/anaplastic thyroid carcinoma)

PEI:乙醇注射(percutaneous ethanol injection)

PEL:原发性渗液淋巴瘤(primary effusion lymphoma)

PFS:无进展生存期(progression-free survival)

PI3K:磷脂酰肌醇－3激酶(phosphatidylinositol－3 kinase)

PIs:蛋白酶抑制剂(protease inhibitors)

PIVKA－Ⅱ:维生素K缺失诱导的凝血酶原－Ⅱ(prothrombin induced by vitamin K absence－Ⅱ)

PLD:聚乙二醇化脂质体多柔比星(pegylated liposomal doxorubicin)

PLWH:HIV感染者(people living with HIV)

PMI:宫旁浸润(parametrial invasion)

PN:肾部分切除术(partial nephrectomy)

PR:部分缓解(partial response)

proGRP:胃泌素释放肽前体(pro-gastrin-releasing peptide)

PTC:乳头状腺癌(papillary Thyroid Carcinoma)

RAI:放射性碘治疗(radioiodine therapy)

RAL:拉替拉韦(raltegravir)

RAP:重组酶聚合酶扩增(recombinase polymerase amplification)

RCC:肾细胞癌(renal cell carcinoma)

RFA:射频消融(radiofrequency ablation)

RFS:无瘤生存率(recurrence free survival)

RN:肾根治性切除术(radical nephrectomy)

RPV:利匹韦林(rilpivirine)

RT:逆转录酶(reverse transcriptase)

RTV:利托那韦(ritonavir)

SCC:鳞状细胞癌(squamous cell carcinoma)

SIL:宫颈上皮内病变(squamous intraepithelial lesion)

sIL-2R:可溶性白细胞介素 2 受体(soluble interleukin-2 receptor)

SIRT:选择性内放射治疗(selective internal radiation therapy)

SQV:沙奎那韦(saquinavir)

T-20:恩夫韦肽(enfuvirtide)

TAA:肿瘤相关抗原(tumor associated antigen)

TAAB:肿瘤相关自身抗体(tumor-associated autoantibody)

TACE:经动脉化疗栓塞(transarterial chemoembolization)

TACI:导管动脉化疗输注(transcatheter arterial chemotherapy infusion)

TCR-T:T 细胞受体工程化 T 细胞(T cell receptor engineered T cells)

TCT:宫颈液基薄层细胞学检查(thin-prep cytology test)

TDM:治疗药物监测(therapeutic drug monitoring)

TERT:端粒酶逆转录酶(telomerase reverse transcriptase)

TFV:替诺福韦(tenofovir)

TGF:转化生长因子(transforming growth factor)

TIGIT:T 细胞免疫球蛋白与 ITIM 结构域蛋白(T-cell immunoglobulin and ITIM domain protein)

TILs:肿瘤浸润淋巴细胞(tumor-infiltrating lymphocytes)

TIM-3:T 细胞免疫球蛋白黏蛋白-3(T-lymphocyte immunoglobulin mucin-3)

TKI:酪氨酸激酶抑制剂(tyrosine kinase inhibitors)

TLS:肿瘤溶解综合征(tumor lysis syndrome)

TNF-α:肿瘤坏死因子-α(tumor Necrosis Factor-α)

TPA:组织多肽抗原(tissue polypeptide antigen)

TPV:替拉那韦(tipranavir)

TSA:肿瘤特异性抗原(tumor specific antigen)

TSH:促甲状腺激素(thyroid stimulating hormone)

VEGF:血管内皮生长因子(vascular endothelial growth factor)

VOCs:挥发性有机化合物(volatile organic compounds)

WB:免疫印迹试验(western Blot)

WHO:世界卫生组织(World Health Organization)

WLWH:HIV 感染女性(women living with HIV)